中国古代医学教育 思想史

主编　王明强

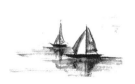

中国中医药出版社

· 北 京 ·

图书在版编目（CIP）数据

中国古代医学教育思想史 / 王明强主编 . —北京：中国中医药出版社，2018.3

ISBN 978 – 7 – 5132 – 3727 – 7

Ⅰ . ①中⋯　Ⅱ . ①王⋯　Ⅲ . ①中国医药学—医学教育—教育史—中国—古代　Ⅳ . ① R–092

中国版本图书馆 CIP 数据核字（2016）第 260775 号

中国中医药出版社出版

北京市朝阳区北三环东路 28 号易亨大厦 16 层

邮政编码　100013

传真　010–64405750

山东德州新华印务有限责任公司印刷

各地新华书店经销

开本 880×1230　1/32　印张 12.75　字数 286 千字

2018 年 3 月第 1 版　2018 年 3 月第 1 次印刷

书号　ISBN 978 – 7 – 5132 – 3727 – 7

定价　54.00 元

网址　www.cptcm.com

社 长 热 线　010–64405720

购 书 热 线　010–89535836

维 权 打 假　010–64405753

微信服务号　zgzyycbs

微商城网址　https://kdt.im/LIdUGr

官 方 微 博　http://e.weibo.com/cptcm

天猫旗舰店网址　https://zgzyycbs.tmall.com

如有印装质量问题请与本社出版部联系（010–64405510）

江苏高校"青蓝工程"资助

南京中医药大学国家重点学科中医医史文献学科建设经费资助出版

《中国古代医学教育思想史》
编 委 会

主　编　王明强

副主编　张稚鲲　吴志平　张　继　倪昊翔　李　璘

编　委　高　雨　卞　正　吴秀芹　郭　静　李　剑

编写说明

中国医学几千年来绵延不绝，日渐其盛，为中华民族的繁衍昌盛、为全人类的生命健康做出了卓越的贡献。这其中医学的教育传承功不可没，没有符合医学教育规律的教育传承体系，也就没有中国医学的今天。

近代以来，中国医学在与现代科学、西方医学的碰撞、融合中，以虚怀若谷、海纳百川的胸怀，敦笃励志，开拓创新，栉风沐雨，砥砺前行，使得中国医学焕发出勃勃生机。但是源自于近代的现代科学和西方医学对中医的冲击和挑战迄今并未休止，社会和学界对中医和中医教育有着诸多争论和困惑，主张走"纯中医"道路者有之，主张中西医结合者有之，主张中医西化者有之，这些都需要学界去认真思考，非常审慎地在实践中加以解决。但无论如何，有一点是必须坚守的，那就是一定要在中西医碰撞中留住中医的根本，在中医教育中把中医淡化、西化是没有出路的。倘若中医教育培养出的是自我否定派、是自身的掘墓人，那就是失败的教育。现代科学为中医的发展打开了一扇大门，显示出了一条新的前进道路。但中医教育是源于中医，无论怎样去吸纳、融汇新知，最终都必须要回归中医。传统未必是落后、愚昧的，现代也未必是进步、文明的，站在传统和现代交集的当下，面对中医与西医的碰撞，不

· 1 ·

但要视野开阔，综观博览，更要立住脚跟，把握住前进的方向，任何的偏狭、短视都会阻碍中医的发展，甚至会毁掉中医的未来。

当下就是历史，诸多中医人正在以如椽大笔书写中国医学的当代史。而要写好当下的历史，必须要认真总结过往的历史。古人云"读史使人明智"。只有将过去明了于胸，方能以睿智的目光审视当下；只有回顾历史，才能展望未来。这也是这本小书撰写的缘由，衷心希望它能够对当下的中医教育有所启迪。

全书由王明强统筹规划，设计撰写方案，并统稿、审稿。具体分工：绪言，第一章至第三章，第四章第二、第五、第六、第八节由王明强撰写；第四章第一、第三、第四节由郭静、王明强撰写；第四章第七节由李剑、王明强撰写；第五章第一、第二、第三、第九、第十节由吴志平、吴秀芹、王明强、倪昊翔撰写；第五章第四、第五、第六节由高雨撰写；第五章第七、第八节由卞正撰写；第六章由张稚鲲撰写；第七章由张继、李璠、王明强、倪昊翔撰写。徐建云审阅了部分书稿，付慧艳、周雨婷、刘飞祥三位硕士研究生协助核对了部分书稿。由于编者学识有限，疏漏在所难免，敬请同道提出宝贵意见，以便再版时完善。

编者
2017 年 7 月

CONTENTS ┆目 录

绪　言

　　以西方教育模式为参照，经过六十多年的努力，我国基本建立了比较完备的高等中医药教育体系，形成了独具特色的中医人才培养模式。但是，一个不容忽视的事实是现有中医人才培养模式尚不能完全适应中医的特有规律，需要进一步革新与发展。作为独具民族传统特色的中医教育，创新的前提是继承，只有"古为今用"，方能"洋为中用"。中医教育思想的改革、创新，虽然绝非传统思想的自然延伸，但一味照搬外来文化与文明成果，而不与传统文化相融合，不与中医几千年来所形成的独特教育思想相融合，即使是最先进的文化，也难以发挥应有的作用。这就要求首先要以科学的、理性的态度对待传统的中医教育，汲取传统中医教育中合理的具有生存价值和发展前景的内核，积极加以继承和弘扬，以指导现代化中医教育的实践和发展。目前中医教育正进入一个新的发展时期，对古代中医教育思想进行探讨和总结，进一步认清中医教育的自身规律，针对当前中医教育的种种争议，本着"以史为鉴""以史励志""以史启智"的目的，汲取历代中医教育思想中那些值得现代中医教育加以吸收的观点、内容和方法，以服务于当代，这对端正中医办学思想、推动中医教育的发展不无裨益。

一、古代医学教育思想研究现状分析

古代医学教育研究是广义医学史研究的一个传统领域，然历来关注较多者是古代医学教育制度、教学方法和教学内容等。直到 20 世纪 80 年代后期，随着中医教育改革的兴起和深化，理念层面的问题日益凸显，古代医学教育思想的研究才逐步开展起来。但时至今日，这方面的专门著作仍寥寥无几，尤其是对古代医学教育思想理论层面较为深入的挖掘尚属欠缺，是亟待开掘的一个学术领域。虽然目前国内有些中医药院校也在积极开展古代医学教育思想方面的研究，但总体来看，研究力量比较薄弱，而且较为分散，没有形成较有实力的学术团队，学术积累也不是很深厚。

古代医学教育在其漫长的发展历程中，形成了独特的教育思想和实践体系，成为古代教育思想的重要组成部分，为后世的继承与发展留下了许多历史课题。但是由于历史和时代的局限，古代医学教育主要是民间家学师承，虽然魏晋以来也有官办医学教育，但服务对象较为局限，规模亦较小。在这种情况下，古代医学教育思想尚未能总结概括上升为系统的教育理论和教育科学知识。总体来看，古代医学教育思想是散在的、不系统的和处于自我封闭状态的，需要以科学的教育理论为指导，进行理论上的探讨和总结，将分散的、不系统的和处于自我封闭状态的古代医学教育思想总结概括上升为系统的教育理论和教育科学知识。但综观目前国内中医教育思想研究的现状，对原始文献的挖掘和整理尚未完备，在理论的提升和深化上就更显欠缺和不足。

综上所述，古代医学教育思想的研究还比较薄弱，尚存在许多空白点和盲区，学术研究的任务比较繁重，亟待得到中医教育界的高度重视。

二、对开展古代医学教育思想研究的几点思考

（一）准确定位，认清目标，重视中医教育学的学科建设和课程建设

任何一个学术领域的发展都离不开学科建设和课程建设。中医教育学作为一个独特的研究领域，至今尚未谋得自己的学科位置，更谈不上课程建设。这就极大地限制了中医教育学研究的进一步拓展。目前国内中医药院校极少招收中医教育学方向的研究生，少数院校招收也是挂靠在其他学科之下的一个研究方向。

在研究力量薄弱，不足以形成学术团队的情况下，挂靠在其他学科之下是开展中医教育研究实际可行的有效措施。但从长远来看，中医教育学必须要有自己的学术领地。当然，从目前全国中医教育研究的现状来看，这还是一项长期而艰巨的任务。

（二）有效整合研究力量，形成学术团队

古代医学教育思想研究是一项综合性比较强的学术领域，因为中医本身是文化性与科技性的融合，在古代特定的政治文化背景下，古代医学教育负载了特定的政治、文化内涵。尤其是中医长期浸润在中国传统文化之中，离开对中国传统文化的准确理解和把握，就难以真正深入认识与了解古代医学教育思想的内涵和精髓。因此，对古代医学教育思想的研究必须要整

合教育学、中医学、社会学、历史学、文化学等相关学科的研究力量，进行综合性的研究。如此方能真正厘清古代医学教育思想发展的脉络，探究古代医学教育思想的理论内涵。

（三）立足当下，以古为鉴，明确研究方向

任何对"古"的研究都是立足于"今"之上，对于古代医学教育思想的研究，首先是要找准立足点。

1. 研究古代医学教育思想是为现代中医教育的实践和发展提供理论指导。如此方能在繁杂的资料面前把握研究的总体方向和清晰的逻辑思路。

2. 研究古代医学教育思想绝不是史料的堆积和梳理，也绝不仅仅是思想的还原和展现，而是要以当代先进的教育科学理念为指导进行中医教育思想理论体系的构建。这就不仅需要对古代医学教育思想进行系统梳理，更需要以现代教育理论的视角和高度对古代医学教育思想进行体系性的构建。

3. 更为重要的是，要针对当前中医教育中存在的困惑，针对性地开展研究，总结出中医教育中具有规律性的经典原理，用以指导现代中医教育的实践和发展。

（四）明确研究思路，确定研究内容

基于上述考虑，对古代医学教育思想的研究应该包括如下基本内容：

1. 当代中医教育思想中争论焦点问题的调查研究

当代中医教育模式是以现代学校教育为主体进行构建的，由于中医的传统性、民族性，在传统与现代、民族与西学的碰撞和交融中出现了许多争论与困惑，这些争论与困惑不解决，

就难以引导中医教育的健康发展。古代医学教育思想研究明确的目的就是：向古代寻求中医教育思想的理论资源，以期对解决当前的争论与困惑提供理论指导。这就需要开展对当代中医教育思想中争论焦点问题的深入调查研究。

2. 古代医学教育思想资料的收集、整理

任何回顾性的学术研究，资料是第一位的，必须要争取做到"涸泽而渔"，在穷尽资料的基础上开展研究。这就需要研究者具备较为扎实的文献学知识。目前对古代医学教育思想资料收集与整理工作做得还很不够，许多有意义和价值的古代医学教育思想还没有被很好地发掘和阐明。应充分利用丰富的古籍资源，组织科研力量，潜下心来，对古代医学教育思想的相关资料做一次较为全面的梳理。这是进行古代医学教育思想研究的一项最为基础性的工作，需要花大力气去做。

3. 古代医学教育思想形成与发展脉络的研究

在资料收集、整理的基础上，厘清古代医学教育思想形成与发展的基本脉络，掌握古代医学教育思想形成与发展的基本规律。古代医学教育思想是在历史的发展中随着医学理论的发展和教育实践逐步完善起来的，是一个动态的自我修正、自我完善的过程。这一历史发展脉络的厘清，对于认清中医教育的发展规律具有极其重要的意义，对于目前中医教育的建设亦具有现实指导意义。

在厘清古代医学教育思想形成与发展脉络的时候，一定要注重对古代医学教育思想形成与发展的背景研究，尤其是中国传统文化对古代医学教育思想的影响研究。中医学及中医教育都属于中国传统文化范畴，都是中国传统文化的组成部分。作为中国传统文化的一部分，中医教育的发展演变，当然要受到这一传统文化的制约和影响，因此，要研究古代医学教育思想，就需要将其放在中国传统文化环境中去考察，这样才有可能揭示古代医学教育思想的本质特点。

4. 古代医学教育思想理论体系的构建

现代人要研究古代医学教育思想，就必须具备现代人的眼光，站在历史的高度，以现代人的视角去考察和探索，不是为"古"而"古"，而是为"今"而"古"。古代医学教育思想研究的目的不仅仅是对古代医学教育思想的还原和展现，而是要以宏观的视角和理论的高度对古代医学教育思想进行体系性的构建。如此方能真正实现"古为今用""以古鉴今"的研究目的。这就需要研究者必须掌握现代教育理论，具备较强的理论提炼和概括能力。

5. 古代医学教育思想的现代意义研究

尽管新中国成立以来中医教育获得了长足发展，但一个不容忽视的事实是，60多年来，我们用西医科学课程模式来进行中医教育，与固有的中医理论体系产生冲突和矛盾，导致当前的中医教育存在着诸多争论和困惑。针对这种情况，就要探索古代医学教育思想对现代中医教育实践的意义和价值。古代医学教育思想研究要针对当前中医教育中出现的种种问题，总结出中医教育具有规律性的东西，提炼出具有现实价值的理论内核，并以此来指导现代中医教育的实践和发展。

新时期，中医药事业正面临新的发展机遇，中医教育也面临改革、创新和发展的历史重任，亟待思想和理论支撑，这为中医教育思想的研究提出了新任务、新要求。中医教育思想研究必将成为新的学术增长点，并将在中医教育的创新与发展中发挥应有的作用。

第一章
中国古代医学教育思想概述

　　源远流长、造福万代的中医学，被誉为人类科技发展史上的奇迹。几千年来，中医代代相传、生生不息，这都要归功于符合中医发展规律的中医学传承体系。可以说，自中国医学产生那天起，其传承教育也就随之而生。否则，缺乏浓厚传承意识和广泛传承实践的中国医学是不可能延绵辉煌数千年而生机无限、风采依旧。而医学人才培养实践的背后则需要理念的支撑，也就是医学教育思想。医学教育思想是指导医学教育实践活动的对医学教育问题的认识和看法，包括对医学教育的本质、功能、作用、目的、任务及培养过程中的内容、原则、方法、组织等的看法。如果缺乏正确理念的支撑，就不会有正确的医学教育实践。理念为行动的先导，实践又促进理念的凝练与发展，在这种长期的双向互动中，中国古代医学教育思想逐渐成熟和发展，并形成独特的教育思想体系。追流溯源，中国古代究竟是什么理念支撑起了中医学的传承体系？是什么思想构建起了中医学的教育框架，并推动了中医教育的发展？在我们面对中医教育改革与创新的当下，这些宝贵的文化遗产弥足珍贵。

第一节　古代医学教育基本模式与教育思想的基本特征

中国古代文化在某种程度上就是育人的文化。《周易·贲卦》的象辞云："刚柔交错，天文也；文明以止，人文也。观乎天文，以察时变；观乎人文，以化成天下。"所谓"文化"，即以文育化万民，使人脱离粗野走向文明。因此，中国的教育思想极其发达，在教育目标、教育内容、教育方法等方面都非常完善，堪称世界教育的高地。比如，儒家教育思想提出了人才培养三大目标："在明明德，在亲民，在止于至善。"八个步骤：格物、致知、诚意、正心、修身、齐家、治国、平天下。教育内容则形成了以儒家经典为核心的课程体系，在教育方法上强调因材施教、反复诵读、知行合一等。虽然中国古代教育思想主要集中于人文领域，但在中国古代这座世界教育高地上，科技教育也得到了长足发展，在整个世界科技教育史上占有显著位置。在普通学校中设置自然科技专业，欧洲创建于17、18世纪，是资本主义发展和反对中世纪神学教育的产物。而在我国，那些被古代欧洲视为神学领地的天算历法知识，早在隋唐之初就已被公开立学施教，并明文规定国学招收文武八品以下官员及庶人子弟入学深造，时间比欧洲要早一千年。据大英百科全书称，欧洲至9世纪才在意大利创建医学校，比我国要晚几百年。因此，中国的科技教育实践和教育思想在整个世界也处于领先地位，其中尤以医学教育为甚，对世界医学教育产生了深远的影响。

一、古代医学教育的基本模式

教育模式是教育实践的具体载体和形式，是教育思想的综合体现。综观中国古代医学教育，其教育模式大体可分为四类：师承（含家传）模式、学校模式、讲学模式、自学模式。

（一）师承（含家传）模式

师承教育是中国古代民间医学传授的基本形式。西周时期"学在官府"，学术和教育为官方所把持，要学习专门知识只有到官府才有可能，这其中也包括医学。据史料推测，西周时期医学采取的是世袭性医官教育。随着春秋时期政治、经济制度的变革和阶级矛盾的深化，原有的奴隶制官学再也无法维持下去，出现了"文化下移"的现象。其具体表现在产生了中国历史上第一批专门以知识为生的士阶层。他们打破了"学在官府"的框子，纷纷聚徒讲学，从而成为中国古代私学兴起的渊源。在这个历史进程中，医学教育也逐渐从官府开始向民间转移，产生了民间师徒授受的医学教育模式。《史记·扁鹊仓公列传》中即载长桑君传授医学于扁鹊、扁鹊带徒行医，史著所载扁鹊医案横跨西周、春秋和战国，相距几百年，虽具体情由难以考证，但民间医学师徒授受的产生不会晚于春秋战国时期应是无疑的。考之医史，这种师徒授受的方式在历代都非常活跃，培养出了许多医学名家。

师承模式之所以成为我国古代民间医学传授的基本形式，历久不衰，是因为这种模式符合古代医学经验性和实践性较强的特性，有利于学徒掌握其师的医学精髓，并快速提高医疗实践水平。这种模式的不足表现在：一是授徒规模小。一个师傅所能带的徒弟是有限的。二是教学缺乏系统性。师傅带徒弟，往往以临床实践为主，理论教学欠缺，也没有系统的教学计划，随机性比较大，考核也不严格。三是在医术上有局限性。再高水平的医师在医术上也有其局限性，尤其是一些世俗之医往往医学理论并不高深，以此授徒，往往会拘泥于一家一派，甚至局限于几个方子、几种医术，徒弟如不能认真研读经典、突破创新，往往会造成医术的因循守旧，陈陈相因，会在某种程度上阻碍医术的发展。张仲景在《伤寒杂病论·序》中即批评当时的世俗庸医云："不念思求经旨，以演其所知，各承家技，终始顺旧。"因此，古代名医往往多方拜师学艺，这也正是古人所讲的"转益多师是汝师"，如淳于意曾拜公乘阳庆、公孙光为师，孙思邈在《备急千金要方·自序》中则云："一事长于己者，不远千里，伏膺取决。"

（二）学校模式

我国的学校教育开始很早。《周礼·春官·大司乐》载："大司乐掌成均之法，以治建国之学政，而合国之子弟焉。""成均"即当时的学校。《孟子·滕文公上》云："夏曰校，殷曰序，周曰庠，学则三代共之，皆所以明人伦也。"古代学校多以人文教育为主，重在"明人伦"，后代的太学、国子监、书院、学堂等大多属此类。中国古代的教育，除建有学习儒家经典的学校外，还建有专科学校，培养各种实用的专门人才。东汉时期就建立了中国古代第一所文艺专科学校"鸿都门学"，至明、清，曾建有律学、医学、武学、阴阳学、算学、书学、画学、玄学、音乐学校、工艺学校等各种专科学校。这些学校培养出不少专门人才，对发展中国的自然科学、法学、文学艺术等起到了很大的作用，并对世界文化做出了一定的贡献。

医学学校教育是我国古代官办医学教育的主要形式。其源于何时，目前难以确考。甲骨卜辞中有"𠂤"字，甲骨文专家胡厚宣先生将之释为"小疾臣"之合文，并认为这种职官既医治疾病，也从事医疗管理工作（胡厚宣.殷人疾病考，《甲骨文商史论丛》初集，第三册，1943）。倘若胡厚宣先生所释不误，则此字应是我国文字中迄今所见最早的医官名称。据《周礼》记载，周代医官设置更为完善，有主管医药政务的医师，有食医、疾医、疡医、兽医四科医生，并且有治疗档案制度和医生考核制度。但当时是否存在官办医学教育，史料中并无记载。史料中能看到的最早的医药学教官出现在《魏书·官氏志》。北魏道武帝天兴三年（400年），置"仙人博士官，典煮炼百药"，很可能是受当时道教和长生思想影响而为煮炼丹药等药物而设立的，"博士"一职在当时为研究学问并进行讲学的教官，推测应当会有相关讲学存在。但《魏书》中并未明确记载当时的学员情况，是否有事实上的医药学类教育存在，目前还无法确定。另外，《魏书·官氏志》中尚列有"太医博士（七品下）"和"太医助教（八品中）"，但具体设置于何时，难以确考。目前史料有明确记载的我国官办医学教育设置最早的是在南朝刘宋元嘉二十年（443年）。《唐六典》卷十四"医博士"注中记载："晋代以上，手医子弟代习者，令助教部教之。宋元嘉二十年，太医令秦承祖奏置医学，以广教授。至三十年省。"这则史料表明，晋代已设有医官教习，但似乎并无独立的医学教育机构，刘宋元嘉二十年始设医学教育机构，但具体是何种机构，并没有明确记载。隋朝太医署是我国历史上有文献明确记载的最早的医学教育机构，也是世界文明史上最早见于记载的、规模宏大的官办医学教育机构。设立于公元 624 年的唐代太医署，"是一所制度比较健全、分科和分工明确的医学教育机构"，"是当时世界上规模最大，也是最完备的医学校"（李经纬，程之范．中国医学百科全书——医学史．上海：科学技术出版社，1987：92.）。宋代设有独立的医学教育机构太医局。元代设有医学提举司，负责医学教育事务。明清两代则由太医院兼管医学教育。

我国的医学教育对朝鲜和日本医学学校的建立有直接影响。公元 692 年，新罗王朝设置医学博士，开设医学堂，并以《本草》《甲乙经》《素问经》《针经》《脉经》《明堂经》《难经》等教授学生。尤其是唐代的医学教育制度对日本的影响更为深刻。日本奈良王朝仿唐代建制专设"典药寮"，配备医博士、针博士、按摩博士，以《本草》《甲乙经》《脉经》《素问》《明堂经》等为教材，培养高等医学人才。同时仿唐代京师药园的建制，设立"药学寮"，培养高等药学人才。

医学校是中国历史上唯一形成学校系统的专科学校，在普及医药卫生知识、促进医药事业的发展方面发挥了重大作用。古代医学学校教育以办学条件优越、师资力量雄厚、课程设置完备成为古代官办医学的重要形式。该教育模式注重理论学习的系统性，非常重视医学典籍的学习，并根据医学发展，分科教学，致力于培养专门性人才。中国古代医学学校教育有诸多优点。

优点

1. 规模较大

如隋代医学校师生最多时达 580 多人。唐太医署医科有医学生 40 名，针科有针灸学生 20 名，按摩科有学生 30 人（注：武德中，置三十人。贞观中，减置十五人），咒禁科有咒禁生 10 人。历代除中央办学之外，还有地方医学校。据《旧唐书·职官志》记载，唐代对全国各府、州医学校教师、学生的人数及教官品阶都有规定：京兆、河南、太原等府，"医药博士一人，助教一人，学生二十人"；大都督府，"医学博士一人（从八品下），助教一人，学生十五人"；中都督府，"医药博士一人，学生十五人"；下都督府，"医学博士一人，助教一人，学生十二人"；上州，"医学博士一人（正九品下），助教一人，学生十五人"；中州，"医药博士一人（从九品下），助教一人，学生十二人"；下州，"医学博士一人（从九品下），学生十人"。

2. 师资雄厚

如唐太医署医科设太医博士 1 人、助教 1 人，又设医师 20 人、医工 100 人，辅佐掌教医生。针科设针博士 1 人、针助教 1 人，又设针师 10 人、针工 20 人，以辅佐教学。按摩科设按摩博士 1 人，另设有按摩师 4 人、按摩工 16 人，以辅佐教学。咒禁科设咒禁博士 1 人，另设咒禁师、咒禁工各 2 人，以辅佐教学。

3. 办学条件优良

比如唐代药科教育，专门在京师"择良田三顷"建成药园用以教学，并且设专人从全国各地采集药材。

4. 教学内容有系统性

如唐太医署首先集中进行医学基础课程教学，各科共同必修课程有《明堂经》《素问》《黄帝针经》《本草》《甲乙经》《脉经》等。《唐六典》云："太医令掌诸医疗之法，丞为之贰，其属有四，曰医师、针师、按摩师、咒禁师，皆有博士以教之，其考试登用如国子监之法。"注云："诸医、针生，读《本草》者，即令识药形，而知药性；读《明堂》者，即令验图识其孔穴；读《脉诀》者，即令递相诊候，使知四时浮沉涩滑之状；读《素问》《黄帝针经》《甲乙》《脉经》，皆使精熟。博士月一试，太医令、丞季一试，太常丞年终总试，若业术过于见任官者，即听补替。其在学九年无成者，退从本色。"在共同基础课考试及格的基础上，才可以参加分科学习。《唐六典》载："医博士掌以医术教授诸生习《本草》《甲乙》《脉经》，分而为业。"注云："诸医生既读诸经，乃分业教习。"各科又有各科的教学内容，如针博士"掌教针生以经脉孔穴，使识浮沉涩滑之候。又以九针为补泻之法"，针科学生"习《素问》《黄帝针经》《明堂》《脉诀》，兼习《流注》《偃侧》等图、《赤乌神针》等经"，按摩博士"掌教按摩生以消息导引之法，以除人八疾：一曰风，二曰寒，三曰暑，四曰湿，五曰饥，六曰饱，七曰劳，八曰逸。凡人肢节腑脏积而疾生，导而宣之，使内疾不留，外邪不入。若损伤折跌者，以法正之"。

5. 分科教学

如唐代分医科、针科、按摩科、咒禁科、药科五科，其中医科又细分为体疗科、疮肿科、少小科、耳目口齿科、角法科五科。

6. 考核严格

在考核与晋升制度上，唐代医学教育有着严格的规定。除入学考试外，还定期（月、季、年）进行考试。《唐六典》载，医师、针师、按摩师、咒禁师"其考试登用，如国子监之法"，注云"博士月一次试，大医令、丞季一试，太常丞年终总试"，即由太医博士主月考，太医署令主季考，年终及毕业考试由太常丞主考。未能按期毕业者可留级跟读，但最长限定在9年内完成学业，否则即予以黜退，"其在学九年无成者，退从本色"。考核成绩与选拔任用直接相关，"若业术过于见任官者，即听补替"。《唐会要》卷八十二载："乾元元年二月五日制：自今已后，有以医术入仕者，同明经例处分。至三年正月十日，右金吾长史王淑奏：医术请同明法选人，自今已后，各试医经方术策十道、本草二道、脉经二道、《素问》十道、张仲景《伤寒论》二道、诸杂经方义二道，通七以上留，已下放。"通其以上留者亦根据成绩高低予以安置，通常上选者可充御工，其次可派各州任医学博士等。

不足

官办医学学校教育也有其不足。

1. 招生对象受限制

古代官学对于入学资格有严格的规定，医学教育亦莫能外。如唐宋时期的医学校一般招收士大夫子弟习医，只有药学部招收"庶民"子弟。元代则规定考生主要从在籍医户及开设药铺行医货药人家的子弟中选取。

2. 临床实践较少

官办医学教育也有实践教学，但与师承教育相比，临床实践要少很多。

3. 缺乏个性化的医学经验传承

医生本人个性化的医疗经验是中医非常重要的组成部分，是一笔宝贵的财富，传承发展先贤的医学经验是培养医学人才的重要内容。与师承教育相比，医学学校教育在这方面是欠缺的。

（三）讲学模式

医学教育的讲学模式是中国古代讲学风气中形成的非常独特的医学教育模式，是古代医学教育中独领学术争鸣和科研探讨风骚的医学教育模式。其中具有代表性的是春秋战国时期齐国的稷下学宫和清代张志聪创办的侣山堂书院。

"稷"是齐都临淄一处城门名，"稷下"即临淄城稷门附近，齐国君主在此设立学宫，称"稷下学宫"，历时大约150年左右。稷下学宫实行"不任职而论国事""不治而议论""无官守，无言责"方针，学者们聚集一堂，开展辩论，学术氛围浓厚，思想自由，儒、道、名、法、墨、阴阳、小说、纵横、兵家、农家等各家学派林立，世称"百家争鸣"。稷下学士在著书立说进行学术研究的同时，广收门徒，稷下学宫可以说是世界历史上第一所学术思想自由、学科林立的高等学府。在这所思想的大熔炉里，中国的医学思想也得到了极大发展，邹衍的阴阳五行学说得到凝练、发展，并最终成为中医学的理论基础。

书院是唐宋至明清出现的一种独立的教育机构，是私人或官府所设的聚徒讲授、研究学问的场所。中国最早的书院始于唐朝，宋元时期得以兴盛。明清时期，朝廷对书院多有禁毁，但书院有着顽强的生命力，多次毁而不绝，且规模、数量不断扩大，明代书院发展到 1200 多所，清代书院达 2000 余所，但此时期的书院官学化日趋严重。至光绪二十七年（1901 年），诏令书院改为学堂，书院从此退出历史舞台。私学性质的书院讲学多力求通义理，以格物致知、探究内圣外王之理为目的，不仅仅是教学机关，更重要的是学术研究机构，教学与学术研究紧密结合是其显著特色。清代，繁荣富庶且文化艺术鼎盛的浙江出现了中国第一个书院式医学教育机构——侣山堂。浙江首创医学教育"讲学"的是钱塘人卢之颐。卢之颐承其父卢复医业，撰有《金匮疏论》《学古诊则》《痎疟症论疏》《本草乘雅半偈》等多部医著，并以所撰著为讲义，开讲医学，听讲者颇多，其中就包括张志聪。书院式医学教学的真正形成是张志聪举办的侣山堂。1664 年（康熙三年）张志聪在胥山筑堂讲学，开创了我国中医教育以书院讲学形式培养医学人才之先河。张志聪开办侣山堂的初衷是继承卢之颐的"讲学"事业，传授其老师张卿子、卢之颐及自己的医术。除张志聪本人授课外，还邀请当时负有盛名的张开之、沈亮辰等医家前往讲授，同道及生徒从学者甚众。据《清稿史》载："明末，杭州卢之颐、繇父子著书[1]，讲明医学，志聪继之。构侣山堂，招同志讲论其中，参考经论，辨其是非。自顺治中至康熙之

---

[1]　此名有误，"繇"为"之颐"之字。作者将一个人的名和字误作二人父与子。应为卢复、之颐父子。

初，四十年间，读轩岐之学者咸归之。"这种盛况不仅让官办的中医教育机构相形见绌，也是家传或带徒式教育所望尘莫及的。张志聪故后，由高世栻主持侣山堂，一直延续到光绪年间。

书院式医学教育模式的最大特点是集讲学、研经、医疗于一体。教学者不但精究医典，首创集体编注医经之先例，还精于临证和理、法、方、药。他们成果卓著，深获后世好评的医著有《素问集注》《灵枢集注》《伤寒论集注》《金匮要略集注》《本草崇原集说》等。张志聪编撰的《侣山堂类辨》和高世栻编撰的《医学真传》，内容丰富，切于实际，兼顾理论与临证，是医学讲授的好教材。侣山堂培养了一批学生，其中有史可考、医术不凡者就有高世栻、莫仲超等19人。

（四）自学模式

古代医学史上还有一种医学教育模式，就是自学通医。中医理论可以通过对自身及自然环境的观察体悟来获得，无需借助仪器就可以通过望、闻、问、切四诊进行辨证施治，中医的这些特性为自学通医提供了可能性。我国历史上，自学通医者不乏其人，比如明代的王肯堂、李中梓，清代的徐大椿等。这种模式的优点是学习者本人具有很强的兴趣和动机，而兴趣和动机在学习和事业上往往具有决定性的作用。另外，自学通医不拘泥于一家，往往会融汇创新。自学通医的不足是对学医者个人素养的要求比较高，不具有普及性，临床实践比较少，缺乏对师傅个性化医学经验的传承等。古代自学成才的医学名家往往是在自学的基础上再拜师访学。

二、古代医学教育思想的基本特征

身处人文教育大背景下的科技教育，不可避免地深受人文教育思想的影响，但同时又具有自身的特色。就医学教育而言，决定医学教育思想的外在机制是古代文化，内在机制则是中医学术体系本身。考察古代医学教育思想，大体有三个基本特征，即文化性、实践性和零散性。

（一）文化性

中医与西医很重要的一个差异就在于中医不但具有科技性，而且富有文化性，甚至其科技性是奠基于文化性之上。中医是一门孕育于古代文化、并以古代文化为其理论根基的学术体系，这种特性决定了中医教育思想的文化性。当然，除了内置于中医学术体系本身的文化对医学教育思想产生影响外，外在的文化对医学教育思想也产生了深远影响，比如医学的德育观即深受儒家和佛家思想影响。

中国古代文化是中医教育思想形成的根基，脱离古代文化就无法正确领悟古代医学教育思想的精髓。文化是根基，文化是源泉，文化是灵魂，中医教育思想的形成是中国文化的产物，并散发着中国古代文化的光辉。

（二）实践性

医学是一门实践性很强的学科，古代医学教育多注重实践，而较少对教育思想进行理论阐述，但正是在医学实践中折射出医学教育思想的光辉。研究古代医学教育思想常常需要从具体的教育实践中去挖掘和探索。古代医学教育实践是教育思想的最大承载体，脱离教育实践而局限于医家言论则很难全面把握古代医学教育思想。

（三）零散性

古代医家很少对医学教育进行专篇探讨，往往是零言碎语，散见于医典，甚或传记、零札当中，需要查阅大量文献，多方收集整理，并结合其医学教育实践，进行归纳总结。

基于上述基本特征，在研究古代医学教育思想过程中，应注意以下几点：

1. 从古代文化的视角审视古代医学教育思想，并领悟其中的精髓。

2. 从古代医学实践中总结其内在折射的教育思想。

3. 从零散的论述中加以系统化总结。

第二节　古代医学教育目的论与价值论

人类任何实践活动都有其目的指向和价值定位，否则就会失去存在的意义和前进的方向。医学教育亦然。医学教育作为培育医学人才的育人实践，其目的论和价值论赋予教育实践存在的意义，并对教学内容的安排、教学方法的选择等教育实践活动起着决定性的导向作用。

一、古代医学教育目的论、价值论管窥

古代医家对医学教育的目的与价值多有论述，他们在不同

时代，受不同文化熏陶，从各个视角审视医学和医学教育，不断完善和充实医学教育目的与价值思想，使我国古代的医学教育目的与价值思想在多元中逐渐趋于圆融。

（一）《周礼·天官·冢宰》中折射出的医学教育目的与价值思想

《周礼》出现较晚，汉初尚无此书。西汉景帝、武帝之际，河间献王刘德从民间征得一批古书，其中一部名为《周官》。献给朝廷后即深藏于秘府，"五家之儒莫得见焉"。直到汉成帝时，刘向、刘歆父子校理秘府所藏文献才重又发现此书，并加以著录。刘歆十分推崇此书，认为其出自周公手作。王莽时，因刘歆奏请，《周官》被列入学官，并更名为《周礼》。东汉时期，经学大师郑玄为《周礼》作了出色的注。由于郑玄崇高的学术声望，《周礼》一跃而居三礼之首，成为儒家的皇皇大典之一。关于《周礼》真伪和成书年代问题成为聚讼千年的一大公案，历代学者为此进行了旷代持久的争论，至少形成了西周说、春秋说、战国说、秦汉之际说、汉初说、王莽伪作说等六种说法。古代名家大儒，以及近代的梁启超、胡适、顾颉刚、钱穆、钱玄同、郭沫若、徐复观等著名学者都介入了这场讨论，其影响之大，可见一斑。《周礼》是一部官制汇编，是通过官制来表达治国方案的著作。抛开其成书年代不论，就是其确为西周时期周公旦所著，书中所载究竟是西周时期政治体制的实录，还是一部理想国的蓝图，目前尚无法确证。但无论怎样，《周礼》中所折射出的治国理念和思想是非常值得深入探究的。

《周礼·天官·冢宰》的《医师章》是对医疗卫生管理体

制的构架。该书虽未明确表述医学教育的目的与价值，但其医官设置、职责和考核机制都折射出医学的目的与价值。如：

医师掌医之政令，聚毒药以供医事。凡邦之有疾病者、疕疡者造焉，则使医分而治之。岁终，则稽其医事，以制其食：十全为上，十失一次之，十失二次之，十失三次之，十失四为下。

疾医掌养万民之疾病……凡民之有疾病者，分而治之……

疡医……凡有疡者，受其药焉。

接受殷商暴政而亡的教训，周代非常注重施仁政、保万民。这种思想在其医官设置上亦有明确体现。其医疗对象不局限于服务王室贵族，而是面向"万民"，尽管对当时医疗服务对象的普及面到底有多大并无过多的文献去查证，但这种救济天下苍生的思想就已经使当时的医疗卫生体制散发出以人为本的人道主义光辉。再者，医疗以治病救人为根本宗旨，把医治疗效作为考核医生和制定俸禄的唯一依据。

医疗实践如此，势必会影响到医学教育。现无可靠的文献资料来考察周代的官办医学教育，倘其存在官办医学教育，其教育的目的和价值在于治病救人、保养万民应是无疑的。

（二）周代民间医生行医实践反映出的医学教育目的与价值思想

扁鹊（秦越人）是周代名医，是有信史记载的民间行医第一人。他长期行走民间，其治病对象，上至王公贵族，下至黎民百姓。《史记·扁鹊仓公列传》载："扁鹊名闻天下。过邯郸，闻贵妇人，即为带下医；过洛阳，闻周人爱老人，即为耳目痹医；来入咸阳，闻秦人爱小儿，即为小儿医。随俗为变。"扁鹊自始至终把治病活人、造福于人放在首位，而非以医迫名逐利。他为昏迷的赵简子诊病，准确地判断出病情，"血脉治也""不出三日必间"，并无挟病贪利之心。救治"已死"的虢国太子，名闻天下，"天下尽以扁鹊为能生死人"，面对赞誉，扁鹊并无邀名之意，而是实事求是地澄清事实："越人非能生死人也，此自当生者，越人能使之起耳。"至齐，甘冒桓侯不悦，数次直言桓侯身病。

扁鹊经常带徒行医，《史记·扁鹊仓公列传》中就提到扁鹊指导子阳、子豹诊治病人。在授徒过程中，扁鹊是否言传治病活人的医学目的和价值思想不得而知，但其身教却会使这种思想更加深入人心。

（三）《黄帝内经》中的医学教育目的与价值思想

《黄帝内经》是我国医学宝库中现存成书最早、具备系统理论的医学典籍，确立了中医学独特的理论体系，成为中国医药学发展的理论基础和源泉。《黄帝内经》虽无医学教育的专论，但不乏散见的有关医学教育的零言散语，且相关言论中也折射出医学教育思想。就医学教育的目的与价值而言，主要有两点。

1. 传承医学

古代由于医生地位的卑微与遭受迫害、文字载体与出版手段的缺乏等，使得医学传承非常困难，因此《黄帝内经》中多次论述医学传承的重要性和神圣性，将之作为医学教育的首要任务。如：

黄帝问曰：余闻九针于夫子，众多博大，不可胜数。余愿

闻要道，以属子孙，传之后世，著之骨髓，藏之肝肺，歃血而受，不敢妄泄。（《素问·三部九候论》）

帝曰：余闻九针，上应天地，四时阴阳，愿闻其方，令可传于后世，以为常也。（《素问·针解》）

帝曰：夫子之言，上终天气，下毕地纪，可谓悉矣。余愿闻而藏之，上以治民，下以治身，使百姓昭著，上下和亲，德泽下流，子孙无忧，传之后世，无有终时，可得闻乎？（《素问·天元纪大论》）

2. 造福百姓

《黄帝内经》的内容主要形成于周代，其受周代仁政思想影响非常明显，医学教育的要义在于传承医学，而传承医学的目的即在于保养万民、造福百姓。如《黄帝内经》中载：

帝曰：余闻得其人不教，是谓失道；传非其人，慢泄天宝。余诚菲德，未足以受至道，然而众子哀其不终。愿夫子保于无穷，流于无极，余司其事，则而行之，奈何？（《素问·气交变大论》）

黄帝问于岐伯曰：余子万民，养百姓，而收其租税。余哀其不给，而属有疾病。余欲勿使被毒药，无用砭石，欲以微针通其经脉，调其血气，营其逆顺出入之会。令可传于后世，必明为之法，令终而不灭，久而不绝，易用难忘，为之经纪。（《灵枢·九针十二原》）

（四）张仲景的医学教育目的与价值思想

张仲景，名机，字仲景，东汉末年著名医学家，被称为"医圣"。他在《伤寒杂病论·序》中提出了明确的医学教育目的与价值。

上以疗君亲之疾，下以救贫贱之厄，中以保身长全，以养其生。

张仲景融合儒道二家思想，进一步充实完善了医学教育的目的和价值思想。"上以疗君亲之疾"是基于儒家忠孝思想，"下以救贫贱之厄"是出于儒家"兼善天下"的情怀，"中以保身长全，以养其生"则是道教的养生保身思想。张仲景这种医学教育思想的形成有其时代背景：一是东汉末年社会动荡，战事频繁，疾病流行，张仲景的宗族"建安纪年以来，犹未十稔，其死亡者，三分有二"。二是道教的兴起。据史料分析，出生于河南南阳的张仲景深受武当山道教医药的影响，他在撰写《伤寒杂病论》时便引用了武当道教医药文献的宝贵资料《阴阳大论》和《胎胪药录》。

（五）葛洪的医学教育目的与价值思想

葛洪（284—364年）为东晋道教学者、著名炼丹家、医药学家。字稚川，自号抱朴子，晋丹阳郡句容（今江苏句容县）人。如果说张仲景受道教影响开始注意医学教育对个人自身的价值，那么葛洪则立足于个体赋予医学教育以新的目的与价值。

1. 救己病痛，以得道成仙，长生不老

葛洪精晓医学和药物学，主张道士兼修医术，认为修道者如不兼习医术，一旦"病痛及己"，便"无以攻疗"，不仅不能长生成仙，甚至连自己的性命也难保住。对此，他多有论述。

神农曰："百病不愈，安得长生？信哉斯言也。"（《抱朴子·极言》）

或问曰："为道者可以不病乎？"抱朴子曰："养生之尽理者，既将服神药，又行气不懈，朝夕导引，以宣动荣卫，使无辍阂，加之以房中之术，节量饮食，不犯风湿，不患所不能，如此可以不病。但患居人间者，志不得专，所修无恒，又苦懈怠不勤，故不得不有疹疾耳……是故古之初为道者，莫不兼修医术，以救近祸焉。凡庸道士，不识此理，恃其所闻者，大至不关治病之方。又不能绝俗幽居，专行内事，以却病痛，病痛及己，无以攻疗，乃更不如凡人之专汤药者。所谓进不得邯郸之步，退又失寿陵之义者也。"（《抱朴子·杂应》）

2. 救护他人，以立上功

在葛洪看来，医学用于救护他人，是既利他又利己的事，其根本目的是为个人立功。

或问曰："为道者当先立功德，审然否？"抱朴子答曰："有之……为道者以救人危使免祸，护人疾病，令不枉死，为上功也。"（《抱朴子·对俗》）

（六）孙思邈的医学教育目的与价值思想

孙思邈，唐代著名道士，医药学家，被誉为"药王"。京兆华原（今陕西省铜川市耀州区）人。与道教学者葛洪不同，孙思邈深受佛家思想影响，具有舍身救世的情怀。其医学教育目的是"普救含灵之苦"，而不得有一己之私，否则就是"含灵巨贼"。他在《备急千金要方·大医精诚》中云：

凡大医治病，必当安神定志，无欲无求，先发大慈恻隐之心，誓愿普救含灵之苦。若有疾厄来求救者，不得问其贵贱贫富，长幼妍蚩，怨亲善友，华夷愚智，普同一等，皆如至亲之想。亦不得瞻前顾后，自虑吉凶，护惜身命。见彼苦恼，若己有之，深心凄怆，勿避险巇、昼夜、寒暑、饥渴、疲劳，一心赴救，无作功夫形迹之心。如此可为苍生大医，反此则是含灵巨贼。

（七）范仲淹的医学教育目的与价值思想

北宋范仲淹不仅是著名的政治家和文学家，对医学也很有见地。他的"不为良相，则为良医"（注：关于此语是否果为范仲淹之言，学界存有异议。参见余新忠《"良医良相"说源流考论——兼论宋至清医生的社会地位》，天津社会科学，2011 年第 4 期）的名言及施政实践大大提高了医学的地位。范仲淹不是以医家身份，而是从施政者的角度看待医学教育。他针对当时世俗之医多不经医授和医术不精的现状，大力倡导医学教育，目的在于培养合格的医学人才以救济世人。宋仁宗庆历三年（1043 年），范仲淹任参知政事，上奏皇帝云："今京师生人百万，医者千数，率多道听，不经师授，其误伤人命者日日有之""臣观《周礼》有医师掌医之政令，岁终考其医事，以制其禄。是先王以医事为大，著于典册""选能讲说医书三五人为医师，于武成王庙讲说《素问》《难经》等文字，召京城习医生徒听学，并教脉候及修合药饵，其针灸亦别立科教授。经三年后，方可选试。高等者入翰林院，充学士祗应……所贵天下医道各有原流，不致枉人性命，所济甚广，为圣人美利之一也。"（《范文正公政府奏议·奏乞在京并诸道医学教授生徒》）

（八）李杲的医学教育目的与价值思想

李杲，字明之，真定（今河北省正定）人，晚年自号东垣老人，中国医学史上"金元四大家"之一，是中医"脾胃学说"的创始人。其医学教育目的为"传道"，而力斥"觅钱"，是为天下苍生计，而非为个人一己之私。《医史·东垣老人传》载罗天益前往拜师，李杲见面即问："汝来学觅钱医人乎？学传道医人乎？"确定罗天益求学为传道后，不但供其日用饮食，甚至资助银两贴补其家用，以使罗天益潜心学习。李杲传授医道的拳拳之心日月可鉴，令人敬仰。

（九）徐大椿的医学教育目的与价值思想

徐大椿（1693—1771 年），原名大业，字灵胎，晚号洄溪老人，江苏吴江松陵镇人，清代乾隆年间名医。徐大椿医学教育目的在于传承"生人之术"，他在《医学源流论·自序》中云："窃慨唐宋以来，无儒者为之振兴，视为下业，逡巡失传，至理已失，良法并亡，怃然伤怀，恐自今以往，不复有生人之术。不揣庸妄，用敷厥言，倘有所补所全者，或不仅一人一世已乎？"其对医学失传的忧患之情溢于言表。

纵览古代医学文献，在论及医学教育目的与价值时处处散发着心系生民、慈济天下的光辉，让人景仰。综合古代相关论述，我们可从不同的视角对医学教育的目的与价值作一归纳。

1. 从医学传授者的视角：医学传承与济世利民相结合。

2. 从学医者的视角："保身长全"的利己思想与"慈济苍生"的利他思想相结合，而且绝大多数医家将"慈济苍生"居于首位，甚至不顾己利，一心赴救，更彰显出医学教育的光辉。

3. 从治国者的视角：医学教育与仁政思想相结合。

尤其值得关注的是，古代医学及医学教育一向反对以医

"谋利"。孙思邈在《大医精诚》中指出："医人不得恃己所长，专心经略财物。"《吴鞠通行医记》中强调："良医处世，不矜名，不计利，此为立德。"费伯雄在《医方论·序》中更是明确提出："欲救人而学医则可，欲谋利而学医则不可。我若有疾，望医之救我者何如？我之父母妻子有疾，望医之相救者何如？易地以观，则利心自澹矣！利心澹则良心现，良心现斯畏心生。"

二、对古代医学教育目的论与价值论产生影响的思想渊源

文化背景是实践理念产生的根源，古代医学教育的目的与价值论是在中国古代文化的基础上生发和完善的。概而论之，对古代医学教育目的论与价值论产生影响的思想渊源主要有以下几个方面。

（一）人命贵重思想

中国文化的精神特质，在于深体天地人合一之道。而在中国古代"天、地、人"的思维架构中，人是居于主导地位的，人才是整个宇宙的中心。许慎《说文解字》释"人"曰："人，天地之性最贵者也。"段玉裁注云："《礼运》曰：'人者，其天地之德，阴阳之交，鬼神之会，五行之秀气也。'又曰：'人者，天地之心也，五行之端也，食味别声被色而生者也。'按禽兽草木皆天地所生，而不得为天地之心，惟人为天地之心，故天地之生此为极贵。天地之心谓之人，能与天地合德。"早在先秦时期，我国就产生了人贵论思想。《尚书·泰誓》中即

云："惟天地，万物父母；惟人，万物之灵。"将人看作万物之灵长。《荀子·王制》将万物分为由低到高的四个等级："水火有气而无生，草本有生而无知，禽兽有知而无义，人有气、有生、有知，亦且有义，故最为天下贵也。"

医学的产生是出于对生命的尊重，中国古代医学和医学教育的发达正是基于人为贵、人命至重的思想。《素问·宝命全形论》中即表达了为天地之间最为尊贵的"人"解除病痛的思想。"黄帝问曰：天覆地载，万物悉备，莫贵于人。人以天地之气生，四时之法成，君王众庶，尽欲全形，形之疾病，莫知其情，留淫日深，著于骨髓，心私虑之，余欲针除其疾病，为之奈何？"这种尊生贵命的思想历代医家多有论述。萧纲在《劝医论》中云："天地之中，惟人最灵。人之所重，莫过于命。"孙思邈在《备急千金要方·序》中解释自己将医著以"千金"为名云："人命至重，有贵千金，一方济之，德逾于此。"其在《备急千金要方·治病略例》中云："二仪之内，阴阳之中，惟人最贵。"

（二）儒家仁爱思想

"仁"是儒家学说的核心，对中华文化和社会的发展产生了重大影响。孔子首先把仁作为儒家最高道德规范，提出了以仁为核心的一套学说。仁的内容包涵甚广，《论语》中多次提到仁。《论语·颜渊》中载："樊迟问仁。子曰：'爱人。'""仲弓问仁。子曰：'出门如见大宾，使民如承大祭。己所不欲，勿施于人。在邦无怨，在家无怨。'"《论语·雍也》中云："夫仁者，己欲立而立人，己欲达而达人。"究其根本，"仁"的核心是爱人。仁字从人从二，也就是人们互存、互助、互爱的意思。

　　"医乃仁术"是中国古代医学本身的必有之义。孙思邈在《大医精诚》中即认为"仁"为"医之本意"。明代医学家戴原礼在《推求师意·序》中明确提出"医乃仁术"。明朝王绍隆《医灯续焰》卷二十《医范》引陆宣公之言云："医以活人为心。故曰：医乃仁术。"元代著名儿科医家曾世荣把自己的书命名为《活幼心书》，罗宗之在序文中赞云："是心也，恒心也，恻隐之心也，诚求之心也。"明代裴一中在《言医》中谓："医何以仁术称？仁，即天之理、生之原，通物我于无间也。医以活人为心，视人之病，犹己之病。"清代医家吴达在《医学求是》中云："夫医为仁术，君子寄之以行其不忍之心。"清代喻昌在《医门法律·问病论》中云："医，仁术也。仁人君子必笃于情。笃于情，则视人犹己，问其所苦，自无不到之处。"

　　另外，在古代医家看来，行医和行仁是合二为一的过程。晋代葛洪在《肘后备急方·序》中言："岂止一方书而已乎？方之出，乃吾仁心之发见者也。"夏良心在《重刻本草纲目·序》中说："夫医之为道，君子用之以卫生，而推之以济世，故称仁术。"在古代儒士看来，学而优则仕兼济天下能够造福百姓，除此之外最好的济世之途就是行医。宋代范仲淹提出"不为良相，则为良医"的人生理想。据北宋吴曾《能改斋漫录》卷一三《文正公愿为良医》载："……他日，有人谓公曰：'大丈夫之志于相，理则当然。良医之技，君何愿焉？无乃失于卑耶？'公曰：'嗟乎！岂为是哉！古人有云：常善救人，故无弃人；常善救物，故无弃物……能及大小生民者，固惟相为然。既不可得矣，夫能行救人利物之心者，莫如良医，果能为良医也，上以疗君亲之疾，下以救贫民之厄，中以保身长年。在下而能及小大生民者，舍夫良医，则未之有也。'"而医术则是践行仁心的极好方式。正是这种"仁"的思想使古代医学焕发出无穷的魅力和勃勃生机，引领众多聪慧仁爱之士投身其中，使医学在"仁爱"的光辉下延绵不绝。许多读书人转而习医的心理动机和人生追求正是"医乃仁术"。朱丹溪早年"从乡先生治经，为举子业"，后来之所以"悉焚弃向所习举子业，一于医致力焉"，正是认识到"士苟精一艺，以推及物之仁，虽不仕于时，犹仕也"。其云："吾既穷而在下，泽不能致远，其可远者，非医将安务乎？"可以说是与范仲淹同声相应，同气相求。

医家以"仁"学医、行医、传医，而治国者则从施仁政的角度发展医学和医学教育，"保养万民""济世救民"的治国理念使得中国古代的医学和医学教育一直走在世界前列。

（三）道家重生思想

儒家虽亦倡导"独善其身"，但是在"兼济天下"不可得的情况下不得已而为之。因此，深受儒家思想影响的医家多以"济世救民"为首，甚至主张"舍生取义"。而道家却为医学寻找到个人目的和价值。

"贵身"是老子的一种重要思想。他认为，人存于天地之间，与道、天、地并为域中四大之一。《老子》第二十五章云："道大，天大，地大，王亦大。域中有四大，而王居其一焉。"主张要宠辱皆忘，不要为追逐名利、荣辱、得失等身外之物而伤身，认为只有真正懂得贵身爱身的人才可以将天下托付给他。《老子》第十三章云："故贵以身为天下，若可寄天下；爱以身为天下，若可托天下。"《庄子》一书中"重生"思想更是其学说的重要组成部分，主张摆脱一切外在物累，从而获得生命的张扬。庄子极力反对因外物而损耗生命，即使是整个天下也无法与生命的宝贵相比拟。其云："夫天下至重也，而不以害其生，又况他物乎""天下大器也，而不以易生，此有道者之所以异乎俗者也"（《庄子·让王》）。天下尚且不足以让人为之衰耗生命，更何况他物呢？《让王》中云："以随侯之珠弹千仞之雀，世必笑之，是何也？则其所用者重而所要者轻也。夫生者，岂特随侯之重哉！"如果有人用随侯宝珠去射飞得很高的麻雀，世人一定会嘲笑他，为什么呢？因为他所用的贵重而所求的轻微。生命，岂止随侯宝珠那样珍贵！名位利禄正如高空的鸟雀，而人的生命却是远比随侯宝珠珍贵得多，因此因名位利禄而伤生实在是得不偿失。所以，大智慧的人宁愿安贫乐道，也是不会因外在的东西而给自己带来伤害的，"知足者不以利自累也，审自得者失之而不惧，行修于内者无位而不怍"（《让王》）。

道家对自身生命的重视远超过儒家，把生命看作人生的第一要义，弥补了儒家利他思想的缺陷，赋予医学以利己价值和意义，完善了医学的目的和价值论。当然，这种高度重视生命的思想对医学的发展产生了广泛而积极的影响。以人为本、尊重生命是中医医德最重要的思想基础和最突出的人文特征，救死扶伤是医生的神圣职责，医生必须重视人的生命、珍视人的生命。

（四）佛家悲悯情怀

佛教于东汉末年自印度传入，填补了中国本土文化的缺憾，在儒家入世思想、道家玩世思想之外添加出世思想，使得中国文化得以实现圆融。佛教传入中国后，努力与中国本土文化相融合，很快得以广泛传播。佛教慈悲为怀、普度众生、众生平等思想给医学带来很大影响。尤其要指出的是，古代医学深受儒家"仁爱"思想影响，但是儒家之"仁爱"是建立在"亲亲"基础上的，强调"老吾老以及人之老，幼吾幼以及人之幼"，爱是有差等的。佛家众生一等的思想弥补了儒家思想的此种缺陷，在佛家思想影响下，医家之"仁爱"超越儒家的"亲亲"原则，而"誓愿普救含灵之苦"，无论何等人前来求医，都要"如至亲之想"。

古代许多医家深受佛家思想影响，甚至一些僧人本身就身兼医工。他们以悲悯的情怀看待世人，以医学为普救世人的手段，赋予医学以悲天悯人、普救苍生的大境界。

第三节　古代医学教育人才论

教育是培养人的工程，培养什么样的人决定了教育对象的选择、教学内容的设置和考核机制的确立。"人才观"是教育的核心问题，决定了教育的目标和整体走向。

一、古代医学教育的人才标准

（一）医德为先

中国古代历来强调德才兼备，以德为首。医学领域亦然。吴瑭在《医医病书·医德论》中论述才与德的关系云："天下万事，莫不成于才，莫不统于德。无才固不足以成德，无德以统才，则才为跋扈之才，实足以败，断无可成。有德者必有不忍人之心。不忍人之心油然而出，必力学诚求其所谓才者。医也，儒也，德为尚矣。"习医者首先要做德行高尚的人，历来名医多为典范，如朱丹溪"简悫贞良，刚严介特，执心以正，立身以诚，而孝友之行，实本乎天质"（《丹溪翁传》）。德的含义颇广，就医而言，概而论之，其要有五。

1. 尊重生命、生命至上的理念

习医者要将生命放在至高无上的位置，否则，不可为医。张景岳在《景岳全书·误谬论》中言："矧医之为道，性命判于呼吸，祸福决自指端，此于人生关系，较之他事为尤切也。以此重任，使不有此见此识，诚不可猜摸尝试以误生灵。矧立法垂训，尤难苟且，倘一言失当，则遗祸无穷，一剂妄投，则害人不浅。此误谬之不容不正也。"其在《类经图翼·自序》中云："夫生者，天地之大德也。医者，赞天地之生者也。人参两间，惟生而已，生而不有，他何计焉？"

2. 慈悲仁爱之心

孙思邈在《大医精诚》中云："凡大医治病，必当安神定志，无欲无求，先发大慈恻隐之心，誓愿普救含灵之苦。"这种大慈恻隐之心是糅合了儒佛两家思想而达至的普济世人的高尚境界。

3. 乐道有恒之志

医术精微，非深好此道并持之以恒者难成大器。孙思邈在《大医精诚》中云："医方卜筮，艺能之难精者也，既非神授，何以得其幽微？世有愚者，读方三年，便谓天下无病可治；及治病三年，乃知天下无方可用。故学者必须博极医源，精勤不倦，不得道听途说，而言医道已了，深自误哉！"历代名家无不痴迷医道、精勤不倦，朱丹溪慕名向罗知悌求教，"凡数往返，不与接。已而求见愈笃，罗乃进之"（《丹溪翁传》），正是凭着虔敬之意、不懈之志才得以受其所教。赵学敏在《串雅·序》中叙述自己自幼痴迷医术，老而靡倦。曰："予幼嗜岐黄家言，读书自《灵》《素》《难经》而下，旁及《道藏》《石室》；考穴自《铜人内景图》而下，更及《太素》《奇经》；《伤寒》则仲景之外，遍及《金鞞》《木索》；本草则《纲目》之外，远及《海录》《丹房》。有得，辄钞撮忘倦，不自知结习至此，老而靡倦。"

4. 谨严审慎之风

医关乎人命，不可不慎，急躁粗率之士不可为医，自满炫耀之士不可为医。孙思邈告诫云："夫大医之体，欲得澄神内视，望之俨然，宽裕汪汪，不皎不昧。省病诊疾，至意深心，详察形候，纤毫勿失，处判针药，无得参差。虽曰病宜速救，要须临事不惑，唯当审谛覃思，不得于性命之上，率尔自逞俊快，邀射名誉，甚不仁矣！夫为医之法，不得多语调笑，谈谑喧哗，道说是非，议论人物，炫耀声名，訾毁诸医，自矜己德，偶然治瘥一病，则昂头戴面，而有自许之貌，谓天下无双，此医人之膏肓也。"（《备急千金要方·大医精诚》）

5. 传道授业之责

医道传承乃千秋伟业，是每一位医家不可推卸的责任。仅成就自身而不传承或传非其人，不能称为有德之医。《素问·气交变大论》中云："得其人不教，是谓失道；传非其人，慢泄天宝。"王冰之所以历时十二载整理校注《素问》，正是出于"冀乎究尾明首，寻注会经，开发童蒙，宣扬至理而已"（《黄帝内经素问注·序》）。李杲为传授医道，自己供给弟子罗天益衣食起居，令其潜心医术，"临终，平日所著书检勘卷帙，以类相从，列于几前，嘱谦父曰：'此书付汝，非为李明之、罗谦父，盖为天下后世，慎勿湮没，推而行之。'"（《医史·东垣老人传》）

（二）精于"道""术"

"呜呼！生民何辜，不死于病而死于医，是有医不若无医也，学医不精，不若不学医也。"（吴瑭《温病条辨·自序》）吴瑭此论可谓振聋发聩，让人警醒。学医之人倘无精心医术之志就不要学医，培养医学人才倘不能培养出医学精英就是失败的教育。中国古代自古就将医学教育看作精英教育，在学生选拔上"非其人不教"，在教学内容上穷究经典，在考核机制上极为严格。

所谓精，就要精医道和医术。"道""术"贯通方为良医、上工。一个合格的医生首先要精通医道，医学教育偏于术而轻于道是无法培养出医学精英的。"道"是中国古代"天人合一"思想最核心、最本原性的概念。"道"生化万物，为万物之母，同时又是万物运行最本原的动力。万物从"道"而来，依"道"而行，归"道"而去。医学是生命哲学，"天人合一"是中国文化的精髓，同样也是医学的精髓，人依循"道"诞生、生存、归去。如果违背"道"，灾祸就会降临。医学必本于道的理念在中国古代医学中可谓根深蒂固。"阴阳者，天地之道也，万物之纲纪，变化之父母，生杀之本始，神明之府也，治病必求于本"（《素问·阴阳应象大论》），"故阴阳四时者，万物之终始也，死生之本也。逆之则灾害生，从之则苛疾不起。是谓得道。道者，圣人行之，愚者佩之"（《素问·四气调神大论》)。历代名医无不精于医道，扁鹊医术高明众人皆知，这种高明是建立在其医道精深的基础上，《史记》载其给虢太子诊病，未见其人而言病之所在，"越人之为方也，不待切脉、望色、听声、写形，言病之所在。闻病之阳，论得其阴；闻病之阴，论得其阳"，就是他精通医道的写照。

出于"天人合一"的理念，人与外在宇宙是浑融贯通的，对于人生命的把握，就不能局限于人体，而必须具有广博的知识。《上经》曰：夫道者，上知天文，下知地理，中知人事，可以长久"（《素问·气交变大论》），"治不本四时，不知日月，不审逆从，病形已成，乃欲微针治其外，汤液治其内，粗工兇兇，以为可攻，故病未已，新病复起"（《素问·移精变气论》），"上而天时，五运六气之错综，三元更递之变幻；中而人事，得失好恶之难齐；下而万物，百谷草木金石鸟兽水火之异宜。非真用格致之功者，能知其性味之真邪？"（吴瑭《医医病书·医非上智不能论》）正是基于"天人合一"的理念，中国古代医学开创了世界上最早的天文气象医学——五运六气学说。五运六气的总思想是天气决定地气，天地合气又决定人的健康和疾病特征。其认为，天文、地理、气象、节候等自然生态环境变化有一定的规律，会影响人体生命，造成疾病，应该认识和利用这些规律预防和治疗疾病。

再者，一个合格的医生必须医术高超，仅仅坐而论道却无法为病人施治亦非良医。古代许多名医皆精通各术，如华佗方药、针灸、外科手术皆精。

（三）灵悟的思维能力

孙思邈在《大医精诚》中强调习医者必须思维精微，"唯用心精微者，始可与言于兹矣。今以至精至微之事，求之于至粗至浅之思，岂不殆哉？"与西方主客对立型和直线发展型思维不同，中国古代思维方式基于"天人合一"的文化根基，注重整体及其关系，强调悟性与灵性，体现出充满智慧的圆融特性。就医而言，概举三项论之。

1."致中和"的思维

在中国古代，几乎所有的哲学家都把"中和"看作事物内在最好也是最理想的状态。"中也者，天下之大本也；和也者，天下之达道也。致中和，天地位焉，万物育焉"（《中庸》）。"天地之气，莫大于和。和者，阴阳调"（《淮南子·氾论训》）。中，即不偏不倚，无太过、无不及的平衡状态；和，是对一切有内在联系的事物进行协调，使之达到和谐状态。"致中和"成为中国古代哲学中重要的思维方式。这种平衡与和谐的"中和"思想贯穿在中医学理论体系的各个方面。如阴阳学说认为，在正常情况下，人体的阴阳相对平衡协调意味着健康，所谓"阴阳匀平，以充其形，九候若一，命曰平人"（《素问·调经论》），"阴平阳秘，精神乃治"（《素问·生气通天论》）。若体内阴阳的相对平衡被打破，出现阴阳的平衡失调，则人体由生理状态转为病理状态。针对疾病发展过程中出现的阴阳平衡失调，治疗的原则是"损其有余，补其不足"，即所谓"谨察阴阳所在而调之，以平为期"（《素问·至真要大论》），纠正失"中和"的无序状态，使其达到"中和"有序。中医学理论中的整体观、阴阳五行学说、辨证论治思想、生命观、发病观、对病和证的治疗等，无不是围绕着"中和"思想展开的。"中和"思想虽源于哲学，但已与中医学融为一体，成为中医学的核心和灵魂。这种思想之所以能贯穿于中医学的始终，主要不是外在影响，而是中医学内在本质的必然选择。中医学的实践证实，"中和"思想不仅对中医学理论体系的建构起到重要作用，而且对指导养生防病、诊疗用药都有重要指导意义。

2. 藏象思维

藏象思维是中国独特的以简御繁、以表知里、以类相通的思维方式。概而论之，其要有三。

（1）取象 《周易·系辞下》云："古者包牺氏之王天下也，仰则观象于天，俯则观法于地，观鸟兽之文与地之宜，近取诸身，远取诸物，于是始作八卦，以通神明之德，以类万物之情。"所描述的就是取象。中国的汉字可以说是取象思维的典型代表，尤其是象形字。这种取象思维有两个特性：形象性（直观）、符号性（高度归纳与以简御繁）。取象的目的并非仅是创制一些符号，而是要"类万物之情"，外在之象和内在之里是一种具有本质联系的对应关系。

（2）以象测藏 基于外在之象与内在之里具有本质对应关系的认识，"有诸内必形诸外"，反之，有诸外则必应于内。因此，对于无法直观认识的事物内在即可通过观察外在之象去揣测，亦即以表知里、以外测内。依据此种思维，中医形成了藏象学说。所谓"藏"，即藏于体内的脏腑；所谓"象"，即表现于外在的生理、病理现象。《类经》中说："象，形象也。藏居于内，形见于外，故曰藏象。"在中医理论体系中，藏象学说是其核心，它对于阐明人体的生命活动、病理变化，以及指导临床的诊疗均具有重要的意义。

（3）以象比类 以象测藏仅是事物本身内外相联系的思维方式，对于事物之间互相联系的思维方式则是以象比类，亦称"援物比类"或"取象比类"法。此种思维方式认为象之相类，质必相通。这种思维的极致是道家的"道通为一"。《庄子·知北游》中东郭子问庄子"所谓道，恶乎在？"庄子答曰"无所不在"，甚至在"蝼蚁""稊稗""瓦甓""屎溺"，其意即强调"道"之贯通万物，万物之间因"道"而相通相融。正是基于这种思维，哲学上的阴阳五行学说成为中医学的理论根基，人体之运行与自然界之运行无论在外相还是内在本质上都是相通达的。釜底抽薪法、增水行舟法、提壶揭盖法、导龙入海法等中医治疗方法则是此种思维方式的具体应用。

3. 悟性思维

中医不是不需要分析、归纳、推理等逻辑思维，而是要在此基础上实现超越，达到悟性思维。逻辑思维是中医思维的浅层次，悟性思维方是中医思维的高层次。"医者，意也"的命题虽众说纷纭，但其核心指向是悟性思维却是无疑的。孙思邈在《千金翼方·序》中云："若夫医道之为言，实惟意也。固以神存心手之际，意析毫芒之里。当其情之所得，口不能言；数之所在，言不能喻。"李治运序叶天士《临证指南医案》亦言："夫医者意也，方者法也，神明其意于法之中，则存乎其人也。父子不相授受，师弟不能使巧也。"这种思维方式是一种调动整个身心、极具个性化的对世界深层次的把握和领悟。《庄子·天道》中云："世之所贵道者书也，书不过语，语有贵也。语之所贵者意也，意有所随。意之所随者，不可以言传也。"《庄子·秋水》也说："可以言论者，物之粗也；可以意致者，物之精也；言之所不能论，意之所不能察致者，不期精粗焉。"所以轮扁的斫轮之术"臣不能以喻臣之子，臣之子亦不能受之于臣"。古代哲学家明示我们：第一，抽象的名言不能把握具体的事物。第二，静止的概念无法表达变化。第三，有限的概念不能表达无限。因此，只有悟性思维方能真正实现对世界的整体把握。所以，古代医家最具价值的成果之一就是医案，虽无过多理论阐述，却闪耀着悟性的光辉。章太炎曾言："中医之成绩，医案最著，学者欲求前人之经验心得，医案最有线索可寻，循此钻研，事半功倍[①]。"悟性思维是在长期实践中形成的，因此，中医学教育以耳提面命、随师学艺的传统方式为最有效亦是真正能够学到中医精髓的有效途径。

二、古代医学教育对象的选拔

目前中医药院校招生以高考分数画线为准则，这种唯分数的选拔标准对于医学教育是很不够的。这与古代对医学教育对象选拔的极其重视形成鲜明对比。

《灵枢·官能》中云："得其人乃传，非其人勿言。"张仲景《伤寒杂病论·序》中云："夫天布五行，以运万类，人禀五常，以有五脏，经络府俞，阴阳会通，玄冥幽微，变化难极，自非才高识妙，岂能探其理致哉？"孙思邈《大医精诚》中言："唯用心精微者，始可与言于兹矣。"徐大椿《医贯砭》中言："盖医者，人命所关，固至难极重之事，原不可令下愚之人为之也。"晋·杨泉《物理论》云："夫医者，非仁爱不可托也，非聪明理达不可任也，非廉洁淳良不可信也。"徐大椿更撰有《医非人人可学论》以警世人。

今之学医者，皆无聊之甚，习此业以为衣食之计耳。孰知

---

① 陈存仁.章太炎先生医事言行.存仁医学丛刊，1953（2）.

医之为道，乃古圣人所以泄天地之秘，夺造化之权，以救人之死。其理精妙入神，非聪明敏哲之人不可学也。黄帝、神农、越人、仲景之书，文词古奥，搜罗广远，非渊博通达之人不可学也。凡病之情，传变在于顷刻，真伪一时难辨，一或执滞，生死立判，非虚怀灵变之人不可学也。病名以千计，病症以万计，脏腑经络，内服外治，方药之书，数年不能竟其说，非勤读善记之人不可学也。又《内经》以后，支分派别，人自为师，不无偏驳。更有怪僻之论，鄙俚之说，纷陈错立，淆惑百端，一或误信，终身不返，非精鉴确识之人不可学也。故为此道者，必具过人之资，通人之识；又能摒去俗事，专心数年，更得师之传授，方能与古圣人之心，潜通默契。若今之学医者，与前数端，事事相反。以通儒毕世不能工之事，乃以全无文理之人，欲顷刻而能之。宜道之所以日丧，而枉死者遍天下也。

因此，古代对医学教育对象的选拔极为严格。长桑君考察扁鹊十余年方传其医术，罗知悌接受朱丹溪亦是进行多次考验。民间师徒授受如此，古代医学学校教育亦特别重视人才的选拔，招生制度极为严格。据《宋会要辑稿·职官》载：凡来学医者，年龄必须在15岁以上，首先要向太常寺投下家状，然后由召命官、使臣和翰林医官、医学一人作保、学生三人结为连保后方可在太医局试听。一年后经考核合格者才由太常寺给牒，补充为太医局的正式学生。地方医学、习医生徒亦需投纳家状，请命官一人作保、学生三人联保。清代汉族由六品以上同乡作保，旗人则由该官佐领作保，考察品德端谨、略通医理者，经面试合格后方准入太医院学习。这种招生制度基本上保证了学生的文化层次和人品，同时彰显了医学的严肃和审慎。

另外，古代选拔医学教育对象非常重视学生的医学基础，往往倾向于从医药世家中招生。元代规定医学考生主要从在籍医户及开设药铺、行医货药人家的弟子中选取合格者就读。明代实施世医制度，医官多世代承袭，医学生来源主要为医家子弟。清代袭明朝旧制，学生亦主要由医官子弟保送。医官子弟保送制度有其历史原因和时代背景，有其弊端所在，但家庭医学熏陶对学生医学的学习有着一定的帮助却是毋庸置疑的。

第四节　古代医学教育的教学内容与方法论

教育内容与方法是教育目的、人才目标的具体化。古代医学教育在长期实践中形成了独具特色的内容体系和教学方法。

一、古代医学的教学内容

（一）教学内容注重处理的问题

1. 基与专：注重基础理论学习，分科教学

古代医学教育一向注重基础理论学习，在此基础上再分科教学。如唐代医学虽分四科，但医学基础课程均有《素问》《脉经》《甲乙经》《本草经》。在此基础上，各科再设置相关课程，如针科学习《明堂脉诀》《黄帝针经》以及九针补泻和临床应用知识，按摩科则需学习体疗、按摩、伤科、整骨等课程及实际应用方法。

2. 源与流：经典为本，旁涉各家，吸纳发展

中国古代是一个崇经的国度，医学亦然。在长期的医疗实践中，医学形成了自己的经典著述，这些经典是医学教育的根基。对此，古代医家多有论述。

非《素问》无以立论，非《本草》无以立方。（元·朱丹溪《格致余论·序》）

先生（按：指朱丹溪）曰："无他，圆机活法，俱在《内经》，熟之自得矣！"（明·戴思恭《推求师意·卷之上·泄泻》）

仲景诸方，实万世医门之规矩准绳也。（元·朱丹溪《局方发挥》）

《本草》《灵》《素》，圣经也；《伤寒》《要略》，贤论也。贤论，犹儒者之四书；圣经，犹儒者之本经。（清·张志聪《伤寒论集注》）

既不知神农、黄帝之精义，则药性及脏腑经络之源不明也。又不知仲景制方之法度，则病变及施治之法不审也。（清·徐大椿《医学源流论·医学渊源论》）

立足经典并非固守狭隘，而是要旁涉各家，并不断吸收新的研究成果。朱丹溪在《格致余论》中云："会诸家之粹，求其意而用之。"孙思邈亦主张："凡欲为大医，必须谙《素问》、《甲乙》、《黄帝针经》明堂流注、十二经脉、三部九候、五脏六腑、表里孔穴、本草药对，张仲景、王叔和、阮河南、范东阳、张苗、靳邵等诸部经方；又须妙解阴阳禄命，诸家相法，及灼龟五兆，《周易》六壬，并须精熟。如此乃得为大医，若不尔者，如无目夜游，动至颠殒。"（《备急千金要方·大医习业》）在具体教学实践中，教材也是根

据医学发展不断变化。如宋代太医局设九科，其中方脉科的教材分为大、小经，《素问》《难经》《脉经》为大经，《诸病源候论》《龙木论》《千金翼方》则为小经。元代在学习医学经典的基础上，还要求学习北宋末年编撰的《圣济总录》。清代除以《素问》《难经》为基本课程外，还采用了当时的医学名著作为教材，如李时珍的《本草纲目》和医官吴谦等编著的《医宗金鉴》。

3. 理论与实践：理论与实践相结合

古代医学教育除注重理论传授外，对实践教学亦非常重视，强调二者的紧密结合。师徒授受方式的医学教育其实践性无须多言，就学校教育而言，其实践教学形式亦多种多样。如唐代太医署专设药园，内种植各种药草，专供药学生徒实习之用。宋代医学生要流动地到太学、律学、武学和各军营中为学生和将士诊病，进行临床实践。

4. 博与约：精而专，博而约

古代医学教育注重博学杂览，金代张从正在《儒门事亲·卷二·攻里发表寒热殊涂笺》中云："乃知学不博而欲为医难矣。"清代张畹香《张畹香医案》卷上云："学医总须多读书，多看各家书籍，自然腹中渊博，胸有准绳。"清代王秉衡《重庆堂随笔·卷上·论治案》云："固执不通者，无才以胜其学也；好作聪明者，无学以副其才也。人必有天赋之才，而读破万卷，庶可以为医矣。"不但要"博采众方"，而且要饱读百家之学，《素问·著至教论》云："而道，上知天文，下知地理，中知人事，可以长久。以教众庶，亦不疑殆。"孙思邈《备急千金要方·大医习业》言："又须妙解阴阳禄命，诸家相法，及灼龟五兆，《周易》六壬，并须精熟""又须涉猎群书。何者？若不读五经，不知有仁义之道；不读三史，不知有古今之事；不读诸子，睹事则不能默而识之；不读《内经》，则不知有慈悲喜舍之德；不读《庄》《老》，不能任真体运，则吉凶拘忌，触涂而生。至于五行休王、七耀天文，并须探赜。若能具而学之，则于医道无所滞碍，尽善尽美者矣。"古代医家甚至主张医家要"知天时国运之理"，徐大椿《医学源流论·病随国运论》云："天地之气运数百年一更易，而国家之气运亦应之。上古无论，即以近代言。如宋之末造，中原失陷，主弱臣弛。张洁古、李东垣辈，立方皆以补中宫、健脾胃，用刚燥扶阳之药为主，局方亦然。至于明季，主暗臣专，膏泽不下于民。故丹溪以下诸医，皆以补阴益下为主……故古人云：不知天地人者，不可以为医。"其《兰台轨范·五脏疮疹证治》亦云："天下之病，随时随地，变化无穷，所以《内经》有五运六气、异法方宜等论。为医者，苟不能知天运之转移及五方之体性，终有偏执之处，不可以称上工也。"但是博览却不能放荡不收，而要由博而约，达致精专。对此，清代赵晴初有非常精到的论述，何廉臣在《重刻〈存存斋医话稿〉序》中记赵晴初之言曰："医非博不能通，非通不能精，非精不能专。必精而专，始能由博而约。吾绍前辈金士哦、陈念义以《景岳全书》为枕中秘，任沨波案头只一册《临证指南》，俞根初案上只一册仲景《伤寒论》，可见心得处不在多也，然无心得者，不得以此藉口，欲求心得，正非多读古今医书不可。盖不博，亦断不能约也。"

（二）教学内容安排的基本原则

1. 系统性原则

古代医学教学内容的安排非常重视规范性、系统性和完整性。医学关系人之生死，必须要拥有比较完整系统的医学知识，否则极易偏见误判。对于偶尔翻检医书、无医学之根底却狂妄自信之徒，徐大椿在《医学源流论·涉猎医书误人论》一文中予以痛斥。

> 人之死，误于医家者十之三，误于病家者十之三，误于旁人涉猎医书者，亦十之三。盖医之为道，乃通天彻地之学，必全体明而后可以治一病。若全体不明，而偶得一知半解，举以试人，轻浅之病，或能得效；至于重大疑难之症，亦以一偏之见，妄议用药，一或有误，生死立判矣。间或偶然幸中，自以为如此大病，犹能见功，益复自信，以后不拘何病，辄妄加议论。至杀人之后，犹以为病自不治，非我之过，于是终身害人而不悔矣……又有文人墨客，及富贵之人，文理本优，偶尔检点医书，自以为已有心得，旁人因其平日稍有学问品望，倍加信从。而世之医人，因自己全无根柢，辨难反出其下，于是深加佩服。彼以为某乃名医，尚不如我，遂肆然为人治病，愈则为功，死则无罪。更有执一偏之见，恃其文理之长，更著书立说，贻害后世。此等之人，不可胜数。

2. 循序渐进原则

"学问之道，必由浅入深。从未有浅近不知，而专求怪僻者。况医法一误，必至伤生害命，尤不可不慎也。夫所谓浅近者，如伤风则防风、荆芥，感寒则苏叶、葱头，咳嗽则苏子、杏仁，伤食则山楂、神曲，伤暑则香薷、广藿，疟疾则柴胡汤加减，痢疾则黄芩汤加减，妇人则四物汤加减，小儿则异功散加减，此皆历圣相传之定法，千古不能易也。至于危险疑难之症，则非此等药所能愈，必博考群方，深明经络，实指此病何名，古人以何方主治，而随症加减"（清·徐大椿《慎疾刍言》）。教学内容的安排要从浅近简易入手，在此基础上，逐步深入。

中医学的高境界在于能灵悟变化，但这种随证变化的能力是建立在明法度基础上的，"知常"方能"达变"。因此，古代医学教育主张先教之法度，使医学生首先做到"明法""循经守度"。"圣人之为道者，上合于天，下合于地，中合于人事，必有明法，以起度数，法式检押，乃后可传焉。故匠人不能释尺寸而意短长，废绳墨而起平木也；工人不能置规而为圆，去矩而为方。知用此者，固自然之物，易用之教，逆顺之常也"（《灵枢·逆顺肥瘦》）。"圣人之术，为万民式，论裁志意，必有法则。循经守数，按循医事，为万民副"（《素问·疏五过论》）。

3. 从源及流原则

西方科学的发展是线形的，而中国医学科学的发展则是圆形的。中国医学是一种极其早熟和圆融的医学，后世的医学发展"万变不离其宗"，这个"宗"就是其早期医学理论。因此，中医学教育必须要从医学理论的源头开始，使医学生掌握其理论精髓，否则，一切都将是空中楼阁。徐大椿在《慎疾刍言·宗传》中云："一切道术，必有本源，未有目不睹汉唐以前之书，徒记时尚之药数种，而可为医者。"并开列《灵枢经》《素问》《伤寒论》《金匮》《神农本草》，以及《本草纲目》《外台秘要》《备急千金要方》《千金翼方》等"学医必读之书"，认为学者"果能专心体察，则胸有定见，然后将后世之书，遍观博览，自能辨其是非，取其长而去其短矣"。其在《医学源流论·〈脉经〉论》中论读王叔和《脉经》之法云："学者必当先参于《内经》《难经》及仲景之说而贯通之，则胸中先有定见。后人之论，皆足以广我之见闻，而识力愈真。"

二、古代医学的教学方法

深受人文教育思想的影响，并结合医学学科的特点，古代医学教育形成了符合医学特质的教学方法。比较重要的方法有以下几种。

1. 言验结合

医学是一门实践性非常强的学科，教学中必须要做到理论传授与实践运用紧密结合，《素问·举痛论》中云："令言而可知，视而可见，扪而可得，令验于己，而发蒙解惑。"医学教育最忌"纸上谈兵"，只有"验于己"方可。历代医学教育，不论何种教育模式，坚持言验结合是其基本特征。民间师徒授受，多采取临床教学，非常注重学徒的医疗实践。学校教育亦是如此，如宋代医学生必须到太学、律学、武学和各军营中为学生和将士诊病。

2. 直观形象化教学

直观教学法是教师注重引导学生直接感知事物、模型等，在教学中为学生提供感知材料的实物、模型、图表等教学用具，使学生产生感性认识。正确运用直观教具，能提高学生的学习兴趣，丰富感性知识，减少学习中的困难，帮助形成明确的概念，发展学生的观察能力和思维能力。我国古代医学教育很早就开始采用直观教学法。《隋书·经籍志》中记载有《针经并孔穴虾蟆图》三卷、《明堂孔穴图》三卷、《神农明堂图》一卷、《灵秀本草图》六卷、《芝草图》一卷、《黄帝明堂偃人图》十二卷等医药学图解式著述。唐太医署的针灸教学，出现了不少针灸挂图和图谱。尤其是孙思邈在广泛搜集整理唐以前针灸文献的基础上，绘制了我国现存文献记载最早的仰人、背人、侧人三幅经络腧穴彩图，十二经脉以五色作之，奇经八脉以绿色标出，正面282穴，背面194穴，侧面174穴，准确形象地表示出人体经络腧穴的位置和相互关系，对针灸的形象教学起到了积极的促进作用。宋代针灸学家王惟一对古医书中有关针灸的记载和针灸图详加考订，总结历代针灸学家的经验，于天圣四年（1026年）编成《铜人腧穴针灸图经》，后由政府颁行。天圣七年（1029年）设计并主持铸造针灸铜人两具，铜人的躯体、脏腑可合可分，体表刻有针灸穴位名，用于教学和考试，在国内外产生了较大的影响。

3. 医案教学法

医案教学属于案例教学。案例是指经过调查研究或考据查证而获得的实例，具有教育价值的实例被运用到教学过程之中便形成了案例教学。案例教学非常有利于理论与实践的结合。案例教学法在中国古代职业教育中具有十分重要的价值和作用，比如医学教育中的医案、佛学教育中的公案、军事教育中的战例、司法教育中的讼案等，但运用案例教育最为持久和最为成功的却非医学教育莫属。

中国医学理论，其经络、脉象、气态等不像西方解剖学那样"看得见、摸得着"，其辨证施治也不似西医的辨病施治来得简易直观，更需要在实践中理解和掌握，医案教育则在理论与实践之间架起了桥梁。早在西周的医学教育中，就十分重视医案（治疗过程）的记录，疾医治疗中如有死亡，"则各书其所以"，上报医师，开创了记录医案的优良传统。产生于秦汉时期的《黄帝内经》，不仅阐述了藏象、经络、病因、病机、论法、治则、针灸、摄生、五运六气等医学理论，而且结合临床病症，叙述了44类共计331种疾病的病候，详细介绍了运用切脉、结合望诊以诊断疾病的经验，是现存最早的古代医案雏形。《史记·扁鹊仓公列传》中记载的"诊籍"是最早定型的医案。仓公的"诊籍"记载了浮、沉、弦、紧等20种脉象，大多脉象一直沿用到今天。仓公的"诊籍"还记载了治疗的过程和对其疾病的分析辨证，以及治疗的理论依据，使学习者对实际情形有所了解。宋代，记录和整理医案已不只是名医名家的事情，普通的民间医生也都"自列其事，存为医案"，为传授医术积累了大量的案例。明清两代临床医学的发达，更是推动了医案的兴盛。

大量的医案为医学教育提供了便利。在古代民间师承式的医学教育中，大多采取案例式教学，医徒不仅要跟师识药、记录医案，而且要通过医师对医案的分析学习诊病治疗的方法，使医学理论、医疗能力同步提高。在医学学校教育中，医案教育亦是重要内容。历代医学生不仅在平时临床实践中要记录医案，而且要学习前人的医案和接受太医博士分析医案的教育。医案还成为考试评定的一项内容，唐代医学生要接受"实际治疗优劣的评定"，其中医案记录与分析是评定的重要内容之一。宋代医学考试中要接受"假令"方式的测试，"假令"即试验证候方治，相当于今天的案例考试，目的是检验医学生运用医学原理进行断证、处置的实际能力。医案教学向考试的延伸，说明了我国医案教育的成熟与完善。

4. 研讨法

《黄帝内经》作为现存最早的一部医学典籍，开创了医学教育中的研究性问答式教学法。问答式教学是中国古代常用的一种教学方法。师生在问答中探讨知识学问，是一种教师为主导、学生为主体的研讨性教学方法，非常有利于因材施教和启发诱导。我们在《论语》《孟子》《庄子》等早期著述中都可看到这种教学方法的实施和运用。《黄帝内经》借黄帝与其臣下岐伯、伯高、少俞、雷公等的问答展开阐述，"君臣问答，互相发明"。此种教学方法在后世的医学教育中也常被运用。

三、古代医学教育的治学观

教学是立足于教师的传授，治学则是对学医者而言。古代对如何学习医学提出了很多要求。

（一）受师必"卒"

学习医学必须要使自己接受系统完整的教育，否则即会"妄作杂术""使术不明"。徐大椿在《医学源流论·涉猎医书误人论》中云："盖医之为道，乃通天彻地之学，必全体明而后可以治一病。若全体不明，而偶得一知半解，举以试人，轻浅之病，或能得效；至于重大疑难之症，亦以一偏之见，妄议用药，一或有误，生死立判矣。"

（二）学医必精

医学关乎性命，既然学医就必须精通，否则即会伤人性命。孙思邈在《备急千金要方·大医精诚》一文中引东晋学者张湛之言曰："夫经方之难精，由来尚矣。"指出医自古以来就是难以精通之道术，提出"唯用心精微者，始可与言于兹矣"，倘若"以至精至微之事，求之于至粗至浅之思"，那就很危险了，谆谆教诲学医的人一定要"博极医源，精勤不倦"。清代吴瑭在《温病条辨·自序》中云："生民何辜，不死于病，而死于医，是有医不若无医也。学医不精，不若不学医也。"明代徐春甫在《古今医统大全·翼医通考·医道》中云："医学贵精，不精则害人匪细。""医唯大道之奥，性命存焉。凡业者必要精心研究，以抵于极，毋谓易以欺人，唯图侥幸。道艺自精，必有知者，总不谋利于人，自有正谊在己。"

（三）博览知要

中医与西医一个很大的区别就是中医蕴涵丰富的文化性，习医者必须具备足够的文化底蕴方能在医疗中做到游刃有余。形象地说，假如医是鱼，文化就是水。因此，古代要求学习医学不但要博览医学典籍，"勤求古训，博采众方"（《伤寒杂病论·序》），而且要览观杂学。《素问·示从容论》中载："黄帝燕坐，召雷公而问之曰：汝受术诵书者，若能览观杂学，及于比类，通合道理，为余言子所长。"历代名家亦都是博览群书，《古今医统大全·翼医通考·医道》中载："医之为道，非精不能明其理，非博不能至其约。是故前人立教，必使之先读儒书，明《易》理，《素》《难》《本草》《脉经》而不少略者，何也？盖非《四书》无以通义理之精微，非《易》无以知阴阳之消长，非《素问》无以识病，非《本草》无以识药，非《脉经》无以从诊候而知寒热虚实之证矣。故前此数者缺一不可。且人之生命至重，病之变化无穷；年有老幼，禀有厚薄，治分五方，令别四时；表里阴阳寒热须辨，脏腑经络气血宜分；六气之交伤，七情之妄发，运气变迁不常，制方缓急尤异。更复合其色脉，问其起居；证有相似，治实不同。圣贤示人，略举其端而已。后学必须会群书之长，参所见而施治之，然后为可。"

但博览却不能成为杂家，而必须要知其要，《灵枢·九针十二原》云："知其要者，一言而终；不知其要，流散无穷。"

第二章
先秦时期的医学教育思想

人类的医疗行为是为维护生命健康而自发产生的。据观察，许多野生动物都会用野生植物来为自己治病，比如热带森林中的狮子，得了怕冷、战栗的病，就会去啃咬金鸡纳树皮，因为这种树皮中含有金鸡纳霜素，是治疗疟疾的特效药。动物尚且如此，更何况为万物灵长的人类。因此，人类的医疗行为是早在远古时期就实际存在和发生的，同时势必存在医疗经验的传承，但这种基于零散经验基础上的医疗行为还称不上医学，这种经验性的传授还称不上医学教育。只有经验性的医疗行为得到有效总结，并得到一定程度的理论化，方能称得上医学。也只有经济发展到一定程度，社会出现分工，专职医生队伍出现，才可能产生真正意义上的医学教育。

相传黄帝时期即出现了专职医生，比如岐伯、俞跗，而且医术高明，被后人敬仰，因无当时的史料予以明证，目前只能视为传说。历经漫长的原始社会，人类开始向文明进发，据现有考古资料，大约在公元前1600年，在夏王朝的废墟之上商汤立国，因为甲骨文的发现，商成为中国第一个有文字可考的朝代，也成为中国信史的开端。据《诗·商颂·殷武》记载，新建的商朝"宽以治民"，政治稳定，经济发展，国力日益强盛，使天下归心，"昔有成汤，自彼氐羌，莫敢不来享，莫敢不来王"。由此，众多的古国逐渐汇集成一体化的国家系统，华夏民族逐渐形成。在国力强盛、物资生活高度充裕的基础上，商朝的科学技术得到发展，在甲骨卜辞中已有日食、月食和星辰的记载，这是世界上最早的天文学的宝贵资料。医学的发展在商朝也留下了文字资料，商朝文字里记载了多种疾病，其中有关虫牙的记载，是世界上最古老的牙病记录。根据出土文物分析，商朝医疗技术在当时达到了一定的水平。1973年，河北藁城台西村一座商朝墓葬中，发现了一个长方形漆盒，里面装有一件形似镰刀的工具。专家认为，这是当时的一种医用手术器械，是砭石的一种，即砭镰，主要用来切破痈脓，排出瘀血，这表明商朝的外科医生已经使用手术刀一类的器械。但商代巫鬼文化盛行，很长一段时期巫垄断神坛，把持政坛，执掌教坛，当然也包括垄断、掌管医疗事务。医学附属于巫，还没有走上独立发展的道路。

大约在公元前1044年左右，武王灭商，建立了中国历史上最长的一个朝代周朝。周朝经历了800多年，到公元前256年，才被秦国灭掉。周灭商后，通过宗法制和封建制，建立起一个以周天子为中心，各个诸侯国围绕的封建王朝，同时建立起一套完善的礼乐制度，形成了一个有秩序的封建国家。周朝是中华古典文明的全盛时期，它的物质文明和精神文明对后世历史的发展有着巨大而深远的影响。在社会发展的推动下，医学开始走向独立发展的道路。由于生产力的提高和自然科学技术的发展，加上社会分工进一步扩大，各行各业日益趋向专业化，医学开始从巫术中分离出来，社会上出现了一些行医济世的专职医生。考之《周礼》，周代虽然巫术仍盛行，设有大卜、大祝、司巫等官职，但这个时期医巫已开始分离，专业医生出现。《周礼》把"巫祝"列入"春官宗伯"职官中，而医师则属于"天官冢宰"管辖，卜、祝、巫等神职人员失去对医药的控制，其地位下降，医学开始独立发展。周代建立有较为完整的医政组织，据《周礼·天官·冢宰》记载，周代已形成以医师为长官，食医、疾医、疡医和兽医四科分治的医事制度，"医师掌医之政令，聚毒药以供医事"，下设有上士二人、下士四人、府二人、史二人、徒二十人。士负责医疗，府掌管药物、器具和会计业务，史掌管文书和医案，徒供役使并看护病人。食医设中士三人，主要职责是"掌和王之六食、六饮、六膳、百馐、百酱、八珍之剂"。疾医设中士八人，主要职责是"掌养万民之疾病"。疡医设下士八人，主要职责是"掌肿疡、溃疡、金疡、折疡之祝药刮杀之剂"。兽医设下士四人，"掌疗兽病，疗兽疡"。各诸侯国的官制可能会有所不同，但当时已经出现一大批国家供养的专职医疗卫生队伍确是无疑。据《左传》"成公十年"和"昭公元年"载，秦国曾派医缓与和为晋侯诊病，也证明了诸侯国中官医的存在。这也就表明医学的教育传承与医生的选拔制度当时亦已建立，否则难以维持这种医疗卫生体制对人才的需要。周代医生考核制度相当严格，为提高医生的技术水平，促进医学的发展起到了积极作用。据《周礼·天官》记载："医师……岁终，则稽其医事，以制其食：十全为上，十失一次之，十失二次之，十失三次之，十失四为下。"以诊治病人的疗效优劣将医生分为五个等级，并给予其相应的俸禄。这种岁终考核的实施与当时病历档案的建立密切相关。《周礼》载："凡民之有疾病者，分而治之。死终，则各书其所以，而入于医师。"这种制度的建立，对于积累原始病案资料，总结治疗经验和教训，无疑有其积极的意义，标志着周代医学已发展到一个新的水平。

春秋战国时期，战乱不断，社会一直动荡不安。但连年征战也在某种程度上加大了各诸侯国之间的竞争，农业、手工业、商业和交通运输业都得到了一定程度的发展。尤其是在"诸子蜂起，百家争鸣"思想自由解放大潮的激荡下，哲学思想、科学技术、文化艺术、医疗卫生等都得到了迅速的发展。特别值得一提的是，诸子百家在谈政治、论治国的时候，常以医为喻，表明当时对医疗卫生知识的深刻认识及其普及的广泛程度。由于社会的变革，贵族阶层解体，"学在官府"的文化传承体制被打破，民间出现了学问知识的私家传授，医学的师徒授受亦得以在民间出现。

第一节　先秦时期医学教育的不同形式及其特点

据史料分析，春秋战国时期，已经出现了官医与民间医两种医生队伍，理应随之产生医官教育和民间医教育。而且在春秋战国时期各种文化思潮争盛的时代影响下，在齐国临淄的"稷下学宫"出现了讲学式的医学探讨和传承。应该说，中国古代医学教育的三种主要模式在先秦时期都已开始萌生。

一、医官教育及其特点

上古时期，巫医不分，且巫是掌握了一定文化知识的上层人物，甚至大巫就是首领或国王。按照春秋时期"学在官府"的社会文化现象，只有贵族方能掌握文化知识，而且形成了知识家传、职位世袭的社会制度，这其中理应包括医官。现在无史料来明证当时医官教育是否存在，倘若推测不虚的话，最初的医学教育传承应是家传世袭性的医官教育。根据《周礼》有关资料分析，这种医官教育具有如下特点：

（一）教学内容具有分科倾向

我们现在还不能断言当时的医官教育是专科化的教育，但根据当时四科分治的医疗卫生体制，在教育中具有分科倾向却是毋庸置疑的。医学分科的出现，有赖于医学知识的增加和积累。周代四科分治说明周代医学已经发展到一定水平。另一方面，官办的有组织的医疗队伍和医疗机构也为分科论治提供了基本保障。

（二）教学目标以疗效至上

周代制定了非常严格的以疗效为标准的医生考核制度，并将考核结果与医生的俸禄挂钩，"十全为上，十失一次之，十失二次之，十失三次之，十失四为下"。即使是兽医，亦是如此，"死则计其数以进退之"。这种医疗实践中的目标考核责任制对当时医学教育的影响应当颇大，会引导学医者养成注重实践、专心务实的学习风气。

（三）医疗宗旨强调保养万民

"蕞尔小邦"的周非常轻松地灭了当时力量、文化都极为强盛、蔚为大国的商，使周人思想上产生巨大变化，认为"皇天无亲，唯德是辅"。在这种思想的指导下，周人除"敬天"之外，非常注重统治者要"有德"，而"有德"就是"保民"。周代非常注重保养万民，其医官教育亦不单单是为上层贵族服务，而是以造福百姓为宗旨。《周礼·天官·冢宰》中记载："凡邦之有疾病者、疕疡者造焉，则使医分而治之""疾医掌养万民之疾病……凡民之有疾病者，分而治之。"

二、民间医学教育及其特点

统治阶层的医官教育明显不能满足广大人民的需求，因此，民间医生得以产生。民间医生始于何时，目前难以断定。但据史料分析，民间专职医生的出现应在专职性医官之后，是春秋时期打破"学在官府"模式、文化下移现象的产物。与世袭性的医官教育不同，民间医学教育呈现出自己的特色。

（一）教学内容具有通科倾向

与医官教育的分科倾向不同，出于医疗实践的需要，民间医学教育是以通科为主。比如秦越人，"过邯郸，闻贵妇人，即为带下医；过洛阳，闻周人爱老人，即为耳目痹医；来入咸阳，闻秦人爱小儿，即为小儿医。随俗为变"。当经过虢国都城时，为了抢救处于昏迷状态的虢太子，他还采用针刺术使昏迷病人苏醒过来，可见他又是一个针灸医生。民间医生如此，在授徒过程中，为适应行医民间、病情多样的需要，势必进行通科传授。

（二）医学传授择人慎传

医官教育由于为世袭，基本上不存在择人的问题。民间医学教育虽有家承，但亦收徒。当收徒授医时，教育传承的首要任务就是选择传承者。在选择传承者时，民间医生是极其慎重的。长桑君与扁鹊交往十余年，确定扁鹊"非常人也"，方将医术传授与他。这种对择徒的极其慎重，一是受当时医学神秘的影响，一是出于民间医生的高度责任感，倘若传非其人，不但不能弘大医术，反而会对医学带来不良影响。

（三）教学方法注重实践

《史记》载扁鹊边行医边授徒，在具体的医疗实践中培养弟子的医疗水平。在为虢国太子治病时，"使弟子子阳厉针砥石，以取外三阳五会""使子豹为五分之熨，以八减之剂和煮之，以更熨两胁下"，这种师徒临床授受的教学方式，非常符合医学教育的规律。

三、稷下学宫讲学式医学教育

无论是世袭性医官教育还是民间师承医学教育多偏重于医疗实践，对医学理论进行深入研讨并对中医学理论体系的形成产生深远影响的是稷下学宫学派。

公元前 4 世纪中叶，田氏齐国在都城临淄的稷门之外筑起高门大屋，广招天下贤才来此讲学授徒，史称稷下学宫。其后逐渐形成一个具有思想和学说的学派，后人称为"稷下学"。稷下学宫历经桓公、威王、宣王、湣王、襄王、建王六代，历时约150年，是中国最早、规模宏大又比较正规的高等学府，也是世界上最早的大学。它的创立和办学实践，在中国高等教育发展史上具有重大的意义，即使到今天，仍能给我们以很多的启示。稷下学宫对所有学者均来之不拒，各家各派的主张都可以在稷下设坛讲学，各抒己见，自由争议，自由研究，定期举办的"期会"成为自由辩论的场所。从而形成了各派学者竞相争辩的风气和百家争鸣的局面，同时使得各学派相互吸收、交融、分化、嬗变，促进了思想的活跃和学术的繁荣。稷下学者思想活跃，视野开阔，研讨的问题范围极其广泛，其深度也超越前人，把中国当时的学术水平推向了一个新的高度。对中医影响最大的古代哲学精气学说和阴阳五行学说即是稷下学宫黄老之学与阴阳家的主要学术思想。黄老、阴阳家的精气学说、阴阳五行学说、天人感应等思想，奠定了中医"气一元论"基础，形成中医"天人相应"的整体观念，确立了藏象、经络、中药四气五味的功能模型，为中医学提供了理论基石，促进了中医理论体系的形成。稷下学宫所探讨的内容不仅有医学，还有保养身体之术，当时被称为"卫生之经"，其中还包括有心理卫生、气功等。稷下的医学教育中还将治身、治国相提并论，以治病和治乱象比喻。虽然稷下学宫不是专门的医学职业教育，医学仅是稷下学者探讨的众多学说中的一种，且为"坐而论道"，不以培养医疗职业技术人才为务，但稷下学宫在理论学说上研究探讨的做法和风气不但开启了后世医家学说争鸣的先河，而且对当前的医学教育也颇具指导意义，其容纳百家、学术自由的风气有利于打破僵化的教学模式，开启教学科研的新局面。

第二节 《黄帝内经》的医学教育思想

《黄帝内经》是我国医学宝库中现存成书最早的较为完备的一部医学典籍。该书总结了我国早期的医疗经验和学术理论，并吸收了有关天文学、历算学、生物学、地理学、人类学、心理学，运用阴阳、五行、"天人合一"的理论，对人体的解剖、生理、病理以及疾病的诊断、治疗与预防，做了比较全面的阐述，确立了中医学独特的理论体系，成为中国医药学发展的理论基础和源泉。历代著名医家在理论和实践方面的创新和建树，大多与《内经》有着密切的渊源关系。《内经》虽无医学教育之专论，但其中有探讨医学教育的零言散语，而且其他言论中也折射出许多很有价值的医学教育思想，可以说是医学教育思想的宝库。《内经》并非出自一时一人之手，对于其成编年代历来多有争议，迄今尚无定论。除了古代部分学者认为其成编于远古黄帝时期之外，大都认为成编于春秋战国或者秦汉时期。该书的主要内容反映了先秦时期的医学发展景况，故而将之置于此章加以阐述。

一、论医学教育目的与价值

《黄帝内经》认为，医学教育的目的和价值在于传承医学、保身和亲、治民保民。

帝曰：夫子之言，上终天气，下毕地纪，可谓悉矣。余愿闻而藏之，上以治民，下以治身，使百姓昭著，上下和亲，德泽下流，子孙无忧，传之后世，无有终时，可得闻乎？（《素问·天元纪大论》）

帝曰：……余诚菲德，未足以受至道；然而众子哀其不终，愿夫子保于无穷，流于无极，余司其事，则而行之，奈何？（《素问·气交变大论》）

《黄帝内经》中的医学教育目的与价值论是对医学教育的全面定位，涵盖对医学本身的价值、对个人的价值及其社会价值，后世历代关于医学教育目的与价值的论述皆未超越于此。

二、论医学教育对象的选择

教育对象的选择是教育的重要步骤。孟子曾云"君子有三乐"，其中一乐即为"得天下英才而教育之"。虽然如此，儒家倡导"有教无类"，并非非英才不教，而仅是得英才为乐而已。医学教育却与之不同，不仅是以育英才为乐，且坚持非英才不教，《内经》即强调"得其人乃传，非其人勿言"（《灵枢·官能》，极其重视教育对象的选择。

医学之所以非常重视教育对象的选择，是因为医学精微，难学而易失，非极其聪慧坚毅之士难堪此任。对此，《黄帝内经》中有着明确的认识，"不得其人，其功不成，其师无名"（《灵枢·官能》），"士之才力，或有厚薄，智虑褊浅，不能博大深奥"（《灵枢·禁服》）。因此，为了保证医学知识流传不绝，必须慎重选择教育对象，倘若择人不当，不但不能弘扬医术，反而会给医学带来极大的损失，正所谓"传非其人，慢泄天宝"(《素问·气交变大论》)。《内经》这种人才选拔思想对后世影响甚大，得到历代医家的呼应，张仲景在《伤寒杂病论·序》中云："夫天布五行，以运万类，人禀五常，以有五脏。经络府俞，阴阳会通，玄冥幽微，变化难极。自非才高识妙，岂能探其理致哉！"孙思邈《大医精诚》中言："唯用心精微者，始可与言于兹矣。"徐大椿在《医贯砭》中言："盖医者，人命所关，固至难极重之事，原不可令下愚之人为之也。"为此，徐大椿更是撰有《医非人人可学论》，以警世人。目前中医药院校招生以高考分数画线为准则，这种选拔标准对于医学教育对象的选拔是很不够的。古代对医学教育对象选拔的极端重视足以令今人深思。

尽管医学不轻易授人，但出于对医学传承的责任感和使命感，加之医学可传之士的难得，《黄帝内经》强调得其人必传。《素问·气交变大论》云："得其人不教，是谓失道。"《灵枢·阴阳二十五人》亦云："得其人弗教，是谓重失。"都是强调一旦遇到学医的好苗子，就一定要去培养他，否则就是失职。甚至要求医家主动去寻觅可造之才，倡导主动施教。长桑君之所以屡屡到秦越人所在的旅馆居住，就是为了考察秦越人。我们可以想象得出长桑君一定周游各地寻觅堪造之才，仅仅为了考察秦越人就耗费十多年，并最终将医学毫无保留地传授给他。这正是《黄帝内经》中所倡导的行为。

三、论受教育者所应具有的理念

《黄帝内经》中还阐述了医学受教育者所应具有的一些基

本理念，只有具备这些理念，方可成为理想的医学人才。

（一）对医学要有尊崇之心

当受教育者准备涉足某个领域，不是怀揣敬畏和尊崇之心，而是以无所谓和戏谑的态度进入，注定无法深究奥秘，弘扬术业。因此，《黄帝内经》中多次提到以敬畏和尊崇之心来学习和传承医学。

黄帝问曰：余闻九针于夫子，众多博大，不可胜数。余愿闻要道，以属子孙，传之后世，著之骨髓，藏之肝肺，歃血而受，不敢妄泄，令合天道，必有终始，上应天光星辰历纪，下副四时五行。（《素问·三部九候论》）

黄帝曰：善哉！余闻精光之道，大圣之业，而宣明大道，非斋戒择吉日，不敢受也。（《素问·灵兰秘典论》）

帝乃辟左右而起，再拜曰：今日发蒙解惑，藏之金匮，不敢复出，乃藏之金兰之室，署曰气穴所在。（《素问·气穴论》）

乃择良兆而藏之灵室，每旦读之，命曰《气交变》，非斋戒不敢发，慎传也。（《素问·气交变大论》）

帝曰：……请藏之灵兰之室，署曰《六元正纪》。非斋戒不敢示，慎传也。（《素问·六元正纪大论》）

（二）人"最为天下贵"的观念

《素问·宝命全形论》中云："天覆地载，万物悉备，莫贵于人。"对此，高士宗注曰："万物皆在天地覆载之中，唯人超乎万物之上，参天两地，故莫贵焉。"众所周知，中国古代一向将人与天地并列，称为"三才"。早在先秦时期，就产生了人贵论思想，《尚书·泰誓》中即云："惟天地，万物父母；唯人，万物之灵。"意即天地是万物所由生的父母，人是万物中最有智慧的。《荀子·王制》将万物分为四个由低到高的等级，谓："水火有气而无生，草本有生而无知，禽兽有知而无义，人有气、有生、有知、亦且有义，故最为天下贵也。"这种人贵论思想是中国古代医学得以很早成熟发展的最基本的社会心理动机之一。

四、论教学内容

《黄帝内经》认为，医学教学内容一要"求于本"；二要"览观杂学"，具备广博的知识；三要培养能力。

（一）治病必求于本

黄帝曰：阴阳者，天地之道也，万物之纲纪，变化之父母，生杀之本始，神明之府也，治病必求本。（《素问·阴阳应象大论》）

所谓"本"即"阴阳"，治病必先明"阴阳"。这里实际上提出了医学教育的首要任务。阴阳和五行学说是我国古代的哲学理论，概括了古人对自然界发展变化规律的认识，早在约两千年前就被用于医学领域，成为中国医学的一种基本理论。在我国医学中，无论是认识人体组织结构及其功能活动，探究疾病发生、发展的规律，还是确立药物治疗的方法原则，都要运用阴阳五行学说。因此，医学教育首先就要使教育对象掌握这一医学的基本理论和精髓，形成不同于西学的独特的中医思维方式。

（二）览观杂学，使受教育者具备广博的知识

中医学的最大特性是科技性与人文性相结合，中医学是对人体现象的整体性把握，是各种知识综合作用的结果。因此，学习医学视野必须要开阔，人文素养必须要深厚，否则就很难领悟医学精髓，具备灵变的诊疗能力。《黄帝内经》中多次论述习医者必须具备广博的知识。

《上经》曰：夫道者，上知天文，下知地理，中知人事，可以长久。（《素问·气交变大论》）

而道，上知天文，下知地理，中知人事，可以长久。以教众庶，亦不疑殆。（《素问·著至教论》）

黄帝燕坐，召雷公而问之曰：汝受术诵书者，若能览观杂学，及于比类，通合道理，为余言子所长。（《素问·示从容论》）

明确指出得道者，应上通天文，下通地理，中通人事，博览群书，懂得取象比类，方能把医学道理融会贯通，如此，医学方可以长久流存。

（三）注重能力培养

医学面对的是精密复杂的生命现象，临床诊治时必须要具备较高的思维和实践能力。

1. 比类思维能力

这是一种通过对自然现象的认识和总结，掌握其内部变化规律和本质，并达到举一反三的思维能力。实际上是一种通过有限的认知推知无限、由已知推知未知的思维能力。在医学的学习和临床实践中，都需要具备此种能力。《素问·示从容

论》中要求学医者"及于比类，通合道理"，《素问·徵四失论》中更是明确指出"不知比类，足以自乱，不足以自明"。

2. 藏象思维能力

藏象思维是通过对外在表象的观察从而洞察内在本质的思维能力。中医诊断是通过四诊综合病情信息从而达到对内在病因、病机的判断，因此，藏象思维能力是医生必备的思维能力之一。《素问·阴阳应象大论》中云"以我知彼，以表知里"，《素问·标本病传论》中云"以浅而知深，察近而知远"。藏象思维能力的一个重要方面就是要明辨标本。"标本"概念在《内经》中有多层含义，但基本含义是疾病的表征与内在根源。明辨标本要求医生通过疾病的表征洞察病源，透过现象认清本质。《素问·标本病传论》云："知标本者，万举万当；不知标本，是谓妄行。"《素问·至真要大论》云："知标与本，用之不殆，明知逆顺，正行无问。此之谓也。不知是者，不足以言诊，是以乱经。故《大要》曰：粗工嘻嘻，以为可知，言热未已，寒病复始。"

3. 预见"未病"的思维能力

中医强调诊病不仅要"治已病"，更要"治未病"，也就是要预见到疾病的萌生或发展趋势，提前预防和遏制。这就给医生提出了比诊治已有病情更高的要求，而这是基于精通医理和对病情准确把握的基础上的。《素问·八正神明论》云："上工救其萌芽，必先见三部九候之气，尽调不败而救之，故曰上工。下工救其已成，救其已败。救其已成者，言不知三部九候之相失，因病而败之也。知其所在者，知诊三部九候之病脉处而治之。故曰守其门户焉，莫知其情而见邪形也。"

4. 循经守数、灵变施治的能力

《内经》中非常强调根据法则治病，但其所言法度，并非要求固守，实则要求根据病人的具体情况随机应变施治。《素问·疏五过论》开篇云：

黄帝曰：呜呼远哉！闵闵乎若视深渊，若迎浮云。视深渊尚可测，迎浮云莫知其际，圣人之术，为万民式，论裁志意，必有法则。循经守数，按循医事，为万民副。故事有五过四德，汝知之乎？

雷公避席再拜曰：臣年幼小，蒙愚以惑，不闻五过与四德，比类形名，虚引其经，心无所对。

正是出于医理的深奥难测，此处提出诊疾治病必有法度。然据文中所论"五过"，正是由于"受术不通，人事不明"造成的。因此，此处所谓"法度"正是要求诊治时必须结合阴阳四时的变化、人体的强弱、年龄的大小以及病人的生活环境、思想情绪等各方面进行仔细的分析和研究，灵变施治，方能避免诊治上的错误。这种能力是医生在诊治过程中必须具备的一项基本能力。《素问·示从容论》中以一则病例来说明必须使受教育者明白治病之时"循法守度，援物比类，化之冥冥，循上及下，何必守经"的道理。

雷公曰：于此有人，四支解惰，喘咳血泄，而愚诊之，以为伤肺。切脉浮大而紧，愚不敢治。粗工下砭石，病愈，多出血，血止身轻。此何物也？

帝曰：子所能治，知亦众多，与此病失矣。譬以鸿飞，亦冲于天。夫圣人之治病，循法守度，援物比类，化之冥冥，循上及下，何必守经？今夫脉浮大虚者，是脾气之外绝，去胃，外归阳明也。夫二火不胜三水，是以脉乱而无常也。四支解惰，此脾精之不行也。喘咳者，是水气并阳明也。血泄者，脉急，血无所行也。若夫以为伤肺者，由失以狂也。不引比类，是知不明也。夫伤肺者，脾气不守，胃气不清，经气不为使，真脏坏决，经脉旁绝，五脏漏泄，不衄则呕，此二者不相类也。譬如天之无形，地之无理，白与黑相去远矣。是失吾过矣，以子知之，故不告子。明引比类从容，是以名曰诊经，是谓至道也。

明确指出，治病要遵循法度，引物比类，并将规矩法度与变化多端的病情结合起来，通过思考分析，随机应变，并将之称之为"至道"。黄帝将雷公误诊的过失归于自己没能"告子"，这就要求教育者不但要传授治病之法度，更要传授治病灵变施治的能力。

五、论教学方法

《黄帝内经》结合医学特点，提出了许多很有价值的教学方法。

（一）言验结合

黄帝问曰：余闻善言天者，必有验于人；善言古者，必有合于今；善言人者，必有厌于己。如此，则道不惑而要数极，所谓明也。今余问于夫子，令言而可知，视而可见，扪而可得，令验于己，而发蒙解惑，可得而闻乎？（《素问·举痛论》）

与此相类的话在《素问·气交变大论》中亦出现。

帝曰：……余闻之，善言天者，必应于人；善言古者，必验于今；善言气者，必彰于物；善言应者，同天地之化；善言化言变者，通神明之理。

医学是一门实践性极强的学科，教学过程中必须贯彻理论联系实际、理论付诸实践的教学原则。

（二）由浅至深，由近至远

帝曰：善言始者，必会于终。善言近者，必知其远，是则至数极，而道不惑，所谓明矣。愿夫子推而次之，令有条理，简而不匮，久而不绝，易用难忘，为之纲纪。（《素问·天元纪大论》）

这里阐述的是教学的一个基本原则，即由简易入手，渐次至深。这符合人接受事物的普遍规律。且由简易入手，能渐渐培养学习的兴趣，否则一旦入手即难，很容易使学习者产生畏难和退缩的心理。与此相应，在《素问·著至教论》中，提出了学习的五个阶段："黄帝坐明堂，召雷公而问之曰：子知医之道乎？雷公对曰：诵而颇能解，解而未能别，别而未能明，明而未能彰。"对此杨上善注云："习道有五：一诵，二解，三别，四明，五彰。"通过不断的积累和领悟，逐步达到对医理的掌握，由初步了解到具有一定辨别正误的能力，由辨别正误到较为明白清楚地把握医理，最后掌握医理精髓并能在临证时自由运用。这是医理由外而内逐步内化的过程，是由被动接受医理到主动阐发并自由运用医理的过程。

（三）情景教学法

情景教学法是设置与教学内容相关的情景，使受教育者在现实体验中更加深刻地把握教学内容。这种教学方法在《黄帝内经》中得到了较为娴熟地运用。比如《素问·阴阳类论》中云："孟春始至,黄帝燕坐,临观八极,正八风之气,而问雷公,曰:阴阳之类,经脉之道,五中所主,何脏最贵?"立春时节,观春景,沐春风,黄帝与雷公结合时节探讨三阴三阳及其症状脉象。正是一次绝好的情景教学法的范例。

(四)启发诱导式教学法

启发诱导式教学法可最大限度地调动受教者的求学积极性,使教学产生最佳的教学效果。《素问·阴阳类论》就是一个很好的启发式教学案例。黄帝在孟春时节向雷公发问"何脏最贵"。雷公先言肝脏为最贵,黄帝仅言"子所言贵,最其下也",并不明言何脏最贵,而是让雷公回去思考。"雷公致斋七日"后,黄帝始与他进一步探讨三阴三阳之理。即使在此次教学中,黄帝仍然继续采用不愤不启的启发诱导式教学法。雷公"请问短期",黄帝先是不应。雷公复问,仅答曰"在经论中"。直至雷公三问"请闻短期",黄帝始授教。

六、论治学观

医学关乎人命,这也就对习医者提出了很高的学风要求。《黄帝内经》中对此多有论述,主张从教与学两个方面共同努力提高教学质量。在治学观上,提出很多有价值的见解。

(一)受师必卒、必精

医学必须要接受系统性的教育,全面把握医理、医术,否则很难准确判断病情、正确施治。《素问·徵四失论》云:"受师不卒，妄作杂术，谬言为道，更名自功，妄用砭石，后遗身咎，此治之二失也。"《素问·方盛衰论》亦云："受师不卒，使术不明。"

（二）博览知要

《黄帝内经》强调学医者应具有广博的知识，要求学医者要"览观杂学"，同时要求要善于提炼概括，做到"知要"。这就要求学医者具有整体把握和提纲挈领的能力。《灵枢·禁服》中云："囊满而弗约，则输泄；方成弗约，则神与弗俱。"指出倘若不对所学知识进行概括提炼，就会杂乱没有条理，无法把握其精髓。医学精微，知识杂多，可谓"横看成岭侧成峰，远近高低各不同"，倘仅仅是"身在此山中"，却不能跳出庐山整体概览，就很难"识庐山真面目"。因此，《内经》中多次强调概览知要在学习医学中的重要性。《素问·标本病传论》云："九针之玄，要在始终。故能知终始，一言而毕。"《素问·至真要大论》云："夫标本之道，要而博，小而大，可以言一而知百病之害。"《灵枢·九针十二原》云："节之交，三百六十五会。知其要者，一言而终。不知其要，流散无穷。"

第三章
秦汉至魏晋南北朝时期的医学教育思想

公元前 221 年，秦始皇完成统一大业并建立了中国历史上第一个多民族的大一统王朝。这个国家的疆域，东起辽东，西至玉门关、陇西，北抵长城，南达越南北部及中部一带，面积超过 500 万平方公里。秦国统一中国后，采取了一系列措施巩固其统治，这其中包括书同文、车同轨、统一度量衡等文化经济措施，为中国经济文化的融通与发展搭建了新的平台。秦为完成和巩固统一大业，其统治具有急政暴虐的特征，甚至做出了焚书坑儒摧残文化的残暴行为，但"所不去者，医药卜筮种树之书"，并没有对医籍产生不利影响。

秦朝经过 15 年短暂的暴政，最终在风起云涌的农民起义中走向灭亡。公元前 206 年刘邦入关，秦朝灭亡。刘邦建立起中国第二个大一统的王朝——汉。前期定都长安，又称西汉或前汉，后期定都洛阳，又称东汉或后汉。两汉是我国封建社会初期的一个强盛、富饶的王朝，它继承和巩固了秦朝开始的统一国家，经济繁荣，国力强盛，人民安乐，呈现出一派太平盛世的景象。尤其是中原地区在典章制度、语言文字、文化教育、风俗习惯等多方面都逐渐趋于统一，构成了共同的汉文化，中华各民族的核心汉族在这一时期出现。汉代医学得到了长足发展，已经使用木制涂漆的人体模型展示人体经络，这是世界最早的医学模型。据《史记·扁鹊仓公列传》记载，西汉初的名医淳于意创造性地将所诊患者的姓名、里籍、职业、病状、诊断及方药一一记载，谓之"诊籍"，是现存最早的临床病案。临床医学方面，东汉张仲景在《伤寒杂病论》一书中，专门论述了外感热病以及其他多种杂病的辨证施治方法，为后世的临床医学发展奠定了基础。外科学也具有了较高的水平，据《三国志》记载，东汉末年名医华佗发明"麻沸散"，用于全身麻醉进行各种外科手术。

公元220年曹丕袭魏王位，当年废汉献帝自立，国号魏，汉朝正式灭亡。221年，刘备在成都称帝，国号"汉"（史称"蜀汉"或"蜀"）；222年孙权在建业（今南京市）称吴王（229年称帝）。魏、蜀、吴形成鼎立局面，连年征战。263年魏灭蜀，265年司马炎代魏立晋（史称西晋），280年晋灭吴，全国复归一统。但西晋王朝因司马氏宗室内部争夺统治权，导致持续十六年混战的"八王之乱"，使得北方少数民族兵进中原。316年匈奴灭西晋，北方进入"五胡十六国"的战乱时期，前后出现20个割据政权。439年鲜卑族政权北魏统一中国北方，534年北魏分裂为东魏和西魏，继之北齐代东魏，北周代西魏，581年隋代北周。在南方，317年，西晋琅玡王司马睿在建康（南京市）称帝，建立偏安江南的政权，史称东晋。420年以后又历经宋（420—479年）、齐（479—502年）、梁（502—557年）、陈（557—589年）四朝更迭。此四朝与北魏以降的北方政权相对峙，是为南北朝。公元589年隋灭陈，割据局面结束，使全国重归统一。从东汉末年到隋统一全国近 400 年间，是中国社会发展历程中最纷乱的时期之一，这个时期也是中国各民族大融合的一个时期，促进了经济文化的交流。

魏晋南北朝时期，随着佛教兴起和道教流行，两汉时期独尊儒学的局面被打破，开始出现儒佛道并立格局，并有玄学的流行。佛教自东汉末由印度传入我国，但初时信佛者并不多。魏晋时期印度和西域僧人陆续来到中国，随着佛经翻译增加和佛寺兴建，佛教迅速传播。南北朝时期大力提倡佛教，造佛寺、塑佛像、释佛经、传佛学形成高潮。随着佛教的传入，印度医学也随之传入我国，对我国医学的发展产生一定影响。道教源于我国民间，东晋和南北朝时期道教教义理论和宗教组织迅速发展，其道术中有不少与医药保健有关的养生学内容，炼丹过程也积累了丰富的化学和药物学知识。两汉时期，统治阶级所独尊的儒家学说，此时期因佛教和道教的兴盛受到很大冲击，但仍是封建统治的基本思想柱石，儒经所讲伦理道德和礼乐制度等，对医家均有较大影响。《易经》《老子》《庄子》被称为"三玄"，玄学是融儒家的名教与道家的"自然"为一体，加以改造和发挥而形成的，是这一时期的重要哲学思想体系。玄学家思想体系甚为复杂，相当一部分士人，放荡不羁，讲求服石、炼丹，在这一过程中发现和积累许多化学变化的规律和经验，从另一侧面推动了医药学的发展。

魏晋南北朝时期，面对战争连绵、社会动荡的局面，医家有更多的机会进行大量医治伤病疾苦的实践，从而使临床医学迅速发展，各科临证经验进一步充实，诊断水平明显提高，治法丰富多彩，诊治均有新的创造和发现。据记载，本时期问世的医方书籍近 200 种，在内科、外科、骨伤科、妇儿科以及各种急救处理等方面，均有很大进步。晋代名医王叔和的《脉经》、西晋皇甫谧的《针灸甲乙经》、西晋葛洪的《肘后备急方》等医著对后世产生了深远影响。药物学也有突出进步，本时期本草著作达 70 余种，最有影响的是南北朝时期陶弘景的《本草经集注》，开创了新的本草分类方法，影响深远。雷敩所撰《雷公炮炙论》是我国现知药物炮炙的最早专著。在玄学思想影响下，服石之风大盛，并使炼丹术迅速发展，由此既引起许多新的疾病的产生，也推动了药物学的发展，炼丹的代表著作有西晋葛洪的《抱朴子》。而且从晋代开始，有史料可考的由国家主管的医学教育已经出现，南北朝的刘宋时代政府曾设立医科学校。

第一节　淳于意的医学教育思想

淳于意（约前 205—？），姓淳于，名意，临淄（今山东省淄博市）人，西汉初期著名医学家，因曾任齐太仓长（主管仓库的官员），故人们尊称他为"仓公"或"太仓公"。淳于意"少而喜医方术"，曾拜公乘阳庆、公孙光为师，精于望、闻、问、切四诊，尤以望诊和切脉著称。淳于意的学医和行医经历对医学教育有诸多启迪。

一、喜好医药，转益多师

淳于意的学医经历提示我们：学医首先要有对医学的喜

好，兴趣是最好的老师，也是追寻医学真理的不懈动力；再者，学医一定要转益多师，不可拘泥，否则易入偏执狭隘一途。

淳于意原本是齐国管理粮仓的小官，之所以会走上医学道路，皆因其自少时即对医学有着浓厚的兴趣。汉文帝问其"受学几何岁？"淳于意答云："自意少时，喜医药。"正是出于对医药的浓厚兴趣，淳于意痴迷于医药，曾不断地读书实践，但由于不得其师，不得其书，"医药方试之多不验者"。后师事公乘阳庆，"至高后八年，得见师临淄元里公乘阳庆"。其时，公乘阳庆已七十多岁，膝下无子，对于品学兼优的淳于意非常喜欢，决定毫无保留地传授其医学。阳庆谓意"尽去而方书，非是也"，并将"古先道遗传黄帝、扁鹊之脉书""药论书"等禁方书全部传于意，才使意走上正确的医学道路。淳于意自身的学医经历即明示世人医学经典的重要性，倘若学医读书选择不当，就会误入歧途。淳于意受其师阳庆脉书、上下经、五色诊、奇咳术、揆度阴阳外变、药论、石神、接阴阳禁书等，经过三年的刻苦学习，医术遂精。后意又拜公孙光为师，深受公孙光的赞赏和器重，得其真传，学识大增，医术精进。

二、理论与实践相结合

淳于意学习医典并付诸实践的进程对医学教育亦颇多启示。《史记·扁鹊仓公列传》载：

受其脉书、上下经、五色诊、奇咳术、揆度阴阳外变、药论、石神、接阴阳禁书，受读解验之，可一年所。明岁即验之，有验，然尚未精也。要事之三年所，即尝已为人治，诊病决死生，有验，精良。

淳于意学医以理论为先导、理论与实践相结合，在"受读解"医书的同时，跟随老师临床"验之"，既以医学理论指导临床实践，又通过临床实践来验证医学理论。经过这种双向的参验互证，既提高了对医学理论的掌握，又增强了临床实践的能力。经过长期的跟师临床，才尝试着为人治疗。淳于意本身就是"早临床、多临床、反复临床"的成功教学案例。

淳于意以理参证的能力在其医案中也得到了明显的体现。其在为齐中御府长信诊病时断言："热病气也。然暑汗，脉少衰，不死。"而之所以如此判断，就是基于医理之上。

所以知信之病者，切其脉时，并阴。脉法曰："热病阴阳交者死。"切之不交，并阴。并阴者，脉顺清而愈，其热虽未尽，犹活也。肾气有时间浊，在太阴脉口而希，是水气也。肾固主水，故以此知之。（《史记·扁鹊仓公列传》）

淳于意对于病的判定与预后都是根据医理，是依医"法"而断，而非主观臆断，这种思想贯穿在他行医诊断的医案当中，"竖伤脾，不可劳，法当春呕血死""此伤脾气也，当至春膈塞不通，不能食饮，法至夏泄血死""法不当砭灸，砭灸至气逐"。

淳于意苦读经典医书，但诊病时，则视病人的实际情况，不盲目地死搬硬套，断章取义。《史记·扁鹊仓公列传》中记载了这样一则医案。

齐王侍医遂病，自炼五石服之。臣意往过之，遂谓意曰："不肖有病，幸诊遂也。"臣意即诊之，告曰："公病中热。论曰'中热不溲者，不可服五石'。石之为药精悍，公服之不得数溲，亟勿服。色将发臃。"遂曰："扁鹊曰'阴石以治阴病，阳石以治阳病'。夫药石者，有阴阳水火之剂，故中热，即为阴石柔剂治之；中寒，即为阳石刚剂治之。"臣意曰："公所论远矣。扁鹊虽言若是，然必审诊，起度量，立规矩，称权衡，合色脉，表里，有余不足，顺逆之法，参其人动静，与息相应，乃可以论。论曰'阳疾处内，阴形应外者，不加悍药及镵石'。夫悍药入中，则邪气辟矣，而宛气愈深。诊法曰'二阴应外，一阳接内者，不可以刚药'。刚药入则动阳，阴病益衰，阳病益著，邪气流行，为重困于俞，忿发为疽。"意告之后百余日，果为疽发乳上，入缺盆，死。此谓论之大体也，必有经纪。拙工有一不习，文理阴阳失矣。

这充分体现了淳于意读书要活读、临证要变通的作风。在诊病时必须要审慎行事，诸诊合参，以避免片面性。而齐王侍医遂则拘泥于扁鹊之言，不听淳于意的劝告，最终因疽发而死亡。

三、谦虚谨慎，求真务实

淳于意很重视通过实践来验证所学的理论，他的医案就是临床实践的实录，详细地记载了病人的姓名、地址、职业、病状、方药、病理分析、治疗效果等内容，是我国现存最早见于文献记载的医案，其体例内容开后世病历医案之先河，在医学史上具有重要的价值。

要特别指出的是，淳于意记载医案目的在于积累材料、总结经验，"观所失所得者"，所以，治愈和没治愈的，都记录下来。《史记·扁鹊仓公列传》共记载了仓公25例"诊籍"，其中治愈的15例，不治的10例。当汉文帝问他："诊病决死生，能全无失乎？"他实事求是回答说："意治病人，必先切其脉，乃治之。败逆者不可治，其顺者乃治之。心不精脉，所期死生视可治，时时失之，臣意不能全也。"这种实事求是的科学态度是很可取的。

四、收授弟子，热心医学教育

淳于意不但是一个著名的医学家，而且是一位热心传播医学的教育家。他广收弟子，精心传授，使得医学得以薪火相传。

据《史记·扁鹊仓公列传》记载，就有宋邑（临淄人）、冯信（临淄人）、唐安（临淄人）、高期、王禹、杜信等6人，是秦汉时期文献记载中带徒最多的一位医家。对每位弟子，淳于意皆尽心授学，并注重因材施教。"临淄人宋邑。邑学，臣意教以五诊，岁余。济北王遣太医高期、王禹学，臣意教以经脉高下及奇络结，当论俞所居，及气当上下出入邪正逆顺，以宜镵石，定砭灸处，岁余。淄川王时遣太仓马长冯信正方，臣意教以案法逆顺，论药法，定五味及和剂汤法。高永侯家丞杜信，喜脉，来学，臣意教以上下经脉五诊，二岁余。临淄召里唐安来学，臣意教以五诊上下经脉、奇咳、四时应阴阳重，未成，除为齐王侍医"。

第二节　华佗的医学教育思想

华佗（？—208 年），字元化，一名旉，沛国谯（今安徽亳州）人，东汉末年著名医学家。华佗医术全面，精通各科，尤其擅长外科，精于手术，被后人称为"外科圣手""外科鼻祖"。

一、专心医学，心无旁骛

医学幽深精微，非专心致志之士难以探其精髓。要想医术精湛，必须要用心专一，心无旁骛，华佗的成功就是典型的例证。

华佗曾在徐州一带游学，兼通数经，颇有名望。据《三国志·魏书》载："沛相陈珪举孝廉，太尉黄琬辟，皆不就。"面对踏入仕途的机会，华佗不是趋之若鹜，意乱神迷，而是予以拒绝。而之所以如此，就在于他对医学的不懈追求。也正是因为如此，他才能在医学上取得辉煌的成就。《三国志·魏书》载其医术云："晓养性之术，时人以为年且百岁，而貌有壮容。又精方药，其疗疾，合汤不过数种，心解分剂，不复称量，煮熟便饮，语其节度，舍去辄愈。若当灸，不过一两处，每处不过七八壮，病亦应除。若当针，亦不过一两处，下针言'当引某许，若至，语人'，病者言'已到'，应便拔针，病亦行瘥。若病结积在内，针药所不能及，当须刳割者，便饮其麻沸散，须臾便如醉死，无所知，因破取。病若在肠中，便断肠湔洗，缝腹膏摩，四五日瘥，不痛，人亦不自寤，一月之间，即平复矣。"中国医学史上难有医家与之并肩。

二、医者仁心，不事权贵

华佗医名渐盛，被曹操召到身边。刚到曹操身边时，华佗除服务于曹操外，还能为大臣将士及其家人看病。后来，曹操得病笃重，便"使佗专视"。华佗本就不是贪图名利之人，让他以医术侍奉曹操一人更非其所愿，于是就借故归家，并屡次延期不返，最终被曹操逮捕下狱，杀害于许昌的监狱之中。

华佗以生命换取的并不仅仅是个人的自由，而是医学的仁爱光辉。医学是服务于天下苍生，"普救含灵之苦"的，绝非仅服务于少数的权贵，倘若如此，那就失去了医之本意。华佗不愿侍奉曹操，却愿将自己的医术遍施于天下百姓。据史料记载，华佗行医的足迹遍及当时的徐州、豫州、青州、兖州各地。根据他医案中所及地名查考，大抵是以彭城为中心，东起甘陵（今山东临清）、盐渎（今江苏盐城），西到朝歌（今河南淇县），南抵广陵（今江苏扬州），西南直至谯县（今亳州市谯城区），即今江苏、山东、河南、安徽等省广大地区，方圆达数百平方公里，受治者众，深受广大百姓的尊崇和喜爱。在诊疗施治时，华佗用药施针颇为精简，绝不贪图钱财滥用药物，"合汤不过数种""若当灸，不过一两处，每处不过七八壮""若当针，亦不过一两处"，而且常常就地取材，《三国志·魏书》载华佗曾路遇一咽塞患者（实际上是腹中有虫），取路边卖饼家的"蒜齑"（捣碎的蒜泥）和"大醋"（很酸的醋）饮之而愈，对于病入膏肓的患者，则不加针药，坦然相告。

华佗死后仅徐州一带就建有十余处华佗庙，凡相传华佗曾居住或经过的地方都建有华佗庙。全国各地很多地方亦建庙纪念，足可以看出人们对华佗的爱戴和敬仰之情。

三、收授弟子，热心医学教育

华佗奔走民间，医人无数，救人疾苦，起死回生，为维护当时百姓的生命健康做出了卓越的贡献。更为可贵的是华佗还积极总结自己的医疗经验，撰写医书，并收授弟子，传承医学。

史料记载华佗著有《枕中灸刺经》等多种医书，只可惜都没能流传下来。据《三国志·魏书》的记载，"佗临死，出一卷书与狱吏，曰：'此可以活人。'吏畏法不受，佗亦不强，索火烧之"。这是中国医学史上的一大损失。令人欣慰的是，华佗的弟子皆得华佗真传，个个都为医学做出了贡献，这不能不说是华佗的伟大功绩。据史料记载，广陵的吴普、彭城的樊阿以及李当之，皆从佗学。吴普，广陵（今扬州）人，《三国志·魏书》载"普依准佗治，多所全济"，可谓不辱师门。吴普还从华佗那里学得健身功法"五禽戏"，"施行之，年九十余，耳目聪明，齿牙完坚"，其著作《吴普本草》对后世很有影响。樊阿，彭城人，善针术，且远超于众医，"凡医咸言背及胸藏之间不可妄针，针之不过四分，而阿针背入一二寸，巨阙胸藏针下五六寸，而病辄皆瘳"。樊阿还从华佗处求得延年益寿之药"漆叶青黏散"，此药"久服去三虫，利五脏，轻体，使人头不白"，樊阿最终"寿百余岁"。李当之，宋代张杲《医说》记云："李当之者，不知何许人也。华佗弟子，少通医经，尤精药术。"撰有《李当之药录》。华佗弟子各有所长，看来华佗在传授时注重因材施教。

第三节　张仲景的医学教育思想

张仲景，名机，字仲景，南阳郡涅阳（今河南省南阳市）人，东汉末年著名医学家，其生卒年月不可确考，较华佗略晚。相传曾举孝廉，做过长沙太守，世称"张长沙"。张仲景撰写的《伤寒杂病论》，研究外感热病与杂病，提出六经分证和辨证施治的一系列原则，使理法方药有机结合，奠定了祖国医学沿着辨证论治原则发展的基础。该书收方 269 首，使用药物达 214 种，基本上囊括了临床各科的常用方剂，被后人称为"方书之祖"。张仲景为医学做出了卓越的贡献，被后世尊为"医圣"。

张仲景为后人树立了淳朴无华、勤恳踏实的学风。《伤寒杂病论》著述风格朴实简练，毫无浮辞空论，对后世中医著作影响甚大。他虽然没有专门论述中医教育，但我们仍可从他的《伤寒杂病论·序》中探究出他闪耀着人格光辉的医学教育思想。

一、要树立正确的生命观

对于一个医学生来讲，必须要认识到生命的尊贵和价值，也只有如此，方能正确认识医学的价值，树立医学神圣观，才能够真正做到"留神医药，精究方术"。一个不尊重生命的人是很难学好医学的。张仲景在《伤寒杂病论·序》中就对"当今居世之士""崇饰其末，忽弃其本"的行为进行了批评。

但竞逐荣势，企踵权豪，孜孜汲汲，唯名利是务，崇饰其末，忽弃其本，华其外，而悴其内。皮之不存，毛将安附焉？卒然遭邪风之气，婴非常之疾，患及祸至，而方震栗。降志屈节，钦望巫祝，告穷归天，束手受败。赍百年之寿命，持至贵之重器，委付凡医，恣其所措。咄嗟呜呼！厥身已毙，神明消灭，变为异物，幽潜重泉，徒为啼泣。痛夫！举世昏迷，莫能觉悟，不惜其命，若是轻生，彼何荣势之云哉？而进不能爱人知人，退不能爱身知己，遇灾值祸，身居厄地，蒙蒙昧昧，惷若游魂。哀乎！趋世之士，驰竞浮华，不固根本，忘躯徇物，危若冰谷，至于是也！

只有做到"爱身知己"，才能"爱人知人"，做到救人于疾苦，挽生于倾颓。

二、要有正确和强烈的学习动机

美国心理学家威廉·詹姆士的研究表明，每个人都有很大潜力，在工作中，一个人通常只要发挥出 20% ～ 30% 的能力就足以应付。但是，当他的动机处于被激励的状态下，他的能力则可以发挥到 80% ～ 90%，可见人的动机强度对人的行为结果的影响是巨大的。所谓动机，就是激励人们去行动，以达到一定目的的内在原因，是推动人们行动的内驱力。人们的一切活动总是从一定的动机出发，指向一定的目的，所以，人的动机和目的总是密切联系的。张仲景就指出"当今居世之士，曾不留神医药，精究方术"，正是因为缺乏"上以疗君亲之疾，下以救贫贱之厄，中以保身长全，以养其生"的学习动机。而张仲景之所以投身医学，就是因为其家族遭病而亡者甚众，其云："余宗族素多，向余二百。建安纪年以来，犹未十稔，其死亡者，三分有二，伤寒十居其七。"正是因为"感往昔之沦丧，伤横夭之莫救"，激发了他强烈的精研医学的念头。

动机是行为的动因，其作用在于引发和维持人的某一行为，使人的行为导向一定的目标。动机的强度不同，行为的结果就会不同。生活中经常会有这样的情况：能力不相上下的人，取得的成绩却大不一样，甚至能力差的人比能力强的人工作得更好。这是由于动机的强度，或者说是由于动机激发程度不同造成的。因此，医学教育要重视学生需求和动机的培养。

三、强调学习经典与临床实践相结合

张仲景自序其编撰《伤寒杂病论》是"勤求古训，博采众方"，选用了《素问》《九卷》《八十一难》《阴阳大论》《胎胪药录》等医学典籍，在广泛研读医典的基础上，"平脉辨证"，将医理与临床相结合。针对当时的医生现状，张仲景尤其重视对医典的学习和对医理的参悟，他对世上庸医只知"各承家技，终始顺旧"，却"不念思求经旨，以演其所知"提出了严厉批评。这些医生不明医理，看病时只知夸夸其谈，敷衍了事。

省疾问病，务在口给。相对斯须，便处汤药。按寸不及尺，握手不及足，人迎趺阳，三部不参，动数发息，不满五十。短期未知决诊，九候曾无仿佛；明堂阙庭，尽不见察。所谓窥管而已。夫欲视死别生，实为难矣！

任何事物的发生发展，都不是无源之水，中医事业也不例外。古人通过几千年来总结出的临床经验，是中医药不断发展的源泉。中医药教育必须在熟悉经典的基础上进行，且应涉猎诸家。只有对古人经验精华进行全面继承，才能谈得上发展。

四、理想的医学生是天赋与勤奋并举

张仲景云："夫天布五行，以运万类；人禀五常，以有五藏。经络府俞，阴阳会通；玄冥幽微，变化难极。自非才高识妙，岂能探其理致哉？"指出非聪慧之人难以探医学之精髓，悟医学之奥理。这是历代医家的通识。但张仲景并没有将学习寄托于人之天赋，而是强调勤奋与博识，他引孔子之言云："生而知之者上，学则亚之，多闻博识，知之次也。"张仲景谦虚谨慎，说明自己不是天才，只能靠刻苦努力学习来获得知识，并提倡终身坚持学习，其云："余宿尚方术，请事斯语。"特别表明自己从青少年时期就热爱医学，愿意扎扎实实地"多闻博识"，因为医学没有止境，必须终身坚持学习，活到老，学到老。

第四节　皇甫谧的医学教育思想

皇甫谧（215—282年），字士安，幼名静，自号玄晏先生，安定朝那（今甘肃灵台县）人。是中国历史上著名的学者，在文学、史学、医学诸方面都很有建树。古人曾赞云："考晋时著书之富，无若皇甫谧者。"（李巨来《书古文尚书冤词后》）皇甫谧所编撰的 12 卷《针灸甲乙经》在总结、吸收《素问》《针经》《明堂孔穴针灸治要》等古典医学著作精华的基础上，对针灸穴位进行了科学的归类整理，是我国现存最早的系统收辑整理古代针灸资料的重要文献。该书奠定了针灸学科理论基础，是一部影响中国针灸学发展的划时代著作，远在隋唐时期就已作为医学教育的必学课本，后世著名的针灸著作基本上都是在此基础上发挥而成的，被后世视为中医针灸学之祖。该书享誉海内外，8 世纪时日本医界即以该书为教科书，法国针灸界将此书译为法文，其英译本早已流传到许多国家和地区，并成为日、朝等国医学研究的必修科目，皇甫谧也因此被后人尊崇为"世界针灸鼻祖"，被联合国教科文组织列为世界级历史文化名人。

皇甫谧虽无多少教育言论留世，但其"门人挚虞、张轨、牛综、席纯，皆为晋名臣"，足可看出他是育人有方的。这种育人思想虽然我们无法闻其言传，但却可睹其身教。

一、安贫乐道、潜心著述

皇甫谧虽然终生布衣不仕，但史书称他是"高人"。这种称赞之辞不仅是对其成就的赞美，更是对其高尚人格的崇仰。在名声渐起时，针对周围人劝他修名广交，他认为："非圣人孰能兼存出处。居田里之中，亦可以乐尧舜之道，何必崇接世利，事官鞅掌，然后为名乎？"在《玄守论》

中他提出了"贫者士之常，贱者道之实，处常得实，没齿不忧，孰与富贵扰神耗精者乎"的观点，表达了不与世俗流趣，安贫乐道，淡泊名利的思想。尽管后来"武帝频下诏敦逼不已""岁余，又举贤良方正"，但皇甫谧皆力辞不就。

《晋书·皇甫谧传》记载他："居贫，躬自稼穑，带经而农，遂博综典籍百家之言。沉静寡欲，始有高尚之志，以著述为务，自号玄晏先生。"正是具有这种安贫乐道、潜心著述的高尚人格，皇甫谧才取得了世人瞩目的成就，也为后人树立了光辉的榜样。

二、勤奋刻苦，广闻博识

皇甫谧读书非常勤奋，据《晋书·皇甫谧传》载：

耽玩典籍，忘寝与食，时人谓之"书淫"。或有箴其过笃，将损耗精神。谧曰："朝闻道，夕死可矣，况命之修短分定悬天乎！"

武帝诏他前往做官，他不但不前往，反而"自表就帝借书""帝送一车书与之"，足可看出他对书的痴迷程度。即使后来他疾病缠身，仍"披阅不怠"。

三、倾心医学，穷搜博采

皇甫谧在 42 岁时，突患风痹症，半身不遂，右脚萎缩，兼苦耳聋。身遭疾患使他深刻认识到身体为人之根本，人要精通医道，在《针灸甲乙经·序》中他写道："夫受先人之体，有八尺之躯，而不知医事，此所谓游魂耳。若不精通于医道，虽有忠孝之心，仁慈之性，君父危困，赤子涂地，无以济之，此固圣人所以精思极论，尽其理也。由此言之，焉可忽乎？"可以说是与张仲景的思想一脉相承。再者，患病期间所接触到的世医皆为学术浅薄之徒，令他大失所望，遂潜心于医学，终生不渝。

皇甫谧认为，黄帝以来历代名医都有回春妙术，唯独世医不可托命，恨生不逢时，愤而作《释劝论》，在这篇文章中皇甫谧表达了对历代名医的向往和仰慕，"若黄帝创制于九经，岐伯剖腹以蠲肠，扁鹊造虢而尸起，文挚徇命于齐王，医和显术于秦晋，仓公发秘于汉皇，华佗存精于独识，仲景垂妙于定方。徒恨生不逢乎若人"。正是出于对医学的这种认识，皇甫谧不畏艰难，以百折不挠的精神穷搜博采，寻求、阅读医典，并结合自身患病治疗的实际，摸清了人身的脉络与穴位，针对古代医籍中的"文多重复，错互非一""使事类相从，删其浮辞，除其重复，论其精要"，编撰了一部为后世针灸学树立了规范的巨著——《针灸甲乙经》。

四、热心教育，精心育人

皇甫谧在教育上的成就特别突出。他热心教育，精心指导青少年学习。他培养的学生中有许多人都是品学兼优的社会精英，《晋书·皇甫谧传》载"门人挚虞、张轨、牛综、席纯，皆为晋名臣"。对于皇甫谧指导后学的具体作为，我们目前所能掌握的史料并不多，但从皇甫谧对左思的提携，足可看出他对后学的热心鼓励和帮助。

及赋成，时人未之重。思自以其作不谢班、张，恐以人废言，安定皇甫谧有高誉，思造而示之。谧称善，为其赋序。（《晋书·左思传》）

左太冲作《三都赋》初成，时人互有讥訾，思意不惬。后示张公。张曰："此《二京》可三，然君文未重于世，宜以经高名之士。"思乃询求于皇甫谧。谧见之嗟叹，遂为作叙。于是先相非贰者，莫不敛衽赞述焉。（《世说新语·文学》）

第五节　葛洪的医学教育思想

葛洪（284—364年），为东晋道教学者、著名炼丹家、医药学家。字稚川，自号抱朴子，晋丹阳郡句容（今江苏句容县）人。三国方士葛玄之侄孙，世称小仙翁。他曾受封为关内侯，后隐居罗浮山炼丹。著有《神仙传》《抱朴子》《肘后备急方》《西京杂记》等。葛洪精晓医学和药物学，主张道士兼修医术，其云："古之初为道者，莫不兼修医术，以救近祸焉。"他批评当时不修医术的凡庸道士说："不识此理，恃其所闻者，大致不关治病之方，又不能绝俗幽居，专行内事，以却病痛。病痛及己，无以攻疗，乃更不如凡人之专汤药者。所谓进不得邯郸之步，退又失寿陵之义者也。"（《抱朴子·内篇·杂应》）认为修道者如不兼习医术，一旦"病痛及己"，便"无以攻疗"，不仅不能长生成仙，甚至连自己的性命也难保住。

一、儒家纲常名教与道教戒律相结合的慈心救世思想

葛洪虽以道教学者著称，但其特点是儒道兼修。他不仅全面总结了晋以前的神仙理论，系统地总结了晋以前的神仙方术，包括守一、行气、导引和房中术等；同时又将神仙方术与儒家的纲常名教相结合，强调"欲求仙者，要当以忠孝和顺仁信为本。若德行不修，而但务方术，皆不得长生也"（《抱朴子·内篇·对俗》）。并把这种纲常名教与道教的戒律融为一体，要求信徒严格遵守。他告诫云："览诸道戒，无不云欲求长生者，必欲积善立功，慈心于物，恕己及人，仁逮昆虫，乐人之吉，愍人之苦，赒人之急，救人之穷，手不伤生，口不劝祸，见人之得如己之得，见人之失如己之失，不自贵，不自誉，不嫉妒胜己，不佞谄阴贼，如此乃为有德，受福于天，所作必成，求仙可冀也。"（《抱朴子·内篇·微旨》）这种思想指导了他医学著作的撰写。

他的医学著作《肘后备急方》，收集了大量救急用的方子，这都是他在行医、游历的过程中收集和筛选出来的，他特地挑选了一些比较容易弄到的药物，即使必须花钱买也很便宜，改变了以前的救急药方不易懂、药物难找、价钱昂贵的弊病。他尤其强调灸法的使用，用浅显易懂的语言，清晰明确地注明了各种灸的使用方法，只要弄清灸的分寸，不懂得针灸的人也能使用。在《肘后救卒方·序》中葛洪叙述自己撰述动机云：

余既穷览坟索，以著述余暇，兼综术数，省仲景、元化、

刘戴、秘要、金匮、绿秩、黄素方，近将千卷。患其混杂烦重，有求难得，故周流华夏九州之中，收拾奇异，捃拾遗逸，选而集之，使种类殊分，缓急易简，凡为百卷，名曰《玉函》。然非有力不能尽写，又见周甘唐阮诸家，各作备急，既不能穷诸病状，兼多珍贵之药，岂贫家野居所能立办？又使人用针，自非究习医方，素识明堂流注者，则身中荣卫尚不知其所在，安能用针以治之哉！是使兔雁挚击，牛羊搏噬，无以异也，虽有其方，犹不免残害之疾。余今采其要约以为《肘后救卒》三卷，率多易得之药，其不获已，须买之者，亦皆贱价，草石所在皆有。兼之以灸，灸但言其分寸，不名孔穴。凡人览之，可了其所用，或不出乎垣篱之内，顾眄可具。苟能信之，庶免横祸焉！

段成巳在《肘后备急方·序》中评价葛洪之功云："医有方，古也。古以来著方书者，无虑数十百家，其方殆未可以数计，篇帙浩瀚，苟无良医师，安所适从？况穷乡远地，有病无医，有方无药，其不罹夭折者几希。丹阳葛稚川，夷考古今医家之说，验其方简要易得，针灸分寸易晓，必可以救人于死者，为《肘后备急方》。使有病者得之，虽无韩伯休，家自有药，虽无封君达，人可为医，其以备急固宜。"葛洪《肘后救卒方》是在其医著《玉函方》的基础上简约而成，其在《抱朴子·内篇·杂应》中云："余所撰百卷，名曰《玉函方》，皆分别病名，以类相续，不相杂错，其《救卒》三卷，皆单行径易，约而易验，篱陌之间，顾眄皆药，众急之病，无不毕备，家有此方，可不用医。"其目的皆为济世利民。

葛洪认为，行医治病是修道者积累功德的必要手段，从而将治病救人与个人的修行仙道紧密联系起来。《抱朴子·内篇·对俗》中载：

> 或问曰：为道者当先立功德，审然否？抱朴子答曰：有之。按《玉钤经中篇》云，立功为上，除过次之。为道者以救人危使免祸，护人疾病令不枉死，为上功也。

这种基于利己主义之上的立功德思想，虽不及儒家思想之崇高，但却为普通民众积德行善提供了一定的心理动机。

二、注重实践与创新

葛洪至信仙道，因孔圣先贤"不语怪力乱神"，而宣扬仙道则与古代尊经崇古的主流思潮不同。葛洪反对盲从古人、经典，即使圣人也不可拘泥，其云："人各有意，安可求此以同彼乎？周孔自偶，不信仙道，日月有所不照，圣人有所不知，岂可以圣人所不为，便云天下无仙！"（《抱朴子·内篇·辩问》）。针对有人质疑仙道，"果其仙道可求得者，五经何以不载，周孔何以不言，圣人何以不度世，上智何以不长存？若周孔不知，则不可为圣。若知而不学，则是无仙道也。"抱朴子驳难曰："夫五经所不载者无限矣，周孔所不言者不少矣……然则人生而戴天，诣老履地，而求之于五经之上则无之，索之于周孔之书则不得，今宁可尽以为虚妄乎？天地至大，举目所见，犹不能了，况于玄之又玄，妙之极妙者乎？"（《抱朴子·内篇·释滞》）。葛洪主张不泥古，打破各种束缚，强调实践与创新，这种理念付诸医学，则推动了医学的发展。

葛洪本人就是实践创新的典型个例。他很注意研究急性传染病，古时候人们把这种急性传染病叫"天刑"，认为是天降的灾祸，是鬼神作怪。葛洪却通过研究发现这种急病不是鬼神引起的，而是中了外界的疠气。在当时并无显微镜设备，无法观察引起急性传染病微生物的情况下，葛洪能够排除迷信，指出急性传染病是由外界物质因素引起的，确是很了不起的见解。葛洪还通过把疯狗的脑子敷在狂犬病人的伤口上来治疗，可以称得上是免疫学的先驱。在世界医学历史上，葛洪在《肘后备急方》中还第一次记载了两种传染病：一种是天花，一种叫恙虫病。其中关于天花的记载，比西方医学家认为最早记载天花的阿拉伯医生雷撒斯要早500多年。葛洪把恙虫病叫作"沙虱毒"。沙虱生长在南方，我国只有广东、福建一带有恙虫病流行，其他地方极为罕见。葛洪是通过长期艰苦的观察，才得到关于这种病的知识的。他曾长期在广东罗浮山炼丹，这一带的深山草地里就有沙虱。沙虱比小米粒还小，不仔细观察根本发现不了。葛洪不但发现了沙虱，还知道它是传染疾病的媒介。他的记载比美国医生帕姆在1878年的记载要早1500多年。此外，葛洪还提出了不少治疗疾病的简单药物和方剂，其中有些已被证实是特效药。如松节油治疗关节炎，铜青（碳酸铜）治疗皮肤病，雄黄、艾叶可以消毒，密陀僧可以防腐等，这些都是葛洪通过实践总结出来的。

葛洪炼丹的目的虽然为炼制长生不老之丹药，但在炼丹过程中，也促进了化学和医学的发展。当时，葛洪炼制出来的药物有密陀僧（氧化铅）、三仙丹（氧化汞）等，这些都是外用药物的原料。葛洪在炼制水银的过程中，发现了化学反应的可逆性，他指出：对丹砂（硫化汞）加热，可以炼出水银，而水银和硫黄化合，又能变成丹砂。他还指出：用四氧化三铅可以炼得铅，铅也能炼成四氧化三铅。在葛洪的著作中，还记载了雌黄（三硫化二砷）和雄黄（五硫化二砷）加热后升华，直接成为结晶的现象。

三、寻求明师与个人修行相结合的求学思想

葛洪认为，人并无"特禀异气"，一切"皆由学以得之"。《抱朴子·外篇·勖学》中云："夫不学而求知，犹愿鱼而无网焉，心虽勤而无获矣；广博以穷理，犹顺风而讬焉，体不劳而致远矣。"而且只有具有诚坚之志，经历艰苦修炼，方有功业。《抱朴子·内篇·极言》中载：

或问曰："古之仙人者，皆由学以得之，将特禀异气耶？"抱朴子答曰："是何言欤？彼莫不负笈随师，积其功勤，蒙霜冒险，栉风沐雨，而躬亲洒扫，契阔劳艺，始见之以信行，终被试以危困，性笃行贞，心无怨贰，乃得升堂以入于室。或有怠厌而中止，或有怨恚而造退，或有诱于荣利，而还修流俗之事，或有败于邪说，而失其淡泊之志，或朝为而夕欲其成，或坐修而立望其效。若夫睹财色而心不战，闻俗言而志不沮者，万夫之中，有一人为多矣。故为者如牛毛，获者如麟角也。夫殼劲弩者，效力于发箭；涉大川者，保全于既济；井不达泉，则犹不掘也；一步未至，则犹不往也。修涂之累，非移晷所臻；凌霄之高，非一篑之积。然升峻者患于垂上而力不足，为道者病于方成而志不遂。千仓万箱，非一耕所得；干天之木，非旬日所长；不测之渊，起于汀滢；陶朱之资，必积百千。若乃人退己进，阴子所以穷至道也。敬卒若始，美门所以致云龙

也。我志诚坚，彼何人哉？"

在求学的过程中，葛洪一方面非常强调择师的重要性，"夫务学不如择师"（《抱朴子·内篇·微旨》），"欲测渊微而不役神，必得之乎明师"（《抱朴子·外篇·勖学》），"决须好师，师不足奉，亦无由成也"（《抱朴子·内篇·勤求》），"又未遇明师而求要道，未可得也"（《抱朴子·内篇·微旨》）。另一方面强调自身的努力，因为再高明的老师，也只能给学生以正确的指引，却无法替代学生学习，"良匠能与人规矩，不能使人必巧也。明师能授人方书，不能使人必为也"（《抱朴子·极言》）。葛洪之所以能取得骄人的成绩，正是与他的苦学分不开的，明代李贽《初潭集》中载：

葛洪，丹阳人，贫无童仆，篱落不修，常披榛出门，排草入室。屡遭火，典籍尽。乃负笈徒步，借书抄写。卖薪买纸，然火披览。所写皆反覆，人少能读之。

能做到不畏艰苦，勤学不倦，必须要立志坚定，志不坚则必定动摇。"饰治之术，莫良乎学。学之广，在于不倦，不倦在于固志。志苟不固，则贫贱者汲汲于营生，富贵者沉沦于逸乐，是以遐览渊博者，旷代而时有；面墙之徒，比肩而接武也。"（《抱朴子·外篇·崇教》）"坚志者，功名之主也。不惰者，众善之师也。登山不以艰险而止，则必臻乎峻岭矣；积善不以穷否而怨，则必永其令问矣。"（《抱朴子·外篇·广譬》）

在学风上，葛洪强调要谦逊诚实，不得贪图虚名、轻狂欺诈，葛洪批评那些"虚名之道士"，"既善为诳诈，以欺学者；又多护短愍愚，耻于不知。阳若以博涉已足，终不肯行求请问于胜己者，蠢尔守穷，面墙而立。又不但拱默而已，乃复憎忌于实有道者而谤毁之，恐彼声名之过己也。"(《抱朴子·内篇·勤求》)。除了要具有良好的学风，葛洪还提出学习必须具有适当的学习方法，否则会导致学无所成。葛洪强调学习要具有广博的视野，万不可"偏修一事"，拘泥于一隅，这和如今倡导的"通识教育"相通达。其云："凡养生者，欲令多闻而体要，博见而善择，偏修一事，不足必赖也。又患好事之徒，各仗其所长，知玄素之术者，则曰唯房中之术，可以度世矣；明吐纳之道者，则曰唯行气可以延年矣；知屈伸之法者，则曰唯导引可以难老矣；知草木之方者，则曰唯药饵可以无穷矣；学道之不成就，由乎偏枯之若此也。浅见之家，偶知一事，便言已足，而不识真者，虽得善方，犹更求无已，以消工弃日，而所施用，意无一定，此皆两有所失者也。"(《抱朴子·内篇·微旨》)此外，学习不可冒进，必须由浅入深，从易到难，只有打下扎实的知识基础，方可学有根底，其云："凡学道当阶浅以涉深，由易以及难。志诚坚果，无所不济，疑则无功，非一事也。夫根荄不洞地，而求柯条干云，渊源不泓窈，而求汤流万里者，未之有也。"(《抱朴子·内篇·微旨》)

四、择生慎传，因材施教

学生要选求明师，反之，明师授道也必须善于选择传授的对象。葛洪强调"盛阳不能荣枯朽，上智不能移下愚。书为晓者传，事为识者贵"(《抱朴子·内篇·金丹》)，"传非其人，戒在天罚。先师不敢以轻行授人，须人求之至勤者，犹当拣选至精者乃教之，况乎不好求，求之不笃者，安可衔其沽以告之哉？"（《抱朴子·内篇·勤求》)。《抱朴子·内篇·金丹》载云："黄帝以传玄子，戒之曰：此道至重，必以授贤，苟非其人，虽积玉如山，勿以此道告之也。"否则，"传非其人"，要么对牛弹琴，事倍功半；要么暴殄天物，不得其用，"农夫得彤弓以驱鸟，南夷得衮衣以负薪"；要么道术被不端之人用来图利。

在选择传授对象上，葛洪尤其强调个人品性。《抱朴子·外篇·行品》即罗列了善人之行与恶人之行的诸种表现，并举出善恶难分、真伪难辨的十种情况，其目的即在于告诫世人要善于区别人之善恶真伪，其云："夫物有似而实非，若然而不然。料之无惑，望形得神，圣者其将病诸，况乎常人？故用才取士，推昵结友，不可以不精择，不可以不详试也。"为此，葛洪还特意讲述了一些对学生的详试之法，如"初以授人，皆从浅始，有志不怠，勤劳可知，方乃告其要耳"（《抱朴子·内篇·释滞》)，"亦有人皮肤好喜，而信道之诚，不根心神，有所索欲，阳为曲恭，累日之间，怠慢已出。若值明智之师，且欲详观来者变态，试以淹久，故不告之，以测其志。则若此人，情伪形露，亦终不得而教之，教之亦不得尽言吐实"（《抱朴子·内篇·勤求》)。

在谨慎选择传授对象的基础上，葛洪强调坚持因材施教的教学原则。其云："昔诸侯访政，弟子问仁，仲尼答之，人人异辞。盖因事托规，随时所急。譬犹治病之方千百，而针灸之处无常，却寒以温，除热以冷，期于救死存身而已。岂可诣者逐一道，如齐、楚而不改路乎？"（《抱朴子·外篇·喻蔽》）因材施教是我国古代教育思想的精髓，是尊重受教者个体特性和教育适时灵活性的体现。

第六节　陶弘景的医学教育思想

陶弘景（456—536 年），字通明，自号华阳隐居，丹阳秣陵（今江苏省南京）人。历南朝宋、齐、梁三朝，道教思想家、医药家、炼丹家、文学家，卒谥贞白先生。陶弘景的思想脱胎于老庄哲学和葛洪的神仙道教，杂有儒家和佛教观点，在文学、艺术、天文、地理和医药学等方面取得了巨大的成就，以博学著称于世。陶弘景一生著书很多，约 223 篇。其中关于医药学的有《本草经集注》七卷、《补阙肘后百一方》三卷、《梦书》一卷、《效验施用药方》五卷、《服食草木杂药法》一卷、《断谷秘方》一卷、《消除三尺要法》一卷、《服气导引》一卷、《养性延命录》二卷、《人间却灾患法》一卷、《集药诀》一卷等，其中绝大多数均已散失。陶弘景曾在"华阳馆"授业，从事过教育，《华阳陶隐居内传》中载："齐梁间侯王公卿从先生授业者数百人，一皆拒绝。唯徐勉、江佑、丘迟、范云、江淹、任昉、萧子云、沈约、谢瀹、谢览、谢举等，在世之日早申拥慧之礼，绝迹之后，提引不已。"但并无教育思想之专论，只能从其生平和著述中加以提炼和总结。

一、医学教育的人才观：良医

陶弘景认为，医学教育必须培养出良医，否则就是失败的教育，甚至不若不培养。他在《本草经集注·序录》中云："谚言：世无良医，枉死者半，拙医治病，不若不治。喻如宰夫，以鲌鳖为莼羹，食之更足成病，岂充饥之可望乎？故仲景每云：如此死者，医杀之也。"培养出拙医，不但不能诊治疾病，甚至可能会使病人枉死。因此，医学教育必定是精英教育，必须要把培养精英人才作为自己的人才培养目标，而不能降低人才标准。

什么是良医呢？陶弘景认为，所谓良医必须掌握医学精髓，并能灵变运用，"医者意也，古之时所谓良医，盖善以意量得其节也"。对于如何能成为良医，陶弘景认为首先要具有惜命审慎的态度，他在《本草经集注·序录》中举例云："晋时有一才情人，欲刊正《周易》及诸药方，先与祖纳共论，祖云：'辨释经典，纵有异同，不足以伤风教，药小小不达，便寿夭所由，则后人受弊不少，何可轻以裁断'。祖公此言，可谓仁识，足为水镜。"其次，要有持恒之志，他引《论语》之言云："人而无恒，不可以作巫、医。"再者，学医要专心精研、勤勉实践，其云："'九折臂，乃成良医'，盖谓学功须深故也。"

二、医学人才的知识结构观：医须"研精药术"

陶弘景在医药方面的最大贡献，是对《神农本草经》的科学整理。《神农本草经》总结了汉代以前劳动人民积累的药物知识，共收载药物 365 种，分成上、中、下三品。书中对每一味药的产地、性质、采集和主治的病症，都作了详细的记载。对各种药物如何配伍以及简单的制剂，都做了概述。但随着实践的不断深入，人们的药物知识逐渐丰富起来。到了南北朝时期，汉代的这本《神农本草经》，不仅辗转传抄，"遗误相继，字义残缺”，而且内容已经远远不能满足实践的需要。因此，陶弘景便对本草学做了一次较全面的总结，增收魏晋间名医所用新药，成《本草经集注》七卷，共载药物 730 种，并首创沿用至今的药物分类方法，以玉石、草木、虫兽、果、菜、米食分类，是我国医药学史上对本草学进行系统整理，并加以创造性发挥的第一人。

陶弘景之所以如此重视本草的整理，是因为他充分认识到行医者“悉本草、修药性”的极端重要性。他所推崇的古代名医，如淳于意、华佗、张仲景等，以及张苗、宫泰等一代良医都是精研药术之人，其云：“春秋以前及和、缓之书蔑闻，道经略载扁鹊数法，其用药犹是本草家意。至汉淳于意及华佗等方，今之所存者，亦皆修药性。张仲景一部，最为众方之祖宗，又悉依本草……自晋世已来……并亦研精药术……凡此诸人，各有所选用方，观其指趣，莫非本草者。或时用别药，亦修其性度，非相踰越。”（《本草经集注·序录》）面对复杂的病症，能否正确诊断病情是考量医生优劣的重要标准，但倘若不通药理，即使能准确判断病情，也无法对证用药。陶弘景在《本草经集注·序录》中批评当下庸医云：“今庸医处治，皆耻看本草，或倚约旧方，或闻人传说，或遇其所忆，便揽笔疏之，俄然戴面，以此表奇。其畏恶相反，故自寡昧，而药类违僻，分两参差，亦不以为疑脱。偶而值瘥，则自信方验；若旬月未瘳，则言病源深结，了不反求诸己，详思得失。”

陶弘景在编注《本草经集注》时，非常注重其临床实用性。《神农本草经》的三品分类法，仅仅概括地指出药物有毒或无毒，较为粗糙，既不容易掌握药性，又难于寻检，容易造成治疗上的差错。陶弘景根据自然来源把三品分类发展到玉石、草木、虫兽、果、菜、米食、有名无实等七种分类，并根据临床实际将药性分为寒、微寒、大寒、平、温、微温、大温、大热等 8 种。尤其是创制了"诸病通用药"这一分类法，例如祛风的药物有防风、防己、秦艽、川芎、独活等，就归在同一类，便于临床参考，促进了医药学的发展。因此，此书问世后，影响很大，我国古代的第一部药典——唐代《新修本草》，就是在此书基础上进一步补充修订完成的。

我国医学历来具有重药的传统，历代医学教育亦是将《本草经》列为必修科目。这一医学教育特色既是中医学本身特性所决定的，也是中医学教育传承必须要坚持的一项基本原则。

三、医学教育的认知观：强调实践出真知

陶弘景对《神农本草经》原有的 365 种药，所做的订正、补充和说明，都是以调查研究作为基础的。他经常深入药材产地，了解药物的形态、采制方法。在对各种药味进行研究时，他发现许多药物，虽被指为药用，其实有名无实，毫无价值，如石下、长卿、屈草、满阴实、扁青等，他把这类药列为"有名无用"类。对于采药时间，经过亲自考察，他指出："本草采药时月，皆在建寅岁首，则从汉太初后所记也。其根物多以二月、八月采者，谓春初津润始萌，未冲枝叶，势力淳浓故也。至秋则枝叶就枯，又归流于下。今即事验之，春宁宜早，秋宁宜晚，其华、实、茎、叶，乃各随其成熟耳。"在施药治病过程中他指出一定要根据病人具体情况加以调整，其云：

"案今药性，一物兼主十余病者，取其偏长为本，复应观人之虚实补泻，男女老少，苦乐荣悴，乡壤风俗，并各不同。褚澄治寡妇、尼僧，异乎妻妾，此是达其性怀之所致也。"（《本草经集注·序录》）另外，诸如"有须酒服、饭服、温服、冷服、暖服"的服药方法和"汤有疏、有数，煮汤有生、有熟，皆各有法"的煎药方法，都来自他的临床实践。

遇到疑难就去调查研究，是陶弘景在几十年治学的过程中养成的习惯。他不唯书、不唯古，只唯实。《诗经·小宛》中有"螟蛉有子，蜾蠃负之。教诲尔子，式谷似之"几句，《诗经》旧注说，蜾蠃有雄无雌，繁殖后代，是由雄的把螟蛉的幼虫衔回窝里，叫那幼虫变成自己的样子，而成为后代。毛亨传、郑玄笺《毛诗正义》中即载："传：螟蛉，桑虫也；蜾蠃，蒲卢也。负，持也。笺云：蒲卢取桑虫之子，负持而去，煦妪养之，以成其子。"汉代扬雄《法言·学行》中亦云："螟蠕之子殪而逢，蜾蠃祝之曰：'类我，类我。'久则肖之矣。"他认为此说甚为荒谬，他找到一窝蜾蠃，亲自观察，最终发现被衔回窝里的螟蛉幼虫并非用来变蜾蠃的，而是作为蜾蠃幼虫的"粮食"。蜾蠃不但有雌的，而且有自己的后代。他在注《本草》"蠮螉""一名土蜂"时说："此类甚多，虽名土蜂，不就土中为窟，谓挻土作房尔。今一种黑色，腰甚细，衔泥于人室及器物边作房，如并竹管者是也。其生子如粟米大置中，乃捕取草上青蜘蛛十余枚满中，仍塞口，以拟其子大为粮也。其一种入芦竹管中，亦取草上青虫，一名蜾蠃。诗人云：'螟蛉有子，蜾蠃负之。'言细腰物无雌，皆取青虫，教祝便变成己子，斯为谬矣。造诗者乃可不详，未审夫子何为因其僻邪。圣人有阙，多皆类也。"

陶弘景曾长期从事炼丹实验，在炼丹过程中掌握了许多化学知识。如指出水银"能消金、银，使成泥，人以镀物是也"，粉锡"即今化铅所作胡粉也。其有金色者，治尸虫弥良，而谓之粉锡，事与经乖"，丹砂"即是今朱砂也。世医皆别取武都仇池雄黄夹雌黄者，名为丹砂。方家亦往往俱用，此为谬矣"，铅丹"即今熬铅所作黄丹画用者"等。陶弘景还在世界化学史上对钾盐鉴定做了最早的记录，他论述消石与朴消辨异之法云："（消石）治病亦与朴消相似，《仙经》多用此消化诸石，今无正识别此者。顷来寻访，犹云与朴消同山，所以朴消名消石朴也，如此则非一种物。先时有人得一种物，其色理与朴消大同小异，㶽㶽如握盐雪不冰，强烧之，紫青烟起，仍成灰，不停沸如朴消，云是真消石也。"

四、医学研究观：审慎严谨的研究之风

陶弘景强调要审慎对待医学，认为医学关乎人之性命，在医学研究上必须严谨、细致，不可率意妄为。他在《本草经集注·序录》中指出刊订诸医药方要远比辨释经典来得谨严、慎重，他说："辨释经典，纵有异同，不足以伤风教，药小小不达，便寿夭所由，则后人受弊不少，何可轻以裁断。"

陶弘景整理医籍，十分尊重原作，绝不乱涂乱改，也不信口雌黄，即使有补充，也把自己的说法和原书的说法区分开来。如把搜集到的365种药加入《神农本草经》时，本经正文用"红"字，后加文字用"黑"字，所以，后人有"本草赤字""本草黑字"之称。他开创的这种做法，得到后来注释家的争相效仿。陶弘景整理医籍，细心、严谨、周密、实

用，是我们今天整理中医古籍的一面镜子，至今还被世人所推崇。

第七节　董奉等医家对医学教育产生的重要影响

秦汉至魏晋时期，是我国医学发展的重要阶段，出现了许多重要医家和医学典籍，在中医教育史上也书写了辉煌的一页。除上述医家之外，尚有一些医家以其高尚人格对中医教育产生了重要的影响。

董奉，字君异，侯官（今福建长乐）人，三国时期杰出医学家，其生卒年不详。虽史书无传，其书无存，所传又多神异色彩，但据《三国志·吴志》卷49、《晋书》卷72、《士燮传》、《葛洪传》及葛洪的《神仙传》等史料考察，董奉确有其人，且名动当时，清人郑祖庚《侯官县乡土志》载董奉与张仲景、华佗并称"建安三神医"。董奉以其高明的医术和不求名利、乐善好施的高尚医德被人们传为佳话，千秋流传，并对中医教育产生了深远的影响。

董奉医术精湛，葛洪《神仙传》载有其医案数例。

杜燮为交州刺史，得毒病，死已三日。君异时在南方，乃往以三丸药内死人口中，令人举死人头摇而消之。食顷，燮开目动手足，颜色渐还。半日中能起坐，遂活。后四日，乃能语。

君异后还庐山下居。有一人少便病癞，垂死，自载诣君异，叩头乞哀。君异使此人坐一户中，以五重布巾韬病者目，使勿动摇，乃敕家人莫近。病人云："闻有一物来舐之，痛不可堪，无处不匝，度此物舌当一尺许，其气息大小如牛，竟不知是何物，良久乃去。"君异乃往解病人之巾，以水与饮，遣去。不久当愈，且勿当风。十数日间，病者身体通赤，无皮甚痛，得水浴，即不复痛。二十余日，即皮生疮愈，身如凝脂。

董奉对中医教育产生深远影响的关键还不在于其医术的精湛，而在于其医德的高尚，葛洪《神仙传》载：

又君异居山间，为人治病，不取钱物，使人重病愈者，使栽杏五株，轻者一株。如此数年，计得十万余株，郁然成林。而山中百虫群兽，游戏杏下，竟不生草，有如耘治也。于是杏子大熟，君异于杏林下作箪仓，语时人曰："欲买杏者，不须来报，径自取之，得将谷一器置仓中，即自往取一器杏云。"每有一谷少而取杏多者，即有三四头虎噬逐之。此人怖惧而走，杏即倾覆，虎乃还去。到家量杏，一如谷少。又有人空往偷杏，虎逐之到其家，乃啮之至死。家人知是偷杏，遂送杏还，叩头谢过，死者即活。自是已后，买杏者皆于林中自平量之，不敢有欺者。君异以其所得粮谷赈救贫穷，供给行旅。岁消三千斛，尚余甚多。

董奉无偿为百姓诊疾，所获杏树亦用以赈救贫乏，供给行旅，可以说是为后世医家树立了清廉高尚的医德模范。虽记述上有神异色彩，看似荒诞不经，但这种神异色彩下寄托着的是人们对董奉高尚医德的无限敬仰，不能以其神异而弃置不信。何时希在《中国历代医家传录》中即评判云：

杏林故事，除虎事外，余皆可信，正见医不贪财，唯须种杏，初供观赏，又可济贫。试思"二月春光闹杏花"，万株一片，何等缛闹。继乃货杏易谷以赈贫乏，医家美德，至此极矣！尝见葛洪《抱朴子·自序》，文多骈偶缛丽，若此《神仙传》记董奉事，层次井然，虽稍涉迷信，读之情理赡美，尤令人神往［何时希．中国历代医家传录（中册）］。

董奉杏林佳话世代流传，后世遂唤中医为"杏林"，以"杏林"为医药机构命名，以"杏林春暖""誉满杏林"称誉医术高尚的医家。这种医德文明亦惠及海外，如日本著名的武田科学振兴财团的"杏雨书屋"，其命名即是根据"杏林"为中医代称而来，其藏书亦多有中国医学图书善本。

另外，这个时期"悬壶济世"的壶公、"药不二价"的韩康都对后世医德教育产生了深远的影响。

第八节　医学学校教育的萌生

秦汉至魏晋南北朝时期的医学民间教育模式主要是师徒传授和家世相传。师徒传授，如三国时名医吴普、樊阿、李当之等是著名医学家华佗的弟子。家世相传，最有名者莫过于南北朝时期东海徐氏。徐氏世守医业，代代有名，为中国世医传统之代表。徐氏第八代传人北齐名医徐之才曾总结家传效方，撰有《徐王八世家传效方》10卷（按：北齐曾封徐之才为西阳郡王，故称徐王）、《徐氏家秘方》两卷、《徐王方》五卷等。再如名医姚僧垣，其父菩提"尝婴疾历年，乃留心医药"，后以精医闻名。僧垣"年二十四，即传家业"，后成为南北朝时著名医家，"医术高妙，为当世所推。前后效验，不可胜记。声誉既盛，远闻边服。至于诸蕃外域，咸请托之"。僧垣之次子最在齐王宪的激励下亦受家业，"十许年中，略尽其妙。每有人造请，效验甚多"（《周书·姚僧垣传》）。

师徒传授和家世相传有其优势，但其最大的弊端在于个别传授，培养人才规模小。随着医药学的发展与进步，大约在魏晋时期开始出现由政府举办的医学教育机构。

据《魏书·官氏志》载，北魏道武帝天兴二年（399年），"初令五经诸书各置博士，国子学生员三十人"。天兴三年（400年），又置"仙人博士官，典煮炼百药"。其中所载"仙人博士官"即为医药学教官，因为"博士"一职在当时为研究学问并进行讲学的教官。此处的"仙人博士"很可能是受当时道教和长生思想影响而为煮炼丹药等药物而设立，即为"博士"，应当会有相关讲学存在，但《魏书》并未明确记载当时的学员情况。因此，尽管设有"仙人博士官"，但是否有事实上的医学教育存在，还无法确定。另外，《魏书·官氏志》中尚列有"太医博士（七品下）"和"太医助教（八品中）"，以授教医学。此医学教官官职设置可能始于孝文帝太和元年（477年）九月，此月孝文帝曾"诏群臣定律令于太华殿"。但是否设有专门学校，不得而知。

有史料明确记载的中国历史上官办医学教育的设置最早是在刘宋元嘉二十年（443年），《唐六典》卷十四"医博士"注中记载："晋代以上，手医子弟代习者，令助教部教之。宋元嘉二十年，太医令秦承祖奏置医学，以广教授。至三十年省。"这则史料表明，晋代已设有医官教习，但似乎并无独立的医学教育机构，刘宋元嘉二十年始置医学教育机构，但具体是何种机构，并没有明确记载。可惜的是，至宋元嘉三十年（453年），随着文帝刘义隆的去世，医学教育随之而废。

据《宋书·周朗传》记载，周朗曾在泰始五年（469 年）奏请恢复医学教育，"又针药之术，世寡复修；诊脉之伎，人鲜能达。民因是益征于鬼，遂弃于医，重令耗惑不反，死夭复半。今太医宜男女习教，在所应遣吏受业。如此，故当愈于媚神之愚，惩艾媵理之敝矣"，但由于时政混乱而未果。由于目前所能掌握的魏晋南北朝时期官办医学教育的资料较少，但据现有资料分析，此时期的官办医学教育思想有以下两点值得注意：

1. 从医官官职设置推断，当时的医学教育已经比较注重师资建设，北魏已经设有"太医博士"和"太医助教"，初步形成了有一定梯度的师资队伍。

2. 在受教育对象选拔上，比较注重学习者的医学背景。据《唐六典》注文："晋代以上，手医子弟代习者，令助教部教之。"

魏晋南北朝时期的官办医学教育虽然仅是起步阶段，而且时断时续，没有形成长效机制，也没有形成一定规模，但这个时期奠定的官办医学教育制度，为隋唐时代医学教育的高度发展奠立了基础。

第四章
隋唐五代时期的医学教育思想

公元581年，外戚杨坚废北周静帝，建立隋朝，定都长安，改元开皇，是为隋文帝。隋的统一，结束了长达几百年的割据混战局面，促进了各民族间的融合和经济文化的发展。隋虽为短命王朝，立朝仅38年，但其创立的一些政治、经济、文化、科技方面的制度，在中国历史上产生了深远影响。由于隋朝统治集团的腐朽，社会矛盾日益加深，民怨沸腾，遍地爆发起义。618年，出身于关陇贵族的李渊攻入长安，废除恭帝，建国号唐。唐统治者励精图治，使唐朝日渐强盛，遂至盛世景象。

中国封建社会在长期政治、经济、文化和科技发展的基础上，在隋唐步入鼎盛时期。经济文化的繁荣昌盛，科学技术的进步，中外交流的频繁，以及隋唐统治者对医学的重视，都为医学的发展和进步创造了良好的机遇和条件，使得医学出现了空前昌盛的局面。

1.文化上，儒、释、道三教合流的文化融合与繁荣对医学产生重要影响。佛经中若干医学思想、医疗经验和道家的养生学说等为隋唐医家广泛吸取。

2. 经济上，商品贸易尤其是对外贸易的发展，促进了医学的交流和融合。经济繁荣昌盛，使得商品贸易非常发达，丝绸之路的畅通，使我国同中亚、南亚、伊朗、阿拉伯，直至欧洲都保持着联系。造船技术与天文航海技术的进步，促进了航海事业的发达和海上航路的扩展。这些都促进了医药知识的交流和传播。中医学兼收并蓄国外及我国许多少数民族医学，得到融会发展，如在唐代医学著作中有明显的印度医学的影响。中医学的广泛传播又给国外和我国少数民族医学注入新的血液，如唐代文成公主、金城公主入藏，带去大批医书、药物等，对藏医学的形成和发展产生了重要影响。来华的日、朝留学生回国传播中医学，对日、朝医学的形成和发展起到不可低估的作用。

3. 科技上，雕版印刷术促进了医学书籍的出版印刷和广泛传播。雕版印刷术在隋唐之际问世，成为人类文明史上划时代的发明。雕版印刷较之于手写传抄，工艺简单，费用低廉，方便快捷，给文化的普及传播带来极大便利，极大地推动了国内文化科学的发展，并相继传入新罗、日本，以至中亚和欧洲，促进了世界文化的传播。随着技术的进步，医药学术得到整理、规范和普及，如唐政府主持修订并颁布了世界上第一部国家药典《新修本草》，成为当时有法律性约束的标准性药物学著作，并且成为学校教材。编撰的《广济方》《广利方》等颁行天下，惠及海内外，对普及医药知识、促进卫生事业发展起了良好的作用。据史料记载，公元769年唐政府颁行《广利方》后，朝鲜立即派使节来唐求书，此书颁行七年后即流传至朝鲜。

4. 教育上，隋唐时期兴办医学教育，形成较完整的医学教育体系，促进了医药卫生事业的发展。隋唐时期的教育比较发达，医学教育也日臻完善。隋代设有中央医学教育机构——太医署，至唐代，从中央到地方已形成了较为完整的医学教育体系，对后世学校式医学教育的发展有奠基作用。

唐朝末期，藩镇割据势力进一步发展，社会矛盾日益加深。907年，朱温灭唐。中国历史再一次进入大割据、大混战时期。至960年北宋建立，五十三年间，北方先后出现后梁、后唐、后晋、后汉、后周五个朝代，南方和河东地区则先后存在吴、南唐、吴越、楚、前蜀、后蜀、南汉、南平、闽和北汉等割据势力，史称"五代十国"。这个时期，大小割据势力激烈角逐，兵燹不断，社会经济、文化受到极大影响。

第一节　许胤宗、甄权的医学教育思想

许胤宗、甄权是隋唐时期二位著名的医家，虽无医学教育思想之专论，但其所述所为仍可为医学教育提供借鉴。

一、许胤宗的医学教育思想

许胤宗，一作引宗，约生于南朝梁大同二年（536年），卒于唐武德九年（626年），享年九十余岁。许胤宗乃常州义兴（今江苏宜兴）人，曾事南朝臣，初为新蔡王外兵参军、义兴太守；陈亡后入仕隋，任尚药奉御，唐武德元年（618年）授散骑侍郎。许氏以医术著名，精通脉诊，用药灵活变通，不拘一法。他诊病问疾，重视切脉，以探求病源，主张病药相

当，不宜杂药乱投。其一生诊脉用药，独具特色，曾用熏蒸疗法治愈南朝陈国柳太后病风不语，又善疗骨蒸，是当时名噪医林的一代名医。遗憾的是，他没有留下任何著作，只有新旧《唐书》中对他只言片语的记载。

（一）敢于创新的探索精神

新旧《唐书》都有关于许胤宗的记载，称其"医术如神"。《旧唐书·许胤宗传》载其为陈国柳太后诊病云：

时柳太后病风不言，名医治皆不愈，脉益沉而噤。胤宗曰："口不可下药，宜以汤气熏之，令药入腠理，周理即瘥。"乃造黄芪防风汤数十斛，置于床下，气如烟雾，其夜便得语。

汤药置于床下，药气熏蒸时缓缓进入肌肤，药效发挥，得以调理气血，使得病情有所好转。为什么其他御医想不到如此绝妙的方法，因为他们墨守成规，只知道口服外敷，所以当柳太后中风后面部神经麻痹，失去正常的吞咽功能时，他们只能束手无策。而许胤宗却打破常规，采取了中药熏蒸的方法，使得柳太后的病情得以好转，这正是因为他勤于思考，在准确辨证的基础上，敢于尝试，敢于创新。

（二）务实严谨的科学态度

许胤宗虽未留下任何著作，更未提及任何教育思想，可是从《旧唐书》对他的记载中可以看出他是一位治学严谨的医家。

许胤宗为何著述阙如，这在《旧唐书·许胤宗传》中阐述甚明。

时关中多骨蒸病，得之必死，递相连染，诸医无能疗者。

胤宗每疗，无不愈。或谓曰："公医术若神，何不著书以贻将来？"胤宗曰："医者，意也，在人思虑。又脉候幽微，苦其难别，意之所解，口莫能宣。且古人名手，唯是别脉，脉既精别，然后识病。夫病之于药，有正相当者，唯须单用一味，直攻彼病，药力既纯，病即立愈。今人不能别脉，莫识病源，以情臆度，多安药味。譬之于猎，未知兔所，多发人马，空地遮围，或冀一人偶然逢也。如此疗疾，不亦疏乎？假令一药偶然当病，复共他味相合，君臣相制，气势不行，所以难瘥，谅由于此！脉之深趣，既不可言，虚设经方，岂加于旧。吾思之久矣，故不能著述耳。"

许胤宗认为，医术的道理非常深奥，医者行医的过程也十分复杂，如果胡乱写上一些经验，使后人分辨不清，反而会产生不良效果。正如他所说脉要精微，只可意会，不可言传，也非文字所能表达，医要识得其病，知其根源，必要靠诊脉确当。如果脉诊深趣不可传，方也就没什么用了，这样的书不如不写，免得误导后人。从他的话语中，我们可以看出他严谨的科学态度，这对医学教育思想有很大的启示。身负绝学名留医史并不一定需要"著作等身"，从事医学教育更应重视实际操作的能力，要专心精研、勤勉实践，而不是局限于书本。"惴惴小心，如临于谷；战战兢兢，如履薄冰"，用《诗经·小雅·小宛》中的这句话用来形容行医之道应该是再合适不过了。

二、甄权的医学教育思想

甄权约生于南朝梁大同七年（541年），卒于唐贞观十七年（643年），许州扶沟（今河南扶沟）人。因母病而与弟立言发奋学医，攻读医方，成为当代名医，尤长于针灸术。撰有《针经钞》三卷、《脉经》一卷、《针方》一卷、《明堂人形图》一卷、《脉诀赋》一卷。

据《旧唐书·甄权传》载，甄权针术高明，取穴不多，却针针直捣黄龙。《旧唐书》载有其针灸疗疾一例。

隋鲁州刺史库狄嵚苦风患，手不得引弓，诸医莫能疗。权谓曰："但将弓箭向垛，一针可以射矣。"针其肩髃一穴，应时即射。

《续名医类案·咽喉门》亦载有此类一针见奇效的例子。

李袭兴称武德中出镇潞州，许人甄权以新撰《明堂》示予，时有刺史成君绰，忽腮颔肿大如升，喉中闭塞，水粒不下三日矣。予屈权救之，针其右手次指之端，如食顷，气息即通，明日饮啖如故。

足见其医术之精湛，辨证之准确。现代医学技术虽非常先进，但是有些医生却因医术不精，治疗拖沓，耽误病情。医学教育必是精英教育，人才培养必是培养医术高超之人，若是随便学个三五载便能行医看病，那这世上必得又添了许多冤死之人。

贞观年间，甄权奉命修订"明堂"，校订图经，对针灸经络腧穴的名称以及定位实施全面的修整。为保证质量，他集思广益，反复考证，其云：

人有七尺之躯，脏腑包其内，皮肤络其外，非有圣智，孰能辨之者乎！吾十有八而志学于医，今年过百岁，研综经方，推究孔穴，所疑更多矣。窃闻寻古人伊尹《汤液》，依用炎农本草；扁鹊针灸，一准黄帝雷公。问难殷勤，对扬周密。去圣久远，愚人无知，道听途说，多有穿凿，起自胸臆，至如王遗乌御之法，单行浅近，虽得其效偶然，即谓神妙。且事不师古，远涉必泥。夫欲行针者，必准轩辕正经；用药者，须依《神农本草》。自余《名医别录》，益多误耳。余退以《甲乙》校秦承祖图，有旁庭脏会等一十九穴，按六百四十九穴有目无名，其角孙景风一十七穴，《三部针经》具存焉，然其图缺漏。仍有四十九穴，上下倒错，前后易处，不合本经。所谓失之毫厘，差之千里也。至如石门、关元二穴，在带脉下相去一寸之间，针关元主妇人无子，针石门则终身绝嗣。神庭一穴在于额上，刺之主发狂，灸之则愈癫疾。其道幽隐，岂可轻侮之哉？人诚知惜命，罕通经方，抄写方书，专委下吏，承误即录，纰缪转多。近智之徒，不见正本，逢为经钞。以此而言，可为深诫。今所述针灸孔穴，一依甄公明堂图为定，学者可细详之。(《千金翼方·取孔穴法》)

腧穴非常重要，治疗时一定要弄清其准确的位置，否则差之毫厘失之千里。此次腧穴整理，实际上是针灸史上第一次由政府发起的有明确记载的腧穴整理工作，也是继《针灸甲乙经》以后对腧穴学的又一次历史性的总结，是针灸学发展史上一件承前启后的大事，对针灸学发展的意义相当重大。它结束了两晋、南北朝、隋、唐初期腧穴歧出的纷杂局面，使经络腧穴理论进一步得到了充实和发展。甄权的《明堂人形图》为启发后人、开办针灸教育、推广针灸医学都做出了非常卓著的贡献。

甄权不但医术高超，且精通养生之道，年逾百岁而犹有壮容。"贞观十七年，权年一百三岁，太宗幸其家，视其饮食，访以药性，因授朝散大夫，赐几杖衣服"(《旧唐书·甄权传》)。养生是中医学的重要组成部分，医者精于养生之道，亦是彰显中医魅力的重要途径。

第二节　孙思邈的医学教育思想

孙思邈（约581—682年），京兆华原（今陕西省铜川市耀州区）人，唐代著名医药学家。据《旧唐书·孙思邈传》载，其自幼天资聪慧，"七岁就学，日诵千余言。弱冠，善谈庄、老及百家之说，兼好释典"，被人称为"圣童"。当时"朝野士庶，咸耻医术之名，多教子弟诵短文，构小策，以求出身之道。医治之术，阙而弗论"（《备急千金要方·自序》）。孙思邈"幼遭风冷，屡造医门，汤药之资，罄尽家产"，又目睹民众缺医少药，遂立志做"苍生大医"。他刻苦钻研医药典籍，精心医术，"青衿之岁，高尚兹典，白首之年，未尝释卷。至于切脉诊候，采药合和，服饵节度，将息避慎，一事长于己者，不远千里，伏膺取决"（《备急千金要方·自序》），且禀性清高，不屑入仕，长期行医民间，被百姓尊为"药王"。孙思邈一生笔耕不辍，著述甚丰，但如今只有《备急千金要方》《千金翼方》各三十卷存世，合称《千金方》。医学巨著《千金方》较系统地总结了我国自古以来至唐初的医药学成就，"上极文字之初，下讫有隋之世，或经或方，无不采摭。集诸家之所秘要，去众说之所未至"（高保衡、林亿等《备急千金要方·序》），是中国历史上第一部临床医学百科全书，被国外学者推崇为"人类之至宝"。在这部著述中，孙思邈在中国历史上第一次完整地论述了医德，并阐述了极为丰富的医学教育思想，对我国医学教育产生了深远的影响。

一、培养"苍生大医"的医学教育目的论

孙思邈之所以以"千金"两字命名他的医学著述，是因为他认为"人命至重，有贵千金，一方济之，德逾于此"（《备急千金要方·自序》）。可见，他将人的生命放在首位，远超过外在的物质利益，而医学即是人类生命的保护神，医学教育的目的就是要培养人类生命的保护者。仔细考察孙思邈的医学论述和医学实践，他的"人命至重"思想包含两层含义。

（一）人的生命神圣，医学的要义是"济命扶危"

我国古代始终将"人"放在极其重要的位置，视天、地、人为"三才"。《素问·宝命全形论》中云："天覆地载，万物悉备，莫贵于人。人以天地之气生，四时之法成。君王众庶，尽欲全形。"萧纲《劝医论》中亦言："天地之中，唯人最灵。人之所重，莫过于命。"孙思邈深受此种思想影响，其云"二仪之内，阴阳之中，唯人最贵"（《备急千金要方·论治病略例》），并将保卫神圣的生命作为医学和医生的全部要义。他引用扁鹊的话说："人之所依者，形也；乱于和气者，病也；理于烦毒者，药也；济命扶危者，医也。"（《备急千金要方·食治》）

（二）众生平等，医乃为天下苍生计

孙思邈多次辞谢朝廷征召，坚持行医乡里，《旧唐书·孙思邈传》载："周宣帝时，思邈以王室多故，乃隐居太白山。隋文帝辅政，征为国子博士，称疾不起""及太宗即位，召诣

京师……将授以爵位，固辞不受""显庆四年，高宗召见，拜谏议大夫，又固辞不受。"据《华严经传记》卷五载："义宁元年，高祖起义并州时，邈在境内。高祖知其宏达，以礼待之，命为军头，任之四品，固辞不受。后历游诸处，不恒所居。"孙思邈之所以如此，与他普济众生的人生追求不无关系。孙思邈精通佛典，深受佛家众生平等、普济含灵思想的影响。他在《备急千金要方·大医精诚》中云：

凡大医治病，必当安神定志，无欲无求，先发大慈恻隐之心，誓愿普救含灵之苦。若有疾厄来求救者，不得问其贵贱贫富、长幼妍蚩，怨亲善友，华夷愚智，普同一等，皆如至亲之想。亦不得瞻前顾后，自虑吉凶，护惜身命。见彼苦恼，若己有之，深心悽怆，勿避险巇、昼夜、寒暑、饥渴、疲劳，一心赴救，无作功夫形迹之心，如此可做苍生大医，反此则是含灵巨贼。

医术的最大价值就是救济最广大人民的生命，而不是专为某一个阶层服务，不是为赚取名利。投身医术，却唯名利是务，就违背了医之本义，成为"含灵巨贼"。

二、博采融通的医学教学内容观

《备急千金要方·大医精诚》中孙思邈引张湛之言曰："夫经方之难精，由来尚已。"指出医学深邃难以精通，绝不可疏忽大意，"以至精至微之事，求之于至粗至浅之思，岂不殆哉？"他对医学教育提出了非常高的要求。

1. 勤求古训，博极医源

孙思邈在《备急千金要方·大医精诚》中云："世有愚者，

读方三年，便谓天下无病可治；及治病三年，乃知天下无方可用。故学者必须博极医源，精勤不倦，不得道听途说，而言医道已了。"在《备急千金要方·大医习业》中他具体提出习医者应读的医籍："凡欲为大医，必须谙《素问》《甲乙》、黄帝针经、明堂流注、十二经脉、三部九候、五脏六腑、表里孔穴、本草药对，张仲景、王叔和、阮河南、范东阳、张苗、靳邵等诸部经方。"

2. 览观杂学

孙思邈认为，从医者的阅读范围不能仅限于医学著述，还要精熟相关知识，"又须妙解阴阳禄命，诸家相法，及灼龟五兆，《周易》六壬，并须精熟"。不然犹如"无目夜游""动致颠殒"（《备急千金要方·大医习业》）。必须要涉猎群书，具备哲学、文学、史学和自然科学知识，才能使自己在医学上精益求精，"又须涉猎群书，何者？若不读五经，不知有仁义之道；不读三史，不知有古今之事；不读诸子，睹事则不能默而识之；不读《内经》，则不知有慈悲喜舍之德；不读《庄》《老》，不能任真体运，则吉凶拘忌，触涂而生。至于五行休王，七耀天文，并须探赜。若能具而学之，则于医道无所滞碍，而尽善尽美者矣"（《备急千金要方·大医习业》）。孙思邈提出了完善的医学教学内容，尤其可贵的是他并非仅从医之技术本身出发来决定内容取舍，而是兼顾"医术"和"做人"，其目的是培育人格完善的"苍生大医"。

3. 培养良好品德

在医生的培育上，孙思邈非常注重医生良好品德的培养，在《备急千金要方》和《千金翼方》中他都讲了医德问题，是中国医学史上第一位完整论述医德的人。他在《备急千金要方·大医精诚》中提出："凡大医治病，必须安神定志，无私心杂念，先发大慈恻隐之心，誓愿普救人们的疾病伤痛，其有患疮痍、下痢，臭秽不可瞻视，人所恶见者，但发惭愧悽怜忧恤之意，不得起一念蒂芥之心。"关于大医之风度仪表，孙思邈认为："夫大医之体，欲得澄神内视，望之俨然，宽裕汪汪，不皎不昧，省病诊疾，至意深心，详察形候，纤毫勿失，处判针药，无得参差。"行医之时，"不得多语调笑，谈谑喧哗，道说是非，议论人物，炫耀声名，訾毁诸医，自矜己德"。到病人家中，"纵绮罗满目，勿左右顾眄；丝竹凑耳，无得似有所娱；珍羞迭荐，食如无味；醽醁兼陈，看有若无"，必须将病人病情和痛苦放在第一位，感同身受，万不可傲然自得，欢然自娱。医术精微难尽，孙思邈强调医生必须谦虚谨慎，"偶然治瘥一病，则昂头戴面，而有自许之貌，谓天下无双，此医人之膏肓也"。尤其是医术不得拿来作为要挟病人赚取财物的手段，"医人不得恃己所长，专心经略财物，但作救苦之心，于冥运道中，自感多福者耳"。

医关乎人命，孙思邈在提出医技和医德兼备的同时，谆谆教诲从医者必须具有良好的心理素质，临危不乱、审慎周详，"虽曰病宜速救，要须临事不惑，唯当审谛覃思，不得于性命之上，率尔自逞俊快，邀射名誉，甚不仁矣"。

三、注重教学方法，提高教学效果

孙思邈结合自身习医和传授经验，较为深入地论述了医学教育与学习医学的方法，尤其是他身体力行，为后人树立了光辉的榜样。

（一）绘制《明堂三人图》，实施直观教学

在长期的临证实践中，孙思邈深刻地认识到针灸治病的关键在于能否准确取穴，而准确取穴就需要直观准确的人体经络腧穴图，"孔穴难谙，非图莫可"（《千金翼方·针灸上》），"将欲指取其穴，非图莫可"（《备急千金要方·针灸上》）。但是当时古人曾经绘制的《黄帝明堂偃侧人图》《神农明堂图》《明堂人形图》等针灸图谱均已散佚，导致"学徒蒙昧，孔穴出入，莫测经源，济弱扶危，临事多惑"（《备急千金要方·针灸上》）。为了使学徒对人体经络腧穴有直观的认识，提高临证时取穴的准确性，孙思邈在广泛搜集整理唐以前针灸文献的基础上，尤其是参考了隋唐名医甄权的明堂人形图，绘制了我国现存文献记载最早的仰人、背人、侧人三幅经络腧穴彩图，十二经脉以五色作之，奇经八脉以绿色标出，正面282穴，背面194穴，侧面174穴，准确形象地表示出人体经络腧穴的位置和相互关系，其在《备急千金要方·针灸上》中载云：

　　余慨其不逮，聊因暇隙，鸠集今古名医《明堂》，以述《针灸经》一篇，用补私阙，庶依图知穴，按经识分，则孔穴亲疏，居然可见矣。旧《明堂》图年代久远，传写错误，不足指南，今一依甄权等新撰为定云耳。若依明堂正经，人是七尺六寸四分之身，今半之为图，人身长三尺八寸二分，其孔穴相去亦皆半之，以五分为寸。其尺用夏家古尺。司马六尺为步，即江淮吴越所用八寸小尺是也。其十二经脉，五色作之；奇经八脉，以绿色为之。三人孔穴，共六百五十穴，图之于后，亦

睹之便令了耳。仰人，二百八十二穴；背人，一百九十四穴；侧人，一百七十四穴。穴名共三百四十九，单穴四十八名，双穴三百一名。

孙思邈绘制的经络腧穴彩图对针灸的直观形象教学和针灸学术的传播普及起到了积极的促进作用。

（二）理术并重，强调学医要"博极医源，精勤不倦"

针对习医者操技谋生、医理不通的急功近利陋习，孙思邈极其重视医学基础理论的重要性，在医学教学上强调要"博极医源，精勤不倦"。

他痛斥世俗庸医的陋习云："方今医者，学不稽古，识悟非深，各承家技，便为洞达，自负其长，竞称彼短，由斯对执，卒不得挹其源流也。"（《千金翼方·禁经上》）更有愚者，"读方三年，便谓天下无病可治"（《备急千金要方·大医精诚》）。医理不精，医术必然难以高明，导致治病之时，不明病情，胡乱施治，甚至南辕北辙，背道而驰，正所谓"盈而益之，虚而损之，通而彻之，塞而壅之，寒而冷之，热而温之"，非但不能治病，反而"重加其疾"。个别医生，能幡然醒悟，"及治病三年，乃知天下无方可用"。造成这种困窘局面的主要原因正是读书不广、不精，所以孙思邈对天下习医者谆谆教诲云："必须博极医源，精勤不倦，不得道听途说，而言医道已了，深自误哉！"（《备急千金要方·大医精诚》）

孙思邈强调习医者必须具有钻研的精神，不可一知半解，而要"审谛覃思，通而彻之，识病深浅，探赜方书，博览古今，是事明解者看病，不尔大误人事"（《备急千金要方·风毒脚气》），"余一方皆须沉思，留心作意，殷勤学之，乃得通晓。莫以粗解一二种法，即谓知讫，极自误也！"（《备急千金要方·蛇虫等毒》）在《备急千金要方·平脉》中他谆谆教诲云："夫脉者，医之大业也。不深究其道，何以为医者哉？是以古之哲医，寤寐俯仰，不与常人同域。造次必于医，颠沛必于医。故能感于鬼神，通于天地，可以济众，可以依凭。若与常人混其波澜，则庶事隳坏，使夫物类将何仰焉？由是言之，学者必当摒弃俗情，凝心于此，则和、鹊之功，因兹可得而致也。"

在研读医书的时候，孙思邈强调要善于举一反三，触类旁通，其云："凡百病不离五脏，五脏各有八十一种疾冷热风气，计成四百四病，事须识其相类，善以知之。"（《备急千金要方·养性》）"有天竺大医耆婆云：天下物类皆是灵药，万物之中，无一物而非药者。斯乃大医也。故《神农本草》举其大纲，未尽其理，亦犹咎繇创律，但述五刑，岂卒其事，且令后学者因事典法，触类长之无穷竭，则神农之意从可知矣。所以述录药名品，欲令学徒知无物之非药耳"，"凡人在身感病无穷，而方药医疗有限。由此观之，设药方之篇，是以恢其大意，岂能得之万一。聊举所全，以发后学。此篇凡有六十五章，总摄众病，善用心者，所以触类长之，其救苦亦以博矣，临事处方，可得依之取诀也"（《千金翼方·药录纂要》）。

（三）注重能力培养，强调实践创新

孙思邈长期巡诊四方，考察风土人情、采集药材、炼制丹药，不断开阔视野，积累临床实践经验，并在实践中多有创见。他将医学指向救世济民，必然重视习医者的实践创新能力。

1. 医生必须具有精审的临床洞察判断能力

医之精微，不可尽言。孙思邈在《备急千金要方·大医精诚》中叹言："今病有内同而外异，亦有内异而外同。故五脏六腑之盈虚，血脉荣卫之通塞，固非耳目之所察，必先诊候以审之。而寸口关尺，有浮沉弦紧之乱；俞穴流注，有高下浅深之差；肌肤筋骨，有厚薄刚柔之异。唯用心精微者，始可与言于兹矣。"因此，医生必须要"善于脉候""察于气色"（《千金翼方·色脉》），能"观五脏有余不足，六腑强弱，形之盛衰"（《备急千金要方·平脉》），做到"详察形候，纤毫勿失"，确保"处判针药，无得参差"（《备急千金要方·大医精诚》）。对于医生，孙思邈不但提出要具有正确诊断已病的能力，尤其提出要具备察未病的敏锐观察能力，"智者之察微，防未萌之疾"（《千金翼方·补益》）。而要具备精审的观察判断能力，就要求医生必须具有高度的专注性，"凡大医治病，必当安神定志"，"至意深心"（《备急千金要方·大医精诚》），切勿心思杂乱、心绪不宁。倘不具备排除干扰的能力，就不能成为"大医"。同时要具有缜密的思维能力，及时把握疾病变化，洞察疾病的本质，"心考锱铢，安假悬衡之验。敏同机骇，曾无挂发之淹"（《千金翼方·序》）。这种悟性是长期实践和精心体悟的结果，是中医诊断的最高境界，是超越了语言逻辑的个人所有素养综合作用的结果，孙思邈在《千金翼方·序》中言："若夫医道之为言，实唯意也。固以神存心手之际，意析毫芒之里。当其情之所得，口不能言；数之所在，言不能谕。"这种直觉悟性是无法传授的，正如《庄子·天道》中的轮扁之巧不能"以喻其子"，其子也不能"受之于轮扁"。

2. 要具有创新能力

孙思邈主张要博极医源，穷究医著，但并非要习医者固守古书，而是要他们在精究前人医理的基础上，结合自身实践不断发展医学。孙思邈本身就是创新发展的楷模。他继承前代医药各家学派，发扬光大，通过实践而注入新的学术内容。比如《备急千金要方》中系统地记载并论述了脏腑的生理、病理、诊断及治疗。其学术渊源既遵循《黄帝内经》《难经》《中藏经》和谢士泰的《删繁论》，又在研究整理中加入了自己的学术见解和方药，以便实用。他把咽归于肝胆，这与《内经》的说法不同，反映了他遵古又不泥古的思想倾向。在脏腑病诊断上重视四诊合参，注重脏腑辨证和八纲辨证，在疾病症型分类和治疗方面，自成系统。在针灸学术上，孙思邈创用"指寸法"以确定人体穴位，对民间针灸经验进行了整理，提出"孔穴主对法"，以利临床实用。在药物学方面，孙思邈在广泛深入地继承前人学术经验的基础上，经常到药源丰富的山区去考察、采集标本和道地药材，及时吸收外来药物。在研究药物的基础上，孙思邈更重视对方剂的收集、研究、化裁与创新，在两部《千金方》中约载方八千余首，包罗之宏大，内容之丰富，为前世所罕有。

孙思邈是中华医学发展长河中一颗璀璨夺目的明星，在中外医学史上留下了不可磨灭的功勋，千余年来一直受到人们的高度评价和崇拜。《赐真人孙思邈》诗赞云："凿开径路，名冠太医。羽翼三圣，调合四时。降龙伏虎，拯衰救危。巍巍堂堂，百代之师。"他的医学教育思想在当前的医学教育中仍具有重大的历史价值和借鉴意义。

第三节 苏敬的医学教育思想

苏敬（约599—674年），宋（今湖北省境）人，后因避宋太祖赵匡胤家讳，被改名苏恭。曾任朝议郎、右监门府长史、骑都尉等职，是著名而又杰出的医药学家。657年，苏敬奉命与李勣、孔志约等二十多人共同编撰中国历史上第一部官修本草——《新修本草》，其于659年成书，被誉为世界上第一部药典。他又与徐恩恭、唐临等人编有《三家脚气论》一卷。苏敬虽任武职，与医药事完全无关，但是他却深解医药，能“摭陶氏之乖违，辨俗用之纰紊”（《本草纲目·序例》），表请修订本草，医史留名，惠泽后世。

一、心系生民，倾情本草

自梁代陶弘景撰《本草经集注》之后，随着医药的发展进步，药物学知识不断有新的积累。到隋唐五代时期，药物学成熟进步，品种不断增加，内容日益丰富，当时被医家奉为圭臬的《本草经集注》不足之处日益凸显。陶弘景僻处江南地区，不能遍识诸药，纰漏之处不少，医家“承疑行妄，曾无有觉”，导致“疾瘵多殆”，深误生民。

梁陶弘景雅好摄生，研精药术。以为《本草经》者，神农之所作，不刊之书也。惜其年代浸远，简编残蠹，与桐、雷众记，颇或踳驳。兴言撰缉，勒成一家，亦以雕琢经方，润色医业。然而时钟鼎峙，闻见阙于殊方；事非佥议，诠释拘于独学。至如重建平之防己，弃槐里之半夏。秋采榆人，冬收云实。谬粱、米之黄白，混荆子之牡、蔓。异繁蒌于鸡肠，合由跋于鸢尾。防葵、狼毒，妄曰同根；钩吻、黄精，引为连类。铅、锡莫辨，橙、柚不分。凡此比例，盖亦多矣。自时厥后，以迄于今，虽方技分镳，名医继轨，更相祖述，罕能厘正。乃复采杜蘅于及己，求忍冬于络石。舍陟厘而取莂藤，退飞廉而用马蓟。承疑行妄，曾无有觉。疾瘵多殆，良深慨叹。(孔志约《新修本草·序》)

因此，客观上需要一部新的本草著作来对本草学的成就加以总结，纠正谬误，正本清源，以济世用。而推动并实现这一本草学专著撰著成功的则是苏敬等人。

人生世间，蕞尔之躯，易竭之身，内外受敌，"五味或爽，时昧甘辛之节；六气斯沴，易愆寒燠之宜。中外交侵，形神分战。饮食伺衅，成肠胃之眚；风湿候隙，遘手足之灾。几缠肤腠，莫知救止；渐固膏肓，期于夭折"(《新修本草·序》)。对此，本草之用甚大，"暨炎晖纪物，识药石之功；云瑞名官，穷诊候之术。草木咸得其性，鬼神无所遁情。刳麝剚犀，驱泄邪恶；飞丹炼石，引纳清和。大庇苍生，普济黔首。功侔造化，恩迈财成，日用不知，于今是赖"(《新修本草·序》)。自神农氏识药性起，医家利用草木药石之性驱邪护生，拯人无数，功德无量。由于深知用药治病至关重要，苏敬心系本草，对本草学进行了初步的整理研究，并于 657 年上书朝廷，提出编修新的中药学专书的建议，被唐高宗李治采纳，征召当时医药、艺术等多方面的专业人士以及行政官员计 20余人共同编修本草。《唐会要》卷八十二载："显庆二年，右监门府长史苏敬上言，陶宏（弘）景所撰本草事多舛谬，请加删补。诏令检校中书令许敬宗、太常寺丞吕才、太史令李淳风、礼部郎中孔志约、尚药奉御许孝崇，并诸名医等二十人，增损旧本，征天下郡县所出药物，并书图之。仍令司空李勣总监定之，并图合成五十五卷，至四年正月十七日撰成。"此次本草编修虽由太尉长孙无忌受命领衔（后又改命英国公李勣领衔），但真正的主持者是苏敬。正是由于苏敬等人的推动，李唐朝廷方集全国的人力、物力对本草重新加以修订、编撰。在短短两年的时间内，于659年编撰成《新修本草》（或称《唐本草》），由政府颁行全国，成为我国医药发展史上第一部具有药典性质的专书，比曾被认作世界上第一部药典的《纽伦堡药典》（1542年），要早800多年，在世界历史上也是一个创举。

天地之大德曰生，苏敬正是深体天地之大德，以人之性命为至重，在药学上精益求精，不一味研习旧人经验，才有了中国历史上第一部官修本草书。

二、实事求是，严谨认真

《新修本草》是在陶弘景《本草经集注》的基础上补充修订完成的。原有三部分，即《本草》正文20卷，目录1卷；《药图》25卷，目录1卷；《图经》7卷，共54卷。《本草》部分载药物的性味、产地、采制、作用和主治等内容，《药图》是采用绘画的形式描绘药物的形态，《图经》则是与《药图》相配的说明文字。

在编撰过程中，苏敬秉持实事求是的科学态度，注重调查研究。在内容取舍上，提出"《本经》虽阙，有验必书；

《别录》虽存，无稽必正。考其同异，择其去取"的原则，不泥于古，而是验于实。由于药物因地、因时、因部位等因素而异，"窃以动植形生，因方舛性；春秋节变，感气殊功。离其本土，则质同而效异；乖于采摘，乃物是而时非。名实既爽，寒温多谬"。若不加辨别，"用之凡庶，其欺已甚；施之君父，逆莫大焉"。因此，为确保每一味药的产地、性质、采集以及主治病症记载真实无误、详尽准确，苏敬等人特地奏请朝廷"普颁天下，营求药物"，通令全国各地郡县，将当地所产药物，及其相关记录和图样，一并送往京城汇总，以供编撰者参考采用。并且"上禀神规，下询众议"，既秉承已有规范，又广泛征求各方面的意见，注意吸收各方面的经验。在编撰过程中，注意收集药物的广泛性，"羽、毛、鳞、介，无远不臻；根、茎、花、实，有名咸萃"。除了广泛地征集全国各地的药材之外，还同时多方面搜集文献资料，以及听取群众的用药经验与知识，汇集众多医家的见解，最后对其进行探讨与综合。书中收载了一些为民间广泛应用的外来药物，如密陀僧、血竭、山楂、人中白、郁金、苏木等，并且在书中介绍了白锡、银箔、水银调配成牙齿填充剂等内容，极大地丰富了我国药物学的内容。正因为如此，《新修本草》在药物分类上，将陶弘景所分7类调整为玉石、草、木、禽兽、虫鱼、果、菜、米谷及有名未用等9类，不但校正了《本草经集注》若干错误，而且所载药物比《本草经集注》增加114种，使得我国本草学著作收载的药物品种达844种（一说850种）。另外，书中增附图谱、图经，对药物形态鉴别、药物真伪辨别以及帮助读者认识药物等都产生了积极的影响，是我国本草学上一大创举，为后世所效法。

《新修本草》系统总结了唐以前的药物学成就，文图并茂，内容丰富，不但保存了一些古本草著作的原文，而且广泛吸纳了当时药物学发展的最新成果，具有较高的学术水平和科学价值，在国内外产生了深远的影响。该书颁行后，很快流行全国，成为一部具有法律性约束的标准性药物学著作。当时的太医署官办医学校立即采用作为教材。另外，《新修本草》对世界医学教育也做出了巨大的贡献。该书颁行后不久即传入日本，深受日本医界的重视，日本律令《延喜式》905 年载"凡医生皆读苏敬《新修本草》"。公元 701 年，日本制定《大宝律令·疾医令》，将《新修本草》规定为医学生必修书，且课时必须达 310 天。

第四节　王焘的医学教育思想

王焘（约 670—755 年），唐代郿（今陕西省眉县）人。出身官宦世家，其曾祖父王珪是唐初杰出的宰相之一。王焘曾任徐州司马、给事中、邺郡太守等职，为官清廉善谏，与魏征齐名，曾是李渊的大儿子李建成的老师。王焘的思想脱胎于比较正统的儒家思想，强调学术的实用价值，力求学术能为社会现实服务。儒家强调"仁者爱人"，而医学能够济世救人，最能体现"仁"。王焘幼年多病，其母疾病弥年，他更能体会医药对人体健康的重要作用。所以他虽长期为官，却不忘悬壶济世，编书救人，正如《外台秘要·序》中所云："余幼多疾病，长好医术，遭逢有道，遂蹑亨衢，七登南宫，两拜东掖，便繁台阁二十余载，久知弘文馆图籍方书等，繇是观奥升堂，皆探其秘要。"鉴于历代方书辗转流传，篇目杂乱，而《诸病源候论》述症虽详，却很少论及方药，王焘遂立志编撰一部集历代医论和医方的方书大全。他博览古代医学文献，系统收集了盛唐以前经验效方，历时10年，于天宝十一年（752年）著成《外台秘要》四十卷。

一、为医的前提——尊重生命，反对迷信

在宗教迷信思想非常盛行的唐代，宿命论和巫术害死了很多人。王焘出身儒宦世家，从小深受儒家思想的熏陶，儒家重现实，不语怪力乱神，对王焘的生命观和疾病观产生了深远的影响。他尊重生命，认为"昔者农皇之治天下也，尝百药，立九候，以正阴阳之变沴，以救性命之昏札"。他反对迷信，立志总结我国医学成就以济世救人。正如《外台秘要·序》中云："死生契阔，不可问天，赖有经方仅得存者。"他对于疾病的认识非常客观，对于命定之说更是直接提出驳斥，《外台秘要·序》中载：

客有见余此方曰：嘻，博哉！学乃至于此邪。余答之曰：吾所好者寿也，岂进于学哉？至于遁天倍情，悬解先觉，吾常闻之矣。投药治疾，庶几有瘳乎！又谓余曰：禀生受形，咸有定分，药石其如命何？吾甚非之，请论其目。夫喜怒不节，饥饱失常，嗜欲攻中，寒温伤外，如此之患，岂由天乎？夫为人

臣、为人子，自家刑国，由近兼远，何谈之容易哉！则圣人不合启金滕，贤者曷为条玉版？斯言之玷，窃为吾子羞之。客曰：唯唯。

王焘明确否定了病由天定的可笑无知的观点，并从客观上分析了可能导致疾病的原因。这种唯物主义的疾病观是医学教育的重要内容，作为一名医生，如果连自己都相信"命有定分"，从而否定了医药治病的积极作用，还怎么能做一个解决病患痛苦的人呢？

二、治学著书之法——广收博采，无遗古今

王焘在医学方面最大的贡献，就是编写了被世代医家称为"世宝"的《外台秘要》。该书博采众方，引用前贤医籍达60部之多，"上自神农，下及唐世，无不采摭"。王焘曾长期任职于当时的国家图书馆弘文馆，这为他编写《外台秘要》提供了很大的方便。他在《外台秘要·序》中云：

凡古方纂得五六十家，新撰者向数千百卷，皆研其总领，核其指归。近代释僧深、崔尚书、孙处士、张文仲、孟同州、许仁则、吴昇等十数家，皆有编录，并行于代，美则美矣，而未尽善。何者？各擅风流，递相矛盾，或篇目重杂，或商较繁芜。今并味精英，铨其要妙，俾夜作昼，经之营之，损众贤之砂砾，掇群才之翠羽，皆出入再三，伏念旬岁，上自炎昊，迄于圣唐，括囊遗阙，稽考隐秘，不愧尽心焉。

医家治学著书必须广泛取材，才能在古人的基础上有所突破。王焘广收博采，却并非毫无鉴别地全部接收，他认为前贤

医籍"美则美矣，而未尽善"，有的"各擅风流，递相矛盾"，有的"篇目重杂"，有的"商较繁芜"，因此他"并味精英，铃其要妙""皆出入再三"，予以深思审判。王焘整理医籍，治学严谨，他对所用的古籍资料，均能详细地将诸家名号列于前，使得篇目层次清晰，不欺名盗世，夺人之美，是我们今天整理中医古籍的一面镜子。

三、良医的必备条件——严谨治学，注重实践

王焘在《外台秘要》第一卷中就论述医术肤浅辨证不确的危害，"此表里虚实之交错，其候至微。发汗吐下之相反，其祸至速。而医术浅狭，为治乃误，使病者陨没。自谓其分，至令冤魂塞于冥路，死尸盈于旷野，仁者鉴此，岂不痛欤！"告诫医生要"深究方论"，提高医术。医学教育应该培养良医，如果医术不到家，万不可任用，《外台秘要》卷三"天行病方七首"中云："时闻有此病而多仓卒死者不少，或由诊候不能精审，方药未达指归，饮食乖宜，寒温失节，故致尔。自心不全甄别，他医难得精妙，与其疗也，宁可任之，但能滋味适寒温，将理中间冷暖，守过七日，此最为得计。"他在《外台秘要·脚气论》中云："凡脚气病，皆由感风毒所致。得此病多不令人即觉，会因他病一度乃始发动，或奄然大闷，经三两日不起，方乃觉之。诸小庸医皆不识此疾，谩作余病疗之，莫不尽毙。故此病多不令人识也。"王焘结合临床实际，用病人的生命代价告诉后人，学医之人必须精于医术，如果像"诸小庸医"那样不能深达医理，识病之深浅，就算怀着一颗悬壶济世

之心，也只会害人不浅。

王焘注重实践，《外台秘要》中虽引用大量唐代以前的医学文献，但无一不是经过他的审择。他还将来自印度源于《天竺经》的金针拨法也收录其中，详细地介绍了金针拨障术治疗白内障的特殊疗法。他非常细致地描述了白内障的症状，"眼无所因起，忽然膜膜，不痛不痒，渐渐不明，经历年岁，遂致失明，令观容状，眼形不异，唯正当眼中央小珠子里，乃有其障，作青白色，虽不辨物，犹知明暗三光，知昼知夜，如此之者，名作脑流青盲，都未患时，忽觉眼前时见飞蝇黑子，逐眼上下来去"，治疗此病"宜用金篦决，一针之后，豁若开云而见白日"。这说明当时对针拨内障术已经掌握得相当熟练，并且有显著的疗效。

四、学医不忘孝道

王焘在《外台秘要·序》中云："不明医术者，不得为孝子。"王焘秉性孝顺，母亲患病时，长期衣不解带照看护理，遍访名医，遍查医著，寻找良方。他作为一代鸿儒，自然是深受儒家孝道思想的影响。《伤寒杂病论·序》中说："怪当今居世之士，曾不留神医药，精究方术，上以疗君亲之疾，下以救贫贱之厄，中以保身长全，以养其生。"孙思邈在《千金要方》中也提到："君亲有疾，不能疗之者，非忠孝也。"这些就更加坚定王焘知医尽孝的观点，也成为他钻研医学的强大动力。

第五节　王冰的医学教育思想

王冰（约 710—805 年），自号启玄子，籍贯不详，唐代人。曾任唐代太仆令，故称为王太仆。生平好养生之术，潜心研究《黄帝内经·素问》，尊崇为"至道之宗、奉生之始"，历 12 年著成《补注黄帝内经素问》一书，共 24 卷，81 篇，成为后人学习和研究中医学的传统典籍。

一、注重中医典籍的整理与学习

王冰对医学的最大贡献是整理校注了《黄帝内经素问》。他之所以历时 12 年孜孜其中，与他对中医典籍的推崇不无关系。他在《黄帝内经素问注·序》中阐述中医典籍的重要作用云："夫释缚脱艰，全真导气，拯黎元于仁寿，济赢劣以获安者，非三圣道，则不能致之矣。"他甚至将《素问》推崇为"至道之宗，奉生之始"。尊崇医学经典，是中国古代医学和医学传授的一贯精神。相较于西方科学的线型超越发展轨迹，中国医学遵循的是圆形拓展发展轨迹。由于中医学早期理论的极其圆融，其后的医学发展需要不断地到源头那里寻求理论支撑和资源。此种特性，决定了中医学的创新必须奠基于传承之上，否则中医必然成为无本之木、无源之水。王冰对中医典籍的推崇对中医教育具有非常重大的启示意义。

王冰非常重视对中医典籍的学习，他认为尽管人"天机迅发，妙识玄通，藏谋虽属乎生知"，但"标格亦资于诂训，未尝有行不由径，出不由户者也"，只有借助于医学经典的学习才能领略医学精髓。经典是习医者登堂入室的"径"和"户"，除此别无他途。但他发现《素问》古奥枯涩，"其文简，其意博，其理奥，其趣深"，而且历时久远，有很多衍文、脱文，甚至有被篡改和讹误的地方，他指责世本纰缪云：

世本纰缪，篇目重叠，前后不伦，文义悬隔，施行不易，披会亦难。岁月既淹，袭以成弊。或一篇重出，而别立二名；或两论并吞，而都为一目；或问答未已，别树篇题；或脱简不书，而云世阙。重《经合》而冠《针服》，并《方宜》而为《咳篇》；隔《虚实》而为《逆从》，合《经络》而为《论要》；节《皮部》为《经络》，退《至教》以先《针》。诸如此流，不可胜数。(《黄帝内经素问注·序》)

倘若不加整理，会给习医者的阅读和学习带来很大障碍，他感叹说："且将升岱岳，非径奚为？欲诣扶桑，无舟莫适。"正是"恐散于末学，绝彼师资"，王冰才"精勤博访，而并有其人"，经过 12 年的艰辛努力，重新整理注释《黄帝内经·素问》一书。不仅对《素问》各篇进行了调整、归类、校勘，而且对全文做了注释和发挥，使《素问》一书的奥义得以晓畅，原来残缺不全、脱简讹误、重复甚多的医学经典得以定本，对中医学的发展做出了重要贡献，王冰也随着《黄帝内经·素问》一书的千古流传而垂范史册。需要特别指出的是，王冰整理注释《素问》一书，具有明显的医学教材意识，他明确提出撰著该书的目的："冀乎究尾明首，寻注会经，开发童蒙，宣扬至理而已。"

二、严谨的治学态度

王冰虽没有明确提出治学严谨，但他本身的治学经历就给后人树立了光辉的榜样。《素问》一书传至唐代，纰缪甚多，内容混乱，影响授学和使用。王冰为整理此书耗时十二载，精勤博访，广泛收集《素问》各种传本，而且与诸多同道深入研讨，对诸多版本进行了分析考证，比较优劣，"方臻理要"，其态度之审慎、用心之精勤让人钦佩。在篇目的具体整理上，王冰更是体现出了严谨的治学作风，他根据各篇具体情况，分别采用不同的方法进行校订。

其中简脱文断，义不相接者，搜求经论所有，迁移以补其处；篇目坠缺，指事不明者，量其意趣，加字以昭其义；篇论吞并，义不相涉，阙漏名目者，区分事类，别目以冠篇首；君臣请问，礼仪乖失者，考校尊卑，增益以光其意；错简碎文，前后重叠者，详其指趣，削去繁杂，以存其要；辞理秘密，难粗论述者，别撰《玄珠》，以陈其道。（《黄帝内经素问注·序》）

王冰在增改经文时，态度比较严谨，为了使《黄帝内经》原文与自己所增加者有所区别，特仿陶弘景《神农本草经集注》之例，采用黑色和红色两种字体，"凡所加字，皆朱书其文，使今古必分，字不杂糅"。

通过对王冰校本及整理条例的分析，可以看出，王冰对《素问》一书的整理，不仅有"广备众本"这一先决条件，而且其行事甚为审慎，方法较为合理。凡所校订文字，皆有所本；改移之处，亦有依据；今古文字，朱墨分书；疑而无据者，缺以待考，体现出了非常严谨的治学风范。

第六节 鉴真的医学教育思想

鉴真，俗姓淳于，广陵江阳（今江苏扬州）人，生于唐垂拱四年（688年），卒于广德二年（764年）。唐代佛学大师，律宗南山宗传人，著名医学家。晚年受日僧礼请，东渡传律，十年之内六次泛海，历尽艰险，双目失明，终抵奈良，成为日本佛教律宗开山祖师，在传播佛教与盛唐文化上，有很大的历史功绩。日本人民称鉴真为"天平之甍"，意为他的成就足以代表天平时代文化的屋脊。鉴真不仅为日本带去了佛经，还促进了中国文化向日本的流传，在佛教、医药、书法等方面，对于日本有极其深远的影响。鉴真在医药学方面，博达多能，品鉴极精，多有建树。鉴真对医学教育并无过多论述，但他的实际行动却对医学教育惠施极多。

一、普度众生、救济人间疾苦的医学目的

佛教本义提倡普度众生，救济人间疾苦，佛教"五明学"中即有专门论述研究医理、方剂、药物的"医方明"。为鉴真传经授戒的两位大师——道岸律师和弘景律师，都是精通佛教和医学的得道高僧，对鉴真深有影响。

除精心佛学之外，潜心研读和领会《神农本草经》《黄帝内经》《千金方》《伤寒论》《新修本草》《海药本草》等医药典籍是鉴真最大的爱好。他20岁开始游学洛阳、长安时，

常去宫廷太医署，不断向医家及宫廷医师请教，还亲自到药房观看药物炮制、加工，拜访经验丰富的药师和老农，到深山野岭辨识、了解、采挖药材。长安、洛阳游学回到龙兴寺后，鉴真首创悲田院，亲自在寺内山地种植药材，炮制、加工、配伍、煎煮、熬制方剂，济贫扶困，为贫苦百姓免费看病，送医送药。在每次出外传经讲学及游览过程中，他都利用此时机，注意收集当地药草和民间偏方、秘方，并利用业余时间为民众疗伤医病。鉴真可以说是以"普救含灵之苦"的"大慈恻隐之心"来从事医疗活动，不为名，不为利，只为救济人间疾苦。

二、积极向海外传播中医药，是中医药国际教育的典范

中医药向日本的传播历史极其久远。秦始皇为寻求长生不老之药，即曾派徐福等渡海去日本，中医药在那时就有可能已随之传入日本。562年，吴人知聪携《明堂图》等医书160卷赴日本，使中医药书籍首次直接传入日本。但中医学大规模传入日本是在唐朝。据木宫泰彦《日中文化交流史》载，7～9世纪的两百年间，日本共派遣唐使19次38船，计约5000人次，这些遣唐使来唐活动的其中一项内容就是进行医药文化交流，代表着唐代中国医学先进水平的医学书籍随之大量传入日本。除了派遣留学生和使者前来中国学习和考察外，日本政府还殷切邀请中国学者去日本讲学和教授，这其中就有鉴真。

鉴真以他特有的佛家情怀，随船携带有大批医籍和名贵药材，在日本东大寺、药师寺、观音寺设悲田院，施药问诊，救

治贫病，并将中医药知识毫无保留地传授给日本僧人，从药材的种植、管理、采集、加工、炮制到辨证施治、药材配伍等，认真教授，悉心指点。据日本《本草医谈》记载，当时鉴真虽已双目失明，但他只需以口尝、鼻嗅、手摸就可以辨别药草种类和真假，足可看出他本草学造诣之深。鉴真到日本后不久，便治愈了光明皇太后的病，展现了精湛的医术，树立了医学威信。鉴真以其精湛的医术、高尚的医德和救世济民的慈悲情怀为他在日本赢得了崇高的声誉，其事迹在日本的医书和史书如《续日本记》《风土记》《日本书记》《延历僧录》《延喜式》《唐大和尚东征传》《医心方》《日本国见在书目》《大和本草》《和汉药百科图鉴》《宣禁本草》《本草和解》《日本医学史纲要》等都有记载。据传鉴真在日本总结自己几十年行医经验和研究成果，编成《鉴上人秘方》一卷，见载于日本医书《本草和名》《皇国名医传》等典籍中。虽然《鉴上人秘方》后来失传，但如诃梨勒丸方、脚气入腹方、鉴真服钟乳随年煎方、奇效丸、万病药、丰心丹等药方仍为日本部分地区所沿用，几乎成为民间常备药，对日本的医学事业产生巨大影响。鉴真在日本医药界享有崇高的威望，被誉为"日本汉方医药之祖"。

纵观鉴真的一生，除其佛教成就外，他还是一代医术高深、品德高尚的医药家。他的伟大之处在于将佛教普度众生、救苦救难的深奥教义和中医中药的精髓转化为具体的医药实践活动，并将这种融合佛家教义和医家本义的精神和行动惠施海外，不但是中国古代医学史上，也是人类医学史上最具普济情怀的医家。他历尽艰辛、矢志不挠的传医海外的行为，充分体现了他"是为法事也，何惜身命"的崇高思想境界和道德准则。

第七节　咎殷、蔺道人的医学教育思想

一、咎殷的医学教育思想

　　蜀医咎殷，唐代中晚期医家，精于医术，长于食疗，尤擅妇产科。大中年间，相国白敏中家中有难产妇人，病情危殆，白敏中遍访名医，寻求救人良方，有人向其举荐咎殷。相国遂召见咎殷，询问其治疗产乳疾病的良方，咎殷撰方三卷赠与白敏中，相国认为此书论述妇产科疾病内容大道至简，极为珍视，命之为《产宝》，也即后世流传之《经效产宝》。唐代以前的医学文献，对于妇产医学在临床证治与方药构成方面均未形成体系，而《经效产宝》一书的出现则弥补了这一缺憾，成为我国现存最早最完整的产科医学专著。此外咎氏对养生以及食疗研究亦颇有心得，著有《食医心鉴》三卷，今亦存，医方多取材容易、价廉效验。

　　医之道虽素来主张仁心仁术，然则医术乃至方药为医者安身立命之本。故而自古以来不少医者就有藏私之习，譬如家传（不传外人）、秘方（意即秘而不传之方）等，久而久之，不少医学理法方药遂湮没于浩瀚历史长烟之中，甚为可惜。即便如此，还是有不少医德高尚、重义轻利、一心体恤患者疾苦的医家将自己毕生心血录入书中，流传于后世，以供后世医者学习。相国白敏中向咎殷问询产乳疾病良方，咎殷遂将自己毕生所学赠与白敏中，甚至连书稿的序言都未曾留下。《经效产宝》乃我国现存最早最完整的产科医学专著，多有效验，对后世宋·杨子建《十产论》、李师圣《产育宝庆方》，以及南宋·陈自明的《妇人大全良方》的成书影响甚为深远。

二、蔺道人的医学教育思想

蔺道人，长安（今陕西西安）人，唐代骨伤科医家，僧人。唐会昌年间（841—846 年）朝廷推行废止寺院以促使僧道人员还俗从事生产的政策，蔺道人流落民间，于宜春之钟村搭建草庵居住，在当地买了数亩田地耕作自给自足。村中有一彭姓老者，常常往来于蔺道人之茅庐，感情甚是稔熟，有时还帮助蔺道人耕作。一日，彭姓老人之子伐木之时不慎跌落，身上多处骨折，不断呻吟。蔺道人亲自进行诊治，很快疼痛减轻，数日之后已如常人。众人始知蔺道人通晓医术，前来求医问药者甚多。蔺道人渴望平静的生活，不想被人打扰，遂将方药著书《理伤续断方》授予彭姓老者，并嘱咐彭姓老者勿要轻售此书、勿要所传非人。之后，人们将蔺道人的传书《理伤续断方》改名为《仙授理伤续断秘方》，是中国现存第一部骨伤科专书，在正骨手法、脱臼、骨折处理等方面有较突出的贡献。其根源于《内经》《难经》，继承了葛洪、孙思邈和王焘等医家在骨科方面的学术思想，首次规定了骨折脱臼等损伤常规治疗的 13 个步骤、方法和方药，并论述了处理损伤、关节脱臼以及伤科常用的止血、手术复位、牵引、扩创填塞、缝合等具体操作技术，对我国骨关节损伤治疗的发展产生了深远的影响。

（一）医学人才要淡泊名利

自古以来，掌握了高明医术的医家能救人于水火之中，自此名利都会纷至沓来。然则历史上有不少医家不计名利，甚至著书写作连姓名都不留下或是托名圣贤，一心只求医术能流传后世，造福后人。蔺道人就属于这类具有道骨仙风且淡泊名利的医家。当众人皆知蔺道人医术高明，纷至沓来之时，他不慕名利，而是将方书直接赠与他人，使医术传于后世。

（二）医学教育切勿所传非人

蔺道人虽不重名利，但却非常重视医学教育人才的甄选。他特意叮嘱彭姓老者切勿随意将此书传于后人，要有所选择。这是早在《黄帝内经》中就已经明确阐明的医学教育思想，"不得其人，其功不成，其师无名"（《灵枢·官能》），"士之才力，或有厚薄，智虑褊浅，不能博大深奥"（《灵枢·禁服》）。因此，为了保证医学知识流传不绝，必须慎重选择教育对象，倘若择人不当，不但不能弘扬医术，反而会给医学带来极大的损失，"传非其人，慢泄天宝"（《素问·气交变大论》）。宋代林亿、高保衡在《重广补注黄帝内经素问》序言中曾叹道："奈何以至精至微之道，传之至下至浅之人，其不废绝，为已幸矣。"到了现代，这种情况似乎并未改变，中医教育任重而道远，应当重视医学教育人才的选择，否则长此下去，会导致后继乏人，医道渐衰。

第八节　隋唐五代时期的医学学校教育

隋唐五代时期，医学教育不但继续沿袭着家传和师徒传授的优良传统，而且在魏晋南北朝时期医学学校教育制度业已萌生的基础上，医学学校教育得以发展完备，成为我国医学史上医学教育最为进步的时期之一，无论在机构设置、学校规模，还是在课程设置、考核机制等方面都达到了历史的新高度，并对后代的医学教育产生了深远的影响。

一、基本概况

隋统一全国后，在前代基础上，先后建立和完善了太医署，这是中国历史上最早的医学教育机构，也是世界文明史上最早见于记载的、规模宏大的官办医学教育机构。隋代太医署属太常寺统领，有太医令 2 人（从七品下）、丞 2 人（从八品下）、主药 2 人、医师 200 人、医生 120 人。隋炀帝时又增医监 5 人、医正 10 人。太医令掌诸医疗之法，并掌管该署之政令，丞则为其助理。医师、医正、医工主要为人诊疗疾病。其教育机构分为医学教育和药学教育，医学教育设四个科系，医学科编制有医博士 2 人、助教 2 人、医学生 120 人，按摩科有按摩博士 20 人、按摩师 120 人、按摩生 100 人，另设有咒禁博士 2人。在药学教育方面有主药 2 人、药园师 2 人及药园生若干。隋代高度重视学院式医学教育，医学校师生最多时达 580 多人。

唐代医事和教育制度承隋制，于唐高祖武德七年（624 年）

正式设立太医署，隶属太常寺主管，规模较大，且教育制度比隋朝健全。设太医署令2人，主掌学校的全面工作，丞2人，负责协助太医署令的工作，另设有府2人、史2人、医监4人、医正8人、掌固4人等，各自主管教务、文书、档案和庶务等工作。在太医署下明确设医科与药科，医科又分医、针、按摩、咒禁四科，医科之下再行细分，"分而为业，一曰体疗，二曰疮肿，三曰少儿，四曰耳目口齿，五曰角法"，各科均有博士、助教教授学生，有医工、医师辅助教学，并有明确的课程设置、考核晋升等制度。唐太医署还设有药园一所，有主药、药童以管理修合药材，药园师、药园生、掌固等栽培收采药材，药园师负有培养药园生成药师之责。

隋唐时期地方医事制度和医学教育也颇有建树。隋代郡县官府均有医生。唐代的地方医学教育始于贞观初（627年），据《旧唐书》记载，对全国各府、州医学校教师、学生的人数、品级都有规定：京兆、河南、太原等府，"医药博士一人，助教一人，学生二十人"；大都督府，"医学博士一人（从八品下），助教一人，学生十五人"；中都督府，"医药博士一人，学生十五人"；下都督府，"医学博士一人，助教一人，学生十二人"；上州，"医学博士一人（正九品下），助教一人，学生十五人"；中州，"医药博士一人（从九品下），助教一人，学生十二人"；下州，"医学博士一人（从九品下），学生十人"。

虽然唐代地方医学教育并不能说非常完善，但从史料来看，唐政府对地方医学教育还是比较重视的。针对地方医学教育的不足，曾多次予以完善，《新唐书·百官志》"医学博士"条下注云："贞观三年，置医学，有医药博士及学生。开元元年，改医药博士为医学博士，诸州置助教，写《本草》《百一集验方》藏之。未几，医学博士、学生皆省，僻州少医药者如故。二十七年，复置医学生，掌州境巡疗。永泰元年，复置医学博士，三都、都督府、上州、中州各有助教一人，三都学生二十人，都督府、上州二十人，中州、下州十人。"《唐会要》卷八十二载："十二年二月十三日，上亲制《贞元广利方》五卷，颁于州府。至三月十五日，勅：贞观初诸州各置医博士，开元中兼置助教，简试医术之士，申明巡疗之法。比来有司补拟，虽存职员，艺非专精，少堪施用，缅思牧守，实为分忧，委之采择，当悉朕意。自今以后，诸州应阙医博士，宜令长史各自访求选试，取艺业优长堪効用者，具以名闻。已出身入式，吏部更不须选集。"

更为难能可贵的是，史料显示唐代地方医学教育的目的是为民众防治疾病而设，《唐六典》载："医学博士以百药救疗平人有疾者，下至执刀、白直、典狱、佐、使，各有其职，州县之任备焉。"《唐会要》卷八十二载："贞观三年九月十六日，设诸州治医学。至开元十一年七月五日，诏曰：远路僻州，医术全无，下人疾苦，将何恃赖？宜令天下诸州，各置职事医学博士一员，阶品同于录事，每州《本草》《百一集验方》与经史同贮。至二十七年二月七日，勅：十万户以上州，置医生二十人，十万户以下，置十二人，各于当界巡疗。"《旧唐书》也明确指出医药博士的职责为"以百药救民疾病"《新唐书》也规定地方医学博士"掌州境巡疗""掌疗民疾"等。

五代时后唐末帝清泰年间（934—935年），于太医署和诸道设置医药博士外，还设有翰林医官。如参加宋代《开宝本草》编撰工作的刘翰，后周世宗柴荣曾因其献《经用方书》等医学著作而委以翰林医官职。南唐（937—975 年）也曾在各州设立医学，如陈士良曾任剑州（今福建南平）医学助教。

二、医学教育思想

从该时期的医学学校教育实践中我们可以总结出一些很有价值的医学教育思想。

（一）分科施教的原则

据史料推测，医学教育分科施教在周代就已开始，到隋唐时期则愈加精细，而且学制也有明确规定。《唐六典》载："医博士，掌以医术教授诸生，习《本草》《甲乙》《脉经》，分而为业。一曰体疗，二曰疮肿，三曰少小，四曰耳目口齿，五曰角法。"注云："诸医生既读诸经，乃分业教习，率二十人以十一人学体疗，三人学疮肿，三人学少小，二人学耳目口齿，一人学角法。体疗者，七年成；少小及疮肿，五年；耳目口齿之疾并角法，二年成。"医学范围广泛，分科系统而精细，不仅有利于医学向专科纵深发展，而且有利于把学生培养成专门人才。

（二）基础通识课与专业课相结合的课程设置原则

在课程设置上，隋唐时期的医学学校教育体现出基础通识课与专业课相结合的原则。

1. 集中进行医学基础课程教学

各科共同必修课程有《明堂》《素问》《黄帝针经》《本草》《甲乙经》《脉经》等，《唐六典》载云："太医令掌诸医疗之法，丞为之贰，其属有四，曰：医师、针师、按摩师、咒禁师，皆有博士以教之，其考试、登用如国子监之法。"注云："诸医、针生，读《本草》者，即令识药形，知药性；读《明堂》者，即令验图识其孔穴；读《脉诀》者，即令递相诊候，使知四时浮沉涩滑之状；读《素问》《黄帝针经》《甲乙》《脉经》，皆使精熟。博士月一试，太医令、丞季一试，太常丞年终总试，若业术过于见任官者，即听补替。其在学九年无成者，退从本色。"在共同基础课考试及格的基础上，才可以参加分科学习，《唐六典》载："医博士，掌以医术教授诸生，习《本草》《甲乙》《脉经》，分而为业。"注云："诸医生既读诸经，乃分业教习。"这就为学生打下坚实的医学理论基础提供了保障。

2. 根据不同分科进行专业技术课程的教学

唐代各科基本情况如下。

医科：太医署五个系之最大者，其下细分为五个学科，即体疗科、疮肿科、少小科、耳目口齿科、角法科。共有医学生 40 名，其中：体疗科 22 名，疮肿科 6 名，少小科 6 名，耳目口齿科 4 名，角法科 2 名。设太医博士 1 人，职位为正八品上，"掌以医术教授诸生习《本草》《甲乙经》《脉经》"，然后"分业教习"。设有助教 1 人，为从九品上，"又置医师 20 人，医工 100 人，辅佐掌教医生"。

针科：为唐代新设科目，不分科，共有针灸学生 20 名。设针博士 1 人，职位为从八品上，"掌教针生以经脉孔穴，使识浮沉涩滑之候。又以《九针》为补泻之法"（《唐六典》）。在教学方法上，提出"凡针生习业者，教之如医生之法"，要求针生"凡针疾先察五脏有余不足而补泄之"。除针博士掌教外，另设针助教 1 人，为九品下，又置针师 10 人、针工 20 人，以辅佐教学。针科学生课程，《唐六典》有明确规定："针生习《素问》《黄帝针经》《明堂》《脉诀》。兼习《流注》《偃侧》等图、《赤乌神针》等经。业成者，试《素问》四条、《黄帝针经》《明堂》《脉诀》各二条。"上述兼习书目均为五六世纪医家医著，说明当时的医学教育注重吸纳医家的宝贵经验。

按摩科：下不分科，有学生 30 人（注：武德中，置三十人。贞观中，减置十五人）。设按摩博士 1 人，职位为从九品下，"掌教按摩生以消息导引之法，以除人八疾：一曰风，二曰寒，三曰暑，四曰湿，五曰饥，六曰饱，七曰劳，八曰逸。凡人肢节腑脏，积而疾生，导而宣之，使内疾不留，外邪不入，若损伤折跌者，以法正之"（《唐六典》）。另设有按摩师 4 人、按摩工 16 人，以辅佐教学。该科课程除与医科共同之医学理论、药物学学习外，另开设"消息导引之法""熊经鸟伸，延年之术"（如华佗之"五禽之戏"、魏文之"五槌之锻"等）以及正骨等专业课程。

咒禁科：规模较小，有咒禁生 10 人。设咒禁博士 1 人，职位为从九品下，"掌教咒禁生，以咒禁拔除邪魅之为厉者"（《唐六典》）。另设咒禁师、咒禁工各 2 人，以辅佐教学。该科专业课程有山居方士之道禁，有出于释氏之禁咒等，还包括存思、禹步、营目、掌决、手印五种禁咒神法。教学内容除迷信糟粕外，其中包含的一些气功、心理疗法等还是具有科学性的，目前仍有现实意义。

（三）医学教育与药学教育相结合的原则

隋唐时期的医学学校教育，医学与药学已经分开，但仍由太医署统一掌管。唐太医署非常重视药学人才的培养，并注重对医学生《本草》的教学，特设药园一所，以担其职。

《唐六典》中载："京师置药园一所，择良田三顷，取庶人十六已上二十已下充药园生，业成，补药园师。"药园是我国历史上最早的药用植物园，也是药学教育机构。《新唐书·百官志》载：药园设有"府二人，史四人，主药八人，药童二十四人，药园师二人，药园生八人，掌固四人"。《唐六典》载："药园师以时种莳，收采诸药。""凡药有阴阳配合、子母兄弟、根叶花实、草石骨肉之异，及有毒无毒、阴干曝干、采造时月，皆分别焉。"为保证药园所种植的药材的全面和优质，"凡课药之州，置采药师一人"（《新唐书·百官志》）。药园更重要的任务是负责药园生的教育，并承担其他四科学生《本草》课程的教学，教授学生掌握各类药物种植采收的时间和方法，辨别药物的气味作用，以及炮制贮纳等知识。所用教材有《神农本草经》《名医别录》等，《新修本草》颁行后，亦立即被采用为教材。

（四）理论与实践并重的教学原则

唐代医学学校教育非常重视理论学习，各科学生都必修《素问》《难经》等医学理论课程，并且必须通过相关考试，方可入各科学习。医理之不通，何谈医术之精湛。因此，从唐代医学学校教育课程安排可看出当时对医学理论的重视。

同时，唐代医学学校教育非常注重对学生实际临床操作技能的培养。在学生考核上除测试医学知识外，还强调"诸医、针生，读《本草》者，即令识药形，而知药性；读《明堂》者，即令验图识其孔穴；读《脉诀》者，即令递相诊候，使知四时浮沉涩滑之状；读《素问》《黄帝针经》《甲乙》《脉经》，皆使精熟"，注重实际运用能力的考核。每科皆配备专门的实践教学人员，医科除设有太医博士1人、助教1人外，又置医师20人、医工100人，以辅佐掌教医生；针科除设针博士1人、针助教1人外，又置针师10人、针工20人，以辅佐教学；按摩科除设按摩博士1人外，另设有按摩师4人、按摩工16人，以辅佐教学；咒禁科除设咒禁博士1人外，另设咒禁师、咒禁工各2人，以辅佐教学。

另外，中国古代医学学校教育有一个共同特点，即医学教育机构往往身兼医疗之责，为医学教育的实践教学提供了非常便利的条件。据记载，唐代各地方所设之府、州医学博士，均身兼医疗、教学之职，既在助教协助下，教授学生，又"掌疗民疾""以百药救疗平民有疾者"。医学生也身肩在州境内巡回医疗的任务，如开元二十七年，在复置医学生时，就明确提出"掌州境巡疗"的职责（《新唐书·百官志》）。

（五）严格的教学纪律和考核晋升制度

为确保教学质量，唐代规定有严格的教学纪律。据《唐会要》载："凡学生有不率师教者，则举而免之。其频三年下第，九年在学无成者，亦如之。""诸博士、助教皆分经教授学者，每授一经，必令终讲，所讲未终，不得改业。诸博士、助教，皆计当年讲授多少，以为考课等级。""诸生先读经文通熟，然后授文讲义。每旬放一日休假，前一日博士考试。其试读，每千言内试一帖，帖三言；讲义者，每二千言内问大义一条，总试三条。通二为及第，通一及不全通者，酌量决罚。"

在考核与晋升制度上，唐代医学学校教育同样有着严格的规定。除入学考试外，还定期（月、季、年）进行考试，《唐六典》载医师、针师、按摩师、咒禁师"其考试登用，如国子监之法"，注云"博士月一次试，太医令丞季一试，太常丞年终总试"，即由太医博士主月考，太医令丞主季考，年终及毕业考试则由太常丞主考。未能按期毕业学生可留级跟读，但最长限定在9年内完成学业，否则即予以黜退，"其在学九年无成者，退从本色"。考核成绩与选拔任用直接相关，"若业术过于见任官者，即听补替"。《唐会要》卷八十二载："乾元元年二月五日制：自今以后，有医术入仕者，同明经例处分。至三年正月十日，右金吾长史王淑奏：医术请同明法选人，自今以后，各试医经方术策十道、本草二道、脉经二道、素问十道、张仲景伤寒论二道、诸杂经方义二道，通七已上留，以下放。"通七以上留者亦根据成绩高低予以安置，通常上选者可充御工，其次可派各州任医学博士等。

医学精微，医术关乎人命，医学教育必须要严格，一可确保培养出高水平的医疗人才，二可培养学生精勤不倦之学风和谨严审慎之态度。

三、对域外医学教育的影响

隋唐时期，国富民强，百业兴旺，促进了国内外贸易的发展和科学文化的交流，长安成了中外文化与经济交流的中心。英国著名中国科学技术史专家李约瑟博士曾描述说："唐代确是任何外国人在首都都受到欢迎的一个时期，长安和巴格达一样，成为国际著名人物荟萃之地，阿拉伯人、叙利亚人和波斯人，从西方来到长安，同朝鲜人、日本人、中国人和印度支那的东京人相会。"据《隋书》和新、旧《唐书》等记载,其时与我国有过交往的地区和国家有九十余个。当时的中医学在世界上处于领先地位,在中外医学交流中,中医学既吸取了外来的医药精髓,同时对世界医学,尤其是日本、朝鲜等近邻,产生了深远影响,这其中也包括医学的学校教育制度与思想。

新罗和日本即仿照中国推行医学教育。693 年,新罗置医学博士 2 人,其学制仿效唐朝,以中国医书《本草经》《甲乙经》《素问》《针经》《脉经》《明堂经》《难经》等为教材教授学生,后又增加《新修本草》课程。701 年 8 月,日本文武天皇颁布"大宝令",几乎完全照搬唐制设置医事制度、医学教育、医官。如疾医令规定于中务省设正、佑、令使、侍医、药生等官职,宫内省设医师、医博士、医生;针师、针博士、针生;按摩师、按摩博士、按摩生;咒禁博士、咒禁生;药园士、药园生等职务。规定医生、针生分科习业,医生必修《甲乙经》《脉经》《小品方》《集验方》,针生则必修《素问》《针经》《明堂》《脉诀》《流注经》《偃侧图》《赤乌神针经》等。学习年限:体疗、产科、针科均为 7 年,疮肿、少小 5 年,五官科 4 年,按摩、咒禁 3 年。

第五章
宋金元时期的医学教育思想

公元 960 年，赵匡胤发动政变，废除了后周恭帝，自己登上皇位，建立宋朝，以汴梁（今开封）为都城，继而又结束了五代十国封建割据局面，中原暂告统一。但北宋王朝始终未能完全统一中国，宋朝至元朝的 400 年间，除了汉族政权外，还有多个少数民族政权交叉存在于我国的不同区域。北面有契丹建立的"辽"及党项族建立的"西夏"，西部有吐蕃势力，东北有女真族"金"，北部有蒙古，南面又有"大理"及丁珬王朝，这些政权及势力始终威胁大宋王朝。

宋朝强化中央集权制的封建统治，赵匡胤即位初期，一方面用计策令部下交出军权，由他统一掌管，另一方面注重文治，推行偃武修文国策，在国家职能方面，增强文职官员对国家大事的筹划，并积极推行科举制度，选贤任能。在经济方面，宋代徭役税收在不同地区有所减轻，加上农田水利建设以及科技文化进步，宋代初期的社会生活确实曾出现了比较繁荣的局面。但是自从宋朝中期以后，因为辽与西夏的侵扰，经济不振，国势日益衰退。南宋偏安一隅，与金元对峙，政府奸佞当道，置民族矛盾、民族斗争于不顾，注意力只集中于横征暴敛，宣扬封建的纲常伦理，以加强对人民的精神束缚，导致那些爱国的文臣武将才华得不到发挥，国家从衰弱最终走向灭亡。

宋朝在农业及手工业发达的基础上，社会生产力提高，商业发展迅速。因此一批城市中产阶层兴起，但他们大都沉溺在安逸奢华的生活中。同时海上贸易亦因商队增加而迅速扩展。另一方面，很多新思想涌现，对医学产生了一定的影响。儒学思想亦再次复兴，哲学家称之为新儒学。如北宋中期，有一些文人对宇宙起源问题，以及人的精神（理）和物质（气）的依存关系等哲学基本问题进行了探索。周敦颐可称得上理学的倡导者，他强调太极图说；程颢、程颐兄弟提出了"天理"论；张载也发挥了义理性命的论说。到了南宋，著名学者朱熹，集理学之大成，对太极、理气作了全面总结，完成了理学体系，倡导存天理去人欲，因其理论符合封建统治者的需要，所以很受重视，更被后世推崇为儒家之正统。另外，从北宋开始，历朝皇帝都比较推崇道教。如宋太祖赵匡胤纂修《开宝本草》时就吸收道士马志参加。宋太宗纂修《太平圣惠方》，其主撰者王怀隐就曾当过道士。宋太宗也曾诏见过华山道士陈抟，并赐其封号。至真宗时，续修《道藏》，并在各地大建道观。到徽宗赵佶时，对道教更加崇信，他曾封道士林灵素为"通真达灵先生"，而自封为"教主道君皇帝"。在这样的历史条件下，赵佶主持编纂的医学书籍《圣济经》和《圣济总录》，其中有相当篇幅反映了道教思想的内容。

北宋历朝皇帝对医学的重视是史无前例的，近代学者谢观认为："中国历代政府，重视医学者，无过于宋"。宋代自太祖朝起，就很重视医学，且有好几位皇帝爱好医药，尤其是宋徽宗赵佶，崇宁二年（1103年），诏令在国子监设立"医学"，吸收有文化素养的儒生学医，来改变医学的社会地位。特别是在他们的影响下，一些文臣武将也多关注医学，如掌禹锡、欧阳修、王安石、曾公亮、富弼、韩琦、夏竦、宇文虚中等人也都参加古医书的整理，苏轼、沈括、陈尧叟、孙用和等人均有个人收集的医方著述。在北宋校正医书局刊印医书以后，对于临床各科及伤寒学研究的专著也逐渐增多。此外，宋代医学的发展还表现在医学教育的发展、疾病诊断水平的提高以及临床各科的进步等方面。

宋金元时期都设有较为完整的医药卫生行政机构，并且制定了一系列医事制度和法规等。宋代对医学教育更为关注，不仅把医学校设为一个独立机构，而且还将其纳入国家官学系统。宋代还专设"校正医书局"，集中了一批著名医学家及其他学者，有计划地对历代重要医籍进行搜集、整理、考证、校勘。很多医籍如《素问》《神农本草经》《脉经》《甲乙经》都是经此次校订、刊行后流传下来的。此外对著名医籍进行了大量研究工作，例如对《内经》《伤寒论》等予以注解训释，对医学发展产生了深远的影响，为中医文献的保存、传播做出了重大的贡献。另外，宋廷又设立"尚药局"，广泛地收集宋代以前的方剂及民间验方，编成大型方书。宋代名医既多，亦都编撰各自的验方传世。《太平圣惠方》是首部编著的大型方书，刊于淳化三年（992年），系北宋翰林医官院王怀隐等人在广泛收集民间效方的基础上，吸收了北宋以前各种方书的有关内容集体编写而成，全书共1670门，方16834首，包括脉法、处方用药、五脏病证、内科、外科、骨伤、金创、胎产、妇科、儿科、丹药、食治、补益、针灸等，对每一病证都进行了论述。

宋代经济的发展，使得科学技术获得突出的进步，造纸与雕版印刷术的飞跃发展促进了宋代文化事业的发达。我国利用竹子等材料造纸，原料丰富，加上技术进步，使得造纸术发展迅猛。至于雕版和印刷，在868年唐代年间即已存在，至北宋时期我国南北各地均拥有一批雕版高手，加之当时官修书籍规模很大，极大地促进了我国雕版事业的发展。北宋中期（1040年）毕昇发明活字印刷技术，更标志着我国印刷事业的进步，为此后医学及科学著作的大量出版奠定了基础，也促进了医学知识的普及和提高。

辽（907—1125年）是中国历史上由契丹族在中国北方地区建立的封建王朝。916年，辽太祖耶律阿保机统一契丹各部称汗，国号"契丹"，定都临潢府（今内蒙古赤峰市巴林左旗南波罗城）。947年，辽太宗率军攻灭五代后晋，改国号为"辽"。983年曾复更名"大契丹"，1066年辽道宗耶律洪基恢复国号"辽"。辽一度国势兴盛，疆域东至日本海，西接阿尔泰山，北达胪朐河（今蒙古克鲁伦河），南抵白沟（今河北省新城县东自北而南的白沟河）。辽朝后期，内部斗争加剧，加之北方崛起的女真族完颜阿骨打统兵南下，1125年天祚帝被俘，辽亡。1124年，辽皇族耶律大石率一部分人西迁至天山南北及中亚一带，重建政权，称"哈剌契丹"，即西辽，定都虎思斡耳朵（位于今吉尔吉斯斯坦共和国楚河州托克马克境内的布拉纳城）。1218年，西辽被蒙古帝国灭亡。夏是以党项族为主体的民族政权，元昊为党项族首领，1038年元昊称帝建国，定都兴庆府（今宁夏银川市），国号大夏，史称西夏，疆域东据黄河，西界玉门，南临萧关，北控大漠，经十世历 190 年始被元灭亡。西夏前期与北宋、辽，后期与南宋、金形成鼎足之势，视其强弱以为向背。

金及元在形成强势王国之前，都是宋代时期东北境外的游牧民族。金是以女真族为主体的民族政权。女真族分散聚居在今黑龙江和松花江流域，契丹族兴起后受辽的统治。1115年女真人在阿骨打领导下的反辽战争中建立了金朝，阿骨打即位称帝，为太祖。金建国后继续抗辽斗争，1125 年灭辽，再两年，灭北宋。自 1125 年太祖至 1234 年末帝哀帝，经十世，历时 120 年。1206 年，铁木真（1167—1227 年）统一了蒙古各部，建立蒙古国，确立分封制度，诸王和群臣为其上尊号"成吉思汗"，其强大军队横扫亚洲各国，远至波斯及韩国。他的继成者窝阔台（1227—1241 年）继续侵吞欧洲大陆。成吉思汗孙忽必烈于 1260 年继承汗位（世祖），仿效中原王朝年号纪年，建元中统，至元八年（1271 年）又将蒙古国号改为元，翌年迁都大都（今北京）。至元十六年（1279 年）灭南宋，结束了长达三四百年的藩镇割据和诸民族政权并存的分裂局面，统一全国。但元朝蒙古统治者的在位时间短暂，短短百年间共有 9 位君王历任，政权被削弱及分散。汉族人民奋起反抗，爆发了著名的红巾军起义，1368 年元朝灭亡。

辽、夏、金、元各朝，不但在政治制度上逐渐接受了汉族统治经验，有汉化的趋向，在文化上也深受汉族的广泛影响。在医学上，或直接引用汉族医学，或在自己民族固有医学的基础上，借鉴、融汇汉族医学而有所创新，成为这一时期医学发展的特点。

第一节　范仲淹的医学教育思想

范仲淹（989—1052 年），字希文。宋代苏州吴县人，北宋著名政治家、文学家、思想家和教育家。少年时家贫但好学，当秀才时就常以天下为己任，有敢言之名。曾多次上书批评当时的宰相，因而三次被贬。宋仁宗时官至参知政事，相当于副宰相。元昊反，以龙图阁直学士与夏竦经略陕西，号令严明，夏人不敢犯，羌人称为龙图老子，夏人称为小范老子。宋仁宗庆历三年（1043 年），范仲淹对当时朝政的弊病极为痛心，提出"十事疏"，主张建立严密的仕官制度，注重农桑，整顿武备，推行法制，减轻徭役。宋仁宗采纳他的建议，陆续推行，史称"庆历新政"。可惜不久因为保守派的反对而中废，范仲淹因而被贬至陕西四路宣抚使，后来在赴颍州途中病死，卒谥文正。

范仲淹极为关注教育，他的教育思想与教育实践是他政治生活的重要组成部分。天圣五年（1027 年），范仲淹为母守丧，居应天府，受当地长官晏殊的邀请到府学任职，执掌应天书院教席。范仲淹主持教务期间，勤勉督学，以身示教，创导时事政论，书院学风为之焕然一新。他还曾两次主持国子监，具有丰富的教育实践经验。庆历三年（1043 年），范仲淹始任参知政事，就敦请朝廷下兴学诏书，掀起了北宋历史上的第一次兴学运动，被称为"庆历兴学"。伴随着兴学大潮，庆历四年（1044 年）在太常寺设立太医局，开始选拔医官传授医学知识。

范仲淹胸怀天下，具有浓厚的儒家兼济苍生的情怀，他的"先天下之忧而忧，后天下之乐而乐"的精神，对当时和后世均产生了极其深远的影响，成为每个自认为是儒家人的共同规范，而他的医学教育思想正是这种政治伦理观的反映。范仲淹的教育思想内容十分丰富，在教育目的、教育内容、教师选拔、教育原则、教育方法、治学态度、培养目标、道德修养乃至教材安排、考试制度等方面均有理论建树。

一、官办医学教育的思想

范仲淹所处的时代是宋代由盛转衰的时期。在外，宋与夏、辽的关系紧张；在内，士兵哗变，农民起义，阶级矛盾尖锐。面对积弱积贫的社会现状，范仲淹继承和发展了儒家正统的教育思想，把"兴学"当作培养人才、救世济民的根本手段。天圣六年（1028年），范仲淹向朝廷上疏万言的《上执政书》，其中明确提出"重名器"（慎选举、敦教育），主张"劝学育才"，恢复科举并使之与教育相衔接。庆历年间主政时，范仲淹再次提出"复古兴学校，取士本行实"，着力改革科举考试制度，完善教育系统，加强学堂管理。庆历新政期间，宋仁宗下诏兴学："诸路州府军监，除旧有学外，余并各令立学。""新政"还规定，只有在学校里学习三百天以上的人，才有资格参加科举考试。"新政"对州县学校的名额、教授和学生的资格都做了规定，一时办学之风兴起，"州郡不置学者鲜矣"，形成了教育事业蓬勃发展的兴盛局面，"宋兴盖八十有四年，而天下之学始克大立"。

宋初未有效开展医学教育，形成"京师生人百万，医者千数，率多道听，不经师授，其误伤人命者，日日有之"（《范文正公奏议》）的医学及教育现状，为此范仲淹提出了官办医学教育的主张，要求朝廷"委宣徽院选能讲说医书三五人，为医师。于武成王庙，讲说《素问》《难经》等文字，召京城习医生徒听学，并教脉候，及修合药饵。其针灸亦别立科教授"（《范文正公奏议》），意在通过系统训练，培养精通医术的合格医师。在推出"庆历新政"的第二年，便在太常寺设立太医局，成为中央的官办医学教育机构，开始选拔医官传授医学知识，成立当年就招到诸科学生80余人，为中央翰林医官院等医疗机构提供了稳定可靠的医生来源。此外，他还提出了"三年一试"的医学教育考试思想，"经三年后方可选试，高等者入翰林院充学士祗应……不致枉人性命，所济甚广，为圣人美利之一也"（《范文正公奏议》）。对那些在外面私习且医道精通者，范仲淹提议允许他们参加统一的考试和复试，以取得行医资格。对诸道州府已有的医学博士，范仲淹要求他们教习生徒，对学医生徒则免去差役。北宋官办医学教育在范仲淹和宋仁宗的支持下得到了较大的发展，即便"庆历新政"后来被迫夭折，但"太医局"却继续得到蓬勃发展。

二、"不为良相，则为良医"的医学价值论

范仲淹认识到医学和儒家经典一样都是经世致用的学科，出于济世救民的人生理想和追求，他提出"不为良相，则为良医"。南宋吴曾《能改斋漫录》中一则名为《文正公愿为良医》的笔记载云：

范文正公微时，尝诣灵祠，求祷曰："他时得位相乎？"不许。复祷之曰："不然，愿为良医。"亦不许。既而叹曰："夫不能利泽生民，非大丈夫平生之志。"他日有人谓公曰：

"大丈夫之志于相，理则当然；良医之技，君何愿焉？无乃失于卑耶？"公曰："嗟乎！岂为是哉！古人有云：'常善救人，故无弃人；常善救物，故无弃物。'且大丈夫之于学也，固欲遇神圣之君，得行其道。思天下匹夫匹妇，有不被其泽者，若己推而内之沟中。能及小大生民者，固唯相为然。既不可得矣，夫能行救人利物之心者，莫如良医。果能为良医也，上以疗君亲之疾，下以救贫民之厄，中以保身长年。在下而能及小大生民者，舍夫良医，则未之有也！"

稍晚，沈作喆《寓简》中的另一则记录与此相类。

范文正公微时，尝慷慨语其友曰：吾读书学道，要为宰辅，得时行道，可以活天下之命。不然时不我与，则当读黄帝书，深究医家奥旨，是亦可以活人也。

范仲淹将医与相并提并论，使得学医成了儒士追求人生价值的一个重要目标，促进了宋代儒医传统的形成，进一步推动了医生社会地位的提升。当然，亦有学者对上述记载是否属实提出异议。（余新忠."良医良相"说源流考论——兼论宋至清医生的社会地位）

第二节　王安石的医学教育思想

王安石（1021—1086 年），字介甫，号半山，北宋政治家、文学家、思想家。江西临川（今江西抚州）人，世称临川先生。王安石所处的时代，内忧外患的北宋由盛转衰。由于深得神宗赏识，熙宁二年（1069 年），王安石出任参知政事，次年又升任宰相，开始大力推行改革，进行变法，企图通过改革解决北宋国家面临的积贫积弱的局势。但由于变法触犯了大地主、大官僚的利益，两宫太后、皇亲国戚和保守派士大夫结合起来，共同反对变法。王安石在熙宁七年第一次罢相，次年复拜相，但王安石复相后得不到更多支持，不能把改革继续推行下去，于熙宁九年第二次辞去宰相职务，从此闲居江宁府。宋哲宗元祐元年（1086 年），保守派得势，此前的新法都被废除。王安石不久便郁然病逝。作为北宋有政见、有魄力的改革家，王安石改革了宋代的医学教育，他要求学医的人必须掌握多种技能，注重理论与实践相结合，在考查医生成绩时，注重业务与品行并重，而最有影响的是他仿照"太学"实行的医学"三舍法"改革，在我国古代医学教育史上产生了深远的影响。

一、实行医学"三舍法"

王安石极力抨击当时的科举考试制度，认为科举考试内容完全局限于儒家经典之中，形成了咬文嚼字、堆砌华丽辞藻等不切实际的不良风气，因而主张要按先王之法取人。他在《上仁宗皇帝言事书》中云："先王之取人也，必于乡党，必于庠序，使众人推其所谓贤能，书之以告于上而察之。诚贤能也，然后随其德之大小、才之高下而官使之。"为此，王安石主张大力兴办学校，培养人才。熙宁四年（1071 年），王安石创设了"太学三舍法"。所谓"三舍法"是把太学分为外舍、内舍、上舍三等，依一定年限和条件，由外舍升入内舍，继而升上舍。最后按科举考试法，分别规定其出身并授以官职。这一改革措施，事实上将太学变成了科举的一个层次，学校彻底变成了选官制度的一个组成部分。这项新政不久就扩展到医学教育。

范仲淹"庆历新政"后的北宋医学教育有所发展，宋仁宗时无论中央和地方的医学校已草创，且略具规模，为王安石改革医学教育打下了基础。熙宁九年（1076年），太医局不再隶属于太常寺，另行设置提举一员，判局二员，选精通医学的人充当。每科有一位教授，选翰林医官以下人员与上等学生或者外面的名医充当。王安石仿太学进行医学教育的"三舍法"改革，规定在春季招生，以300名为额，其中上舍40人，内舍60人，外舍200人。"医学三舍法"是将学生按程度分成上舍、内舍和外舍三个等级：初入医学为外舍生，以200人为限，通过定期考试，并且参照平时的学业成绩和品行表现，合格者1年后可升作内舍生，名额为60人，内舍生升上舍生仅40人，上舍生中成绩优良的，就可以不再经科举考试，而由政府直接授官。医学生食用全由官府供给，生员升舍都需经过考试，最终成为向国家直接输送的人才。这种"量才选拔"的方法，相对于按身份选拔医学人才的办法而言，在选拔真才实学的人才方面有一定的进步意义。

二、培养博学精专的实用医学人才

王安石的教育目的就是要为国家培养经世致用的人才。他反对科举考试以诗赋、文辞为取士标准，认为这是造成"辞有枝叶，从事虚华"浮艳之风的原因。指出诗赋于治国之道毫无关系，用这种标准选拔官员的最大弊病是学非所用，"一旦国家有大议论，立辟雍明堂，损益礼制，更著律令，决谳疑狱"（《王文公文集·取材》）时，这些人是必"唯唯而已"。他曾建议宋神宗在用言行考察人才"德"时，更重要的是试之以事，通过具体事务来予以考察。他在人才培养上，一是主张博学通览，他自己"少好读书"（《宋史·王安石传》），"自百家诸子之书，至于《难经》《素问》《本草》、诸小说，无所不读，农夫女工，无所不问"（《答曾子固书》）。一是强调经世致用，其云"经术正所以经世务，但后世所谓儒者，大抵皆庸人，故世俗皆以为经术不可施于世务"（《宋史·王安石传》），"苟不可以为天下国家之用，则不教也；苟可以为天下国家之用者，则无不在于学"（《上仁宗皇帝言事书》），延及医学教育，则致力于培养理术兼精的医学人才。

当时医学分为方脉、针科和疡科三个专科，开设有共同必修课《黄帝素问》《难经》《巢氏病源》和《补注本草》。各专科的学生除修习自己的专科医书外，必须精通其他有关的学科：方脉科必需习大方脉、小方脉、风科；针科通习针灸、口齿、咽喉、眼耳；疡科通习疮肿、伤折、金疮、书禁。另外，医学生要轮流为太学、律学和武学的学生和各营将士诊治，以提高临床实践能力。

三、严格考试制度，选拔医学人才

医学关乎性命，在选拔上一定要极为审慎。王安石在医学教育上严格考试制度，切实选拔合格的医学人才。医学考试仿照太学，"三舍法"规定生员升等都需要经过考试，外舍生每月考试 1 次，年终 1 次总考，只要成绩合格，行为不违校规，治经合格就可以升入内舍，内舍生 1 年以后考试成绩达"优""平"二等，加以日常的"行艺"，即可升入上舍。上舍考生分上、中、下三等。王安石强调医学人才要重视理论联系实际，不仅要学习理论，更要注重实际医疗技术的掌握。让医学生轮流去为"三学"（太学、律学和武学）的学生和各营将士治疗疾病，每人发给印纸，记录治疗的经过和结果，年终予以考查。学生成绩分为三等，依次递补，并加以适当的奖励，上等以 20 人为限，每月津贴十五千，中等以 30 人为限，每月十千，下等以 50 人为限，每月五千，若过失太多的，依照情况的严重与否，加以责罚，甚至黜退。这就为医学教育培养真才实学的人才注入了活力，调动了广大医学生学习的积极性，有利于选拔医学人才，推动了医学教育的发展。

第三节　沈括的医学教育思想

沈括（1031—1095 年），字存中，浙江钱塘（今杭州市）人，北宋政治家、思想家、文学家和科学家。他出生于浙江杭州的一个封建官僚家庭。1051 年冬，他的父亲去世，根据朝廷的规定"承袭父荫"，他当上了江苏海州沭阳县主簿，历任东海县令、安徽宁国县令。1064 年考中进士。1066 年入京在国家昭文馆做编校书籍工作，他利用工作上的便利条件，刻苦读书。后在京都又任司天监、军器监、翰林院学士等职，思想进步，积极参与王安石变法运动。1085 年由于政事倾轧，离京到秀州（今浙江嘉兴）从事《天下州县图》编绘工作。1087

年完稿后，又迁润州（今江苏镇江），在那儿买了一座园子，据说和他年轻时梦见的地方相似，因而起名为"梦溪园"。在这座园中，他用晚年的全部精力完成了中国科学史上划时代的科学巨著《梦溪笔谈》。沈括虽不是一名专业医生，也没有直接从事医学实践，但作为中国古代著名的科学家，他极其关注医学，《梦溪笔谈》第26卷《药议》都是关于医药的论述，《笔谈》《续笔谈》《补笔谈》其他各卷也散见有一些关于医药卫生的论述。据统计，总起来有69条，占全书总条数的11%（杨存钟．沈括与医药学）。另外还著有《良方》《灵苑方》《别次伤寒》等医学著作。他的医药著作既是其医学思想的概括和总结，又渗透着丰富的医学教育思想。

作为北宋历史上有名的政治活动家和中国伟大的科学家，其医学教育思想必然渗透着他的社会政治伦理思想（改革、仁政）和科学精神。前者突出反映在他的医学道德教育思想中，而后者表现在他对中医学特点和规律的认识及医学治学态度方面，并由此形成了其作为科学家独特的、有别于范仲淹和王安石的医学教育思想。

一、"视人命贵千金"的医学道德观

他的医学理论充满了视人命贵千金的医学道德思想。他提出治病有"五难"，其中"辨病"为其一难，故辨病时当"目不舍色，耳不舍声，手不释脉"，主张四诊合参，方得病之真情，反对医者单凭脉诊辨证，批评今人治病之草率。他指出"辨病"和"治病"相当困难，强调只有辨证正确，方能投药有效。而药物烹炼、饮啜之复杂又决定了"服药之难"，此外他还提出了"处方""辨药"两难。对这"五难"的认识蕴含了其重民、重生命的医学道德教育思想。

他的这一思想在他的《良方》中也得到体现，他所说的良方都是亲眼看见其效验才记下，仅耳闻而无亲见者则不录，其中有的单方是沈括曾经用来治愈过疾病和亲身尝试过的，如金液丹和四生散。他所收的单方异常丰富，有的来自民间，有的出自古方，有的传自友人，但不论出自何处，他所收集的单方后面大都详细附载有临床经验。他鉴于我国古代药典记载的药物存在名实不符、错乱严重、以讹传讹的情况，因而刻苦钻研，从临床实践出发，经过反复验证，订正了很多重要生药的形态、名称、性味等，使得患者不致因用药错误而枉失生命。他这种审慎的态度再次体现了他对生命的尊重和对人命的负责。

二、对医学教育学科特点和规律的认识

沈括在《良方·序》中明确指出，医学是一门博大精深的学问，"其精过于承蜩，其察甚于刻棘""其微至于言不能宣，其详至于书不能载"。因此提出了"治病五难"说，认为医者诊治时必须从"辨疾、治疾、饮药、处方、别药"五个方面全面分析。

1. 辨疾之难

医者诊治要先"察其声音颜色、举动肤理、情性嗜好，问其所为，考其所行，已得其大半"，而后"又遍诊人迎、气口、十二动脉……"因为"疾发于五脏，则五色为之应，五声为之变，五味为之偏，十二脉为之动"，"求之如此其详，然而犹惧失之，此辨疾之难，一也"。

2. 治疾之难

医者诊病不仅要对患者的症状、病情四诊合参，还要对患者所在的环境等方面全面揣摩，综合研究，如"先知阴阳运历之变故，山林川泽之窍发"，而后视其人"老少肥瘠、贵贱居养、性术好恶、忧喜劳逸"等，"顺其所宜，违其所不宜"，根据天时、地理、人事，顺之而治。此外，治疗的方式方法要恰当，根据具体病情决定用药方式和治疗的方法，或用火、刺、砭、汤液等治疗，或调节病人衣服、饮食、居处，或利用自然变化，相互调剂，相互克制，或利用人事因素，或根据体质的盛衰强弱、五脏功能的差异来治病。

3. 饮药之难

烹炼有度，饮啜得宜。药物有需要久煮，有需要少煮，有需要旺火，有需要温火；服药有需要寒服，有需要温服，有需要速服，有需要缓服，不能违背病人的饮食喜怒等。

4. 处方之难

从药物方面看，因为药性之间拮抗、协同的作用，服药者禀赋的差异，因而又有了"处方之难"。

5. 辨药之难

"橘过江而为枳，麦得湿而为蛾……药之所生，秦、越、燕、楚之相远，而又有山泽、膏瘠、燥湿之异禀，岂能物物尽其所宜？"地理环境不同，药性与质量悬殊极大，直接影响着临床疗效，所以有"辨药之难"。

可见，沈括的"治病五难"说是一种基于天、地、人相统一的疾病学说，它考虑到"致病"和"治病"的方方面面。这"五难"其实也是掌握医药知识、运用医药技能的难之所在。"五难说"对传医、习医所以重要的根本原因是它揭示了中医药理论系统整体、知常达变的本质特征，而这一中医学的学科特点和规律正是传医、习医所必须要遵循的。传、习医者要把握中医学丰富而深刻的内涵，必须具有广博的天地人方面的基础知识，必须建立起中国传统的系统思维方式，必须具有严肃、审慎的态度。"五难说"体现出的这种全面、综合的整体思想，分析异同、因情而宜的辩证思维，洞明物理、知常达变的方法，正是沈括作为古代伟大的科学家所拥有特质的反映，在医学教育思想上占有特殊的地位。

三、实事求是、调查研究的科学精神

北宋方书庞杂、泛滥，往往是一病之下引方众多，而一方之中药味繁冗，并且同一方剂内容相差很大，常有"千方易得，一效难求"之说。沈括不满这种滥用成方的不良倾向，为了切实改变这种状况，他以科学家特有的务实求是精神和调查研究的科学态度，亲自编订了《苏沈良方》一书，其书务求实效，书中绝大多数方剂是经沈括亲自验证过的。他在该书的自序中云：良方必须具备"目睹其验"的标准，方能"始著于篇"。对于来自第二手或者道听途说的皆"不预也"。为多方考证方剂的效果，他常常多方走访考察，"凡所至之地，莫不询究，或医师，或里巷，或小人……皆至诚恳切而得之"（林灵素《苏沈内翰良方·序》）。他所强调的"必目睹其验"，是反复多次的目睹其验，他意味深长地告诫说"睹其验即谓之良，殆不异乎刻舟以求遗剑者？"

沈括在《梦溪笔谈》"药议"中纠正古人采药的不当时机，对药物名实错乱现象进行考订，对《神农本草经》的疏误予以考证，从另一侧面展示了他实事求是、调查研究的科学风范。如他指出《神农本草经》"其间差讹尤多，医不可不知也""山豆根味极苦，本草言味甘者，大误也"。书中所记"枳实"的功效实际上是"枳壳"的功效。此外，"药议"对一种植物因根、茎、叶等部位的不同而疗效有异的方面也作了详细的记述。

第四节　刘完素的医学教育思想

刘完素，金代著名医学家，河间（今河北河间）人。约生于北宋大观四年（1110 年），卒于 1200 年，自号通玄居士，俗称"刘河间"，是我国金元时代四大医家之一。刘完素自幼聪慧，耽嗜医书，因母病，三次延医不至，不幸病逝，遂使之立志学医。在刘完素辞世之后，保定、河间十八里营、肃宁洋边村都建庙纪念。明正德二年（1507 年）敕封其为"刘守真君"，以扬圣名。明万历年间，刘守庙扩为"刘守真君庙"。

刘完素一生著述甚丰，《素问玄机原病式》《黄帝素问宣明论方》（简称《宣明论方》）、《素问病机气宜保命集》均为其代表作。据《金史》记载："刘完素……尝遇异人陈先生。以酒饮守真，大醉，及寤，洞达医术，若有授之者。乃撰《运气要旨论》《精要宣明论》，虑庸医或出妄说，又著《素问玄机原病式》，特举二百八十八字，注二万余言。然好用凉剂，以降心火、益肾水为主，自号通元处士。"刘完素之为医，独好《素问》，朝夕研读，手不释卷，终得要旨，最终形成明显的寒凉攻邪医风，开创了金元医学发展的新局面，形成金元时期一个重要学术流派"河间学派"。"河间学派"的创立与传承不仅为中医学的发展开创了新局面，也为中医教育的发展增添了浓重的一笔。

一、医德育人

刘河间生活在南宋与金朝南北对峙、战乱频仍的时代，广大民众不但遭受战乱流离之苦，还要受到疫疠流行之害。在这样的客观环境下，很多病患得不到医治或者因庸医误治而死。幼年时，刘河间的母亲患病，三次延请医生而不至，结果母亲病逝。眼见母亲枉死，刘河间立志学医，济世救人，而且专为穷苦百姓治病。刘河间的一生不仅以道自居，以道自守，更将高道之风、大德之节贯彻到行医实践中。刘河间修道之真恳，为医之精诚，堪称楷模。刘河间在拜师异人陈先生后，潜心学习医术。后定居河北河间，声名日隆，传到了金朝廷中，金章宗为了笼络人心，请他到朝中为官。刘河间不愿为异族朝廷效力，几次拒绝朝廷的任命。元·苏天爵在《元故河间路医学教授王府君墓表》中云：

昔金大定间，乡郡有良医刘氏完素，能起危疾，名倾朝野，累召不起，赐号"高尚先生"。兵后，子孙皆亡，而所著书幸在。先世尝因刘氏遗书，以治其术。府君曰："不可使刘氏之学无所传也。"即其故居，作新祠宇。旦望率医者谒之，庶几瞻拜仪形，讲习论著，益广其传，以活斯人焉。

刘完素"名倾朝野"，但"累召不起"，赐号"高尚先生",符合道家道教的"夫王德之人,素逝而耻通于事"的"完素"品质,以及"能有名誉者,必不以越行求之"的"守真"思想。刘完素以其"大医精诚"的医德医风影响着后学,张元素便是其中的私淑弟子。刘完素与张元素之间的师生情谊更是刘完素高尚医德的生动体现。据《金史·方伎篇》载:

> 河间刘完素病伤寒八日,头痛脉紧,呕逆不食,不知所为。元素往候,完素面壁不顾,元素曰:"何见待之卑如此哉!"既为诊脉,谓之曰脉病云云,曰:"然。""初服某药,用某味乎?"曰:"然。"元素曰:"子误矣,某味性寒下降,走太阴,阳亡汗不能出。今脉如此,当服某药则效矣。"完素大服,如其言,遂愈。元素自此显名。

此后,刘完素收下了张元素为衣钵弟子,同时还把他引荐给当时著名的医道宗师,他们对张元素也是倾囊相授。若干年后,张元素也成长为一代名医,创立了赫赫有名的"易水学派"。刘完素求真务实的精神、虚怀若谷的胸怀为后学弟子树立了大医风范,使他们终身受益。

二、著述传人

刘完素25岁时即研习《黄帝内经》,刻意攻读,终有所悟,对《黄帝内经》有其独到体会,提出人身之气皆随五运六气而有所兴衰变化,指出运气常变,应当掌握其规律,又阐发《黄帝内经》之病机十九条,认为人体致病皆为火热,治病需从寒凉法入手,以降心火、益肾水为第一要旨。

《内经运气要旨论》是刘完素阐述其医学理论的第一部著

作。他认为，自张仲景之后，王叔和、朱奉议等人的医书中都存在一些错误，其错误产生的原因就在于他们不懂得阴阳的变化，而医道的要旨就在于五运六气。此书著成后，刘完素怕临证处方时，未精贯的后学者难以使用，便模仿张仲景之书，参考前贤的说法，推衍运气造化自然之理，以集伤寒杂病、脉证方论之文一部，名《黄帝素问精要宣明论方》，对世上流传的错误说法详加辨明，使学者真伪自辨，使用方便。由此可见，刘完素的著述以方便初学者理解使用为目的，阐释医理通晓明畅，此书共采 61 证，均从《黄帝内经》中选出，每证处以主治之方，61 证分为 17 门，每门各有总论，发明运气之理，并及诸家方论。

他的另一部著作《素问玄机原病式》，详言五运六气盛衰胜复之理，刘完素在本书的序中谈到此书的著作目的说："仆勉述其文者，非但欲以美于己而非于人，矜于名而苟于利也，但贵学者易为晓悟而行无枉错耳。"此书虽未对各种病证进行详细讨论，但按理推广，则识病六气阴阳虚实几乎也已很完备。刘完素以著述阐明医理，以著述传承后人，推动了中医基础理论的深化与发展。

三、创立学派

自刘完素创火热论独树一帜后，师从者甚多。据史料记载，亲炙河间之学的有穆子昭、马宗素、荆山浮屠，私淑者有张从正、葛雍、镏洪等人。

穆子昭，世人以大黄名之，其为善用寒凉者无疑，名字里籍及著作俱无从考。惟锦溪野叟跋《三消论》云："（麻征君）止取《三消论》……即付友人穆子昭，子昭乃河间门人穆大黄之后也。"

马宗素，平阳人，《宋以前医籍考》云："按《医学源流》引《列代名医图》曰：'金有何公务、侯德和、马宗素、杨从正、袁景安。'而是书又载正治、反治之法，曰'闻诸守真之言'，则宗素亦金人，当得亲炙于守真之门者。"其著《伤寒医鉴》一书，从伤寒病的角度来宣扬刘完素的火热论，大张刘氏"人之伤寒则为热病，古今一同，通谓之伤寒"及"六经传受皆是热证"之说。

荆山浮屠，姓氏里籍与著作亦无从考，《明史·方技·戴思恭传》云："震亨……学医于宋内侍钱塘罗知悌，知悌得之荆山浮屠，浮屠则河间刘守真门人也。"可知其学一传于罗知悌，再传于朱震亨，使河间之说由北方而传到南方。

罗知悌，字子敬，号太无，著作不详，宋濂《故丹溪先生朱公石表辞》云："罗司徒知悌……宋宝祐中寺人，精于医，得金士刘完素之学，而旁参于李杲、张从正二家……言医学之要，必本于《素问》《难经》，而湿热相火为病最多，人罕有知其秘者。兼之长沙之书详于外感，东垣之书详于内伤，必两尽之，治疾方无所憾，区区陈裴之学，泥之且杀人。"弟子朱震亨沿袭其说，尤重相火为病，大倡"阳有余阴不足论"，治疗强调滋阴降火，而开后世滋阴一派的先河，并擅长气、血、痰、郁等杂病的论治。完素之学传至震亨已渐变矣。传朱震亨学说的门人，主要有赵道震、赵良仁、戴垚、戴思恭、王履、刘叔渊、刘纯等。现将河间学派的师承授受关系，表列如下：

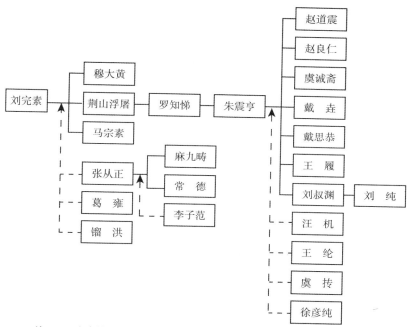

注：——为直接师承，- - -为私淑者

有宋一代，在医学上，以《太平惠民和剂局方》最为盛行。"官府守之以为法，医门传之以为业，病者恃之以立命，世人习之以为俗"。由于《局方》用药多偏温燥，故对于温热病人或阳盛阴虚患者，不但于事无补，反因滥用而成弊，造成热病丛生。与此同时，这一时期的医学界，因循守旧之风仍劲，一些人墨守张仲景《伤寒论》陈规，不问伤寒与温病，治辄投以辛温，每每贻误病人。除此之外，宋金之际，战乱频繁，北部的广大地区沦为战场，社会动荡，生活不定，加之天气炎热，致使瘟疫病不断流行，众医束手无策，亦非局方、经方所能奏效。面对这样的形势，生活于北方的刘完素，在当时社会革新思想的冲击下，首先起而探讨解决这些疾病的新方法和新理论。他在运气学说的影响下，潜心钻研《黄帝内经》病机十九条的理论，发现六气之中，火居其二，病机十九条中，火热居其九，认识到火与热是导致人体多种病变的重要因素。于是用它来阐发各种疾病的机理，不仅扩大了《内经》火、热邪气致病的范围，而且形成了以火热为核心的学术观点。刘完素在理论体系完备之际，学术影响力不断扩大，追随者渐多，成为河间学派创始人。河间学派的创立初期以发明火热病机、善用寒凉药物名噪一时，在以后的发展过程中，又先后以攻邪、滋阴而闻名于世，从而分化出攻邪派、滋阴派。作为医学传承的学派体系，其所研究的内容，在理论上有新的突破，在临证上有着重要成果，促进了中医病机学和治疗学的发展，并为明清温病学派的产生奠定了基础，是中医学术史上最具影响力的学派之一。《四库全书总目提要》云："儒之门户分于宋，医之门户分于金元。"刘完素河间学派的创立为中医的师承关系开创了新局面，有效地补充了官方医学教育资源，推动了医学传播与进步。

第五节　张元素的医学教育思想

张元素，字洁古，晚号洁古老人，金代易州（今河北省易县）人。生卒年不详，大抵与刘完素同期，而略小于刘氏。据《金史·方技传》记载，张元素8岁试童子举，27岁试经义进士，但因"犯讳"下第，于是弃仕途而学医。张元素的治学态度很值得称道，他精究《黄帝内经》，十分推崇张仲景之学说，认为"仲景药为万世法，号群方之祖，治杂病若神。后之医家宗《内经》法，学仲景心，可以为师矣"（李杲《内外伤辨惑论》）。张元素的代表著作有《医学启源》三卷、《珍珠囊》一卷和《脏腑标本虚实寒热用药式》，相传还著有《医方》《药注难经》《洁古本草》等，但大多已佚。在《素问病机气宜保命集》中，收载有张元素的部分医学内容。

张元素早年业儒，在儒学上的造诣很深，受程朱理学之熏陶，又受道家哲学思想的浸染，因此他医学的学术思想非常活跃，在医学教育上也有着独特的建树。

一、宗《内经》法，学仲景心

自古以来，中国古代的医家都十分重视医家经典著作的研究与学习，诸如《黄帝内经》《难经》《伤寒论》《神农本草经》之类。张元素之学始从经典入手，其对药物之研究，命门、三焦之论述，皆据《内经》《难经》阐发。他的《脏腑标本用药式》又采用华佗《中藏经》之特点，在临证选方方面，师法《伤寒》《金匮》，兼采钱乙《小儿药证直诀》及刘河间《宣明论》之法。《汤液本草·序》称赞张元素道："观洁古之说，则知仲景之言。"

张元素把自己在医学上的学习体会用以指导教学，他指导弟子李杲要"宗《内经》法，学仲景心"。李杲谨遵师训，遍观《内经》之言，参以己见，进而创立了"脾胃学说"，在中国古代医学史上取得很大的成就。与此同时，李杲把张元素的这一教学经验继承下来，他对弟子罗天益的教导也是先授《内经》奥旨，再授制方之法。罗天益在《卫生宝鉴》中有言："昔在圣人，垂好生之德，著《本草》，作《内经》，仲景遵而行之以立方，号群方之祖，后之学者，以仲景之心为心，庶得制方之旨。"可见，从张元素到李杲，再到罗天益，他们都重视医家经典著作的研习，从而取得了突出的医学成就。

二、师古而不泥古，自为家法

宋金时代，医学界崇古之风日盛。但是，张元素从医学实践中总结经验，师古而不泥古，勇于创新。他提出"运气不齐，古今异轨，古方新病，不相能也"。

张元素成名之前，曾为当世名医刘完素治病，所用"枳术丸"据《金匮》方衍化而成，虽用疏导而不损脾胃。他治病虽善温补，但又不废寒凉，常常汲取刘完素"三一承气""益元""防风通圣"等方治热病。他还能演绎古方，如枳术丸宗《金匮》法，加减白虎汤从"白通""理中"衍化，据《伤寒论》麻、桂二方而创"九味羌活汤"等。张元素善思明辨，勇于创新，在理论与实践上都摆脱了前人的束缚，创立了"易水学派"，对学派的延展起到了关键性作用。他的授业弟子李杲、王好古均继承了这种创新精神，决不因循守旧、墨守成规，在临床实践的基础上对医学原理加以阐发，推动了医学理论的发展与进步。

三、撰写医学著作，启迪后学

张元素学识渊博，不仅深入研究《黄帝内经》等医学经典，而且学习了张仲景、王叔和、孙思邈、钱乙等人的医学，完善了中药升降浮沉理论，开创了金元时期的"易水学派"。他勤于著述，医著颇丰。

《医学启源》一书刊于公元 1186 年，是张元素为传其弟子、启迪后人而作，张吉甫序曰："暇日辑集《素问》五运六气、《内经》治要、《本草》药性，名曰《医学启源》，以教门生，及有《医方》三十卷传于世。"《医学启源》一书主要反映了张元素在脏腑辨证、遣药制方两方面的医学成就。在脏腑辨证方面，张氏以《内经》为本，吸取《中藏经》和钱乙用药处方的精华，系统归纳整理了脏腑辨证。在遣药制方方面，张氏遵《内经》之旨，吸收了刘完素《素问玄机原病式》的内容，把运气学说运用到遣药制方中，取得很大的发展。《医学启源》以历代前贤医家的学说为基础，既遵经典，师其规矩，又有自己在临证实际中的独立思考与创新。张元素撰《医学启源》用以教其门生，既传授弟子自己的学术理念，又向弟子传递了自己的学术品格，既对中国古代医学贡献了自己的独特见解，也为传统中医教育事业贡献了自己宝贵的经验。

第六节　李杲的医学教育思想

李杲（1180—1251 年），字明之，金元时期真定人，晚号东垣老人。青少年时期的李杲，以儒名世。《元史·李杲传》称其"世为东垣盛族"。他自幼敏达，受儒家思想教育，少年拜其舅父王从之和冯叔献为师，向王从之学习《论语》《孟子》，跟冯叔献学习《春秋》等儒家经典著作。其后，又拜范仲淹的后人、东平县正一宫的范炼为师，至 22 岁，已成为知名儒生。以广交名士而闻名乡里，"所居乡里，名士日造其门"。虽广为结交，却又多而不滥，谨慎选择，只与"名士"为友，不与纨绔子弟为伍。

李杲以医成名，是中国医学史上"金元四大家"之一，又是中医"脾胃学说"的创始人。据《元史》记载，"杲幼岁好医药，时易人张元素以医名燕赵间，杲捐千金从之学"。李杲"捐千金"学医于张元素，尽得其传而又独有发挥。张元素倡导脏腑辨证说，李杲在其启示下，对《内经》《难经》等中医经典著作深入研究，并结合长期的临床实践经验，提出"内伤脾胃，百病由生"的观点，从脾胃之生理、病理，到脾胃内伤病的病因、诊断及治疗，提出了个人的一系列看法，形成了独具一格的脾胃内伤学说，在中国医学史上学术成就卓著，著有《脾胃论》《内外伤辨惑论》《兰室秘藏》《活法机要》《医学发明》《东垣试效方》等医学著作。李杲不仅在医学理论、临证医学方面成就显著，而且在培养弟子、传播学术等方面也有着独特的见解和贡献。

一、培养传道之医

中医教育重视医德教育，由来尚矣。先秦时代的古文献把医疗事业归功于帝王和圣人，有所谓"神农尝百草"之说。又《黄帝内经·灵兰秘典论》更是将医学称为"精光之道，大圣之业""非其人勿教，得其人乃传"。隋唐时期的孙思邈在《备急千金要方》中明确提出了"大医精诚"之说，成为后世中医人才培养的旨归。所谓"精"，就是指作为医家必须不断学习，提高医疗技术，具有精湛的医术。所谓"诚"就是指医生应具有高尚的医德，学医之人要有仁爱的"大慈恻隐之心"，要清廉自正，不得追求名利，对患者要"普同一等""一心赴救"，只有这样才能成为"苍生大医"。这样的育人理念为李杲所继承，他在培养人才时，首先看重的是学医之人的医德。

元初名士砚坚的《东垣老人传》记载了李杲传业于罗天益的故事，他对弟子罗天益的考察以德为先，确认罗天益是"传道医人"之后，尽倾其平生所学。其文道：

君初不以医为名，人亦不知君之深为医也。避兵汴梁，遂以医游公卿间，其明效大验，具载别书。壬辰北渡，寓东平，至甲辰还乡里。一日，谓友人周都运德父曰："吾老，欲道传后世，艰其人奈何？"德父曰："廉台罗天益谦父，性行敦朴，尝恨所业未精，有志于学，君欲传道，斯人其可也。"他日，偕往拜之。君一见曰："汝来学觅钱医人乎？学传道医人乎？"谦父曰："亦传道耳。"遂就学，日用饮食，仰给于君。学三年，嘉其久而不倦也，予之白金二十两，曰："吾知汝活计甚难，恐汝动心，半途而止，可以此给妻子。"谦父力辞不受。君曰："吾大者不惜，何吝乎细？汝勿复辞。"君所期者可知矣。临终，平日所著书检勘卷帙，以类相从，列于几前，嘱谦父曰："此书付汝，非为李明之、罗谦父，盖为天下后世，慎勿湮没，推而行之。"得年七十有二，实辛亥二月二十五日也。君殁，迨今十有七年，谦父言犹在耳，念之益新。噫嘻！君之学，知所托矣。

二、教学方法灵活恰当

《元史·李杲传》评价李杲医术，"于伤寒、痈疽、眼目病为尤长"，是一个实践丰富、具有全科才能的医学家。他对中医学的贡献主要在创发了脾胃论，提出了"阴火"学说和对伤寒论的突破等方面。他在理论和临床上能够摆脱前人的束缚，结合当时社会疾病的流行情况，勇于创新，尊古而不泥古。因此，他在教学中非常重视启发学生的创新思维。他在《内外伤辨惑论》中说道："圣人之法，虽布在方策，其不尽者，可以意求。"他教育他的弟子罗天益治病不可拘泥，要寻其得病之因，同病异治。

砚坚《东垣试效方·序》曰："闻李君教人、讲释经书之暇，每令熟读本草，川陆所产，治疗所主，气味之厚薄，补泻之轻重，根茎异用，华叶异宜，一一精究。初不以方示之，意盖有在矣。"李杲传授弟子医术，并不以方示之，而是让学生在熟读经书与本草书的基础上，勤于思考，充分启发学生，让他们通过实践对中医经典理论有着深刻的理解。又王博文《东垣试效方》序文曰："其法大概有四，曰：明经、别脉、识证、处方而已。"东垣学习之法不外乎明经、别脉、识证、处方，教授之法同样是明经、别脉、识证、处方，先授以《内经》之奥旨，再授予制方之法。从教学方法到具体教学内容，李杲做到了方法灵活多样，内容恰当合理，为学生奠定了良好的医学理论基础，积累了丰富的临床经验。

三、以身作则，言传身教

李杲的医德医风为人们所敬仰，传其学者，不仅有其门人王好古与罗天益，明代以后私淑者甚多，如薛立斋、张景岳、李中梓、叶天士等人。这与李杲对弟子的言传身教、潜移默化密不可分。

李杲收罗天益为弟子时，已是"残躯六十有五，耳目半失于视听，百脉沸腾而烦心，身如众派漂流，瞑目则魂如浪去，神气衰于前日，饮食减于曩时"（《脾胃论·卷下·远欲》），但是他为了传医学之道，坚持从理论、临床、著述等方面教育弟子。李杲逝世十五年以后，弟子罗天益辑录出《东垣试效方》，又出版了李杲的《兰室秘藏》。在临床实践上，李杲亲自为学生示范，重视学生实践能力的培养。王恽《卫生宝鉴·序》记罗天益曾谓之曰："十数年间，虽祁寒盛暑，亲炙不少辍，真积力久，尽传其私淑不传之妙。"罗天益为李杲得意门生，得到了李杲的谆谆教导。他在老师的熏陶与影响下，潜心研究医学，最终能够传承老师之医道，成为一代名医。由此可见，李杲对罗天益等学生的教育是十分成功的，他的教育思想是中医教育思想史上值得珍视的宝贵财富。

第七节　张从正的医学教育思想

张从正（1156—1228年），字子和，号戴人，"金元四大家"之一，睢州考城（今河南兰考）人。他出生在世医之家，祖上即以医为业，幼承庭训，随父学医，20 岁即悬壶应诊。由于张子和"起疾救死多取效"而名噪京都，后经人推荐，成为御医。但是张子和"为人放诞无威仪，颇读书作诗，嗜酒"，加上其攻邪思想不被理解，反而招致谤言非议，以至于避祸归隐。此后，行医、带徒、交游、访道、研究、著述，直至 72 岁卒于寓所。

张子和一生著述甚多，主要以《难经》《内经》《伤寒》为源，在刘完素寒凉学说的基础上，创建攻邪理论，自立一派。主要著作有《儒门事亲》《心镜别集》《张氏经验方》《三复指迷》《秘录奇方》《汗吐下法治病撮要》等，至今得见的著作仅有《儒门事亲》及《心镜别集》两部。其主要学术思想亦集中反映于《儒门事亲》中。他用汗法以"开玄府而逐邪气"；用吐法以"令其条达"；用下法以"推陈致新"。以汗、吐、下三法为核心的包括病理、病因、治疗、康复等内容在内的全新医学理念是全书的主旨和标志性建树。《儒门事亲》既是其医学思想的概括和总结，又是其医学教育思想的体现。

一、学医不可盲从的教育思想

在医学史上，非常强调对《黄帝内经》《伤寒论》等医学经典著作的学习和研究，是历代中医药名家成才的共性规律之一。但这并不表明经典就是完全正确的，学医者要尊重经典，重视经典，但绝不能迷信经典，神化经典。张子和正是这样一位敢于对古代医学理论大胆提出批评的医学家。对当时医学界很看重的《诸病源候论》，他评价说："巢氏，先贤也，固不当非。然其说有误者，人命所系，不可不辨也。"如论霍乱吐泻，巢氏认为："皆由温凉不调，阴阳清浊二气相干，致肠胃之间，变而为霍乱。寒气客于脾则泻，寒气客于胃则吐。亦由饮酒食肉，腥脍生冷过度。或因居处坐卧湿地，当风取凉，风之气归于三焦，传于脾胃，脾胃得冷，水谷不消，皆成霍乱。"张子和认为不然，他说："人病心腹满胀，肠鸣而为数便，甚则心痛胁膜，呕吐霍乱，厥发则注下，胕肿身重。启玄子云：以上病证，皆脾热所生也。乃知巢氏所论，正与《素问》、启玄子相违。"（《儒门事亲·霍乱吐泻死生如反掌说》）

张子和不仅指出《巢氏病源》中的某些错误，即使是评价被历代医家尊崇的"医圣"张仲景，也抱着客观的态度。《儒门事亲·卷九·杂记九门》"同类妒才，群口诬戴人"条载：

麻先生常见他医言戴人能治奇病，不能治常病；能治杂病，不能治伤寒。他日见戴人，问以伤寒事，超然独出仲景言外之意，谓余曰：公慎勿殢仲景纸上语，惑杀世人。余他日再读仲景，方省其旨。戴人云：人常见伤寒疫气动时辄避，曰：夫伤寒多变，须朝夕再视。若十人病，已不能给，况阖郡之中，皆亲故人乎？其死生常在六七日之间，稍不往视，别变矣。以此他医咸诮之，以为不能治伤寒。盖未常窥其涯涘，浪为之訾云。

告诫不要将古代医家著作当成永恒不变的真理和万病皆宜的法则。在医学教育中正需要张子和这种不盲从、实事求是的治学态度。

二、富有创新的学术精神

创造性是科学的灵魂，创新是培养优秀人才的重要方法。

金元医家最显著的特点就是尊古而不泥古，敢于创新。张子和也不例外，他宗奉《内经》中的祛邪理论，所提倡的汗吐下三法《伤寒论》中也早有述及，但张子和从客观事物的发展看问题，认为古人的方法是不够完备的，所以强调三法治病，对《伤寒论》中发汗、涌吐、泻下三法有所补充和发展。不但用以治疗伤寒，而且用以治疗内外科各证，扩大了三法的运用范围。张子和还说，"大凡药方，前人所以立法，病有百变，岂可执方？"（《儒门事亲·杂记九门》"高技常孤"条）

正是由于这种开拓创新的精神，才使他辨析病证、处理治法时，不守古人的绳墨而独出心裁，最终创立了攻邪派学说。其学术思想是继承了传统医学经典理论，结合临床实际，勇于实践，大胆创新而产生的，具有深厚的疗效基础，故能历经千年而不衰。他的祛邪治病理论与方法，丰富了中医治疗学内容，促进了中医理论的发展。从辩证法角度看，个性思维、异常思维、创新思维才是推动事物向前发展的动力。中医辨证体系有一个基本点，就是同中求异，知常达变，张子和可以说是一位善于运用变法的专家，其所著的《儒门事亲》堪称运用变法治病的专著，可谓是医学教育中学术创新的典范。

三、不随波逐流的行医原则

在封建社会里，统治阶级为了巩固其统治，大肆宣扬"死生有命，富贵在天"的"天命论"来欺骗愚弄人民，死则归咎于天命。张子和不同意因病死亡是"命中注定"的谬论，他说："人之死者，岂为命乎？"（《儒门事亲·卷二·凡在下者皆可下式》）其尝见一富家有二子，皆好食紫樱，每顿一二斤。每当紫樱成熟季节，须食半个月。后来其长子发肺痿，次子发肺痈，相继死去。他叹曰："人之死者，命耶？天耶？古人有诗：爽口物多终作疾，真格言也。"（《儒门事亲·内伤形》"肺痈"条）《素问·至真要大论》早就告诫："久而增气，物化之常也；气增而久，夭之由也。"这两个富家子之夭亡是"失教纵欲"的结果，张子和明确指出此既非天数，亦非命定。

张子和所在时代的医生多习惯用补法，病人也乐于接受补剂，医生为投病人所好，往往不辨病之虚实，而投补剂，这种不讲辨证，而妄用补法，蔚然成风，贻害甚重。张子和不随波逐流，明确指出"唯庸工误人最深，如鲧湮洪水，不知五行之道。夫补者人所喜，攻者人所恶，医者与其逆病人之心而不见用，不若顺病人之心而获利也，岂复计病者之死生乎？"（《儒门事亲·汗下吐三法该尽治病诠》）并且张子和所治之病"皆众坏之证""将危且死而治之，死则当怨于戴人。又戴人所论，按经切理，众误皆露，以是嫉之"。（《儒门事亲·杂记九门》"谤峻药"条）充分说明张子和力挽时弊，提倡攻邪，并广泛应用攻邪三法，招惹了不少人的怨恨和嫉妒，故而"群口诬戴人"，以是"常孤"。张子和这种不随波逐流，敢于担风险而主真理的行为，足堪后世医家之表率，亦是医学教育中所提倡坚持的原则之一。

第八节　曾世荣的医学教育思想

曾世荣，字德显，号育溪，湖南衡州（今衡阳市）人，元代著名的儿科医学家。大约生于南宋淳祐十二年（1252年），死于元代至顺三年（1332年）以后，享年八十余岁。年轻时跟从李月山习儒，后来改从世医刘思道学医。刘思道的五世祖刘茂先是一位儿科名医，曾经师承宋徽宗时期享有"活幼宗师"之称号的御医戴克臣，深得戴氏之真传。曾世荣有幸得到世医高手的指点，能够努力继承和发扬戴、刘二家的学说，医术精湛，医德高尚，享有很高的声誉。

曾氏刻意岐黄，勤奋学习，对古今医书"明窗昼熏，短檠夜雨""上探三皇前哲之遗言，下探克臣、茂先之用心……旁求当代明医之论"，鉴于"一宗医书，方论待决，岁月浸远，卷帙不齐，设有危难，未易检阅"（《活幼心书·自序》），故将先师刘思道的方论、诗诀等遗著精加编次，删繁就简，裨补缺陋，于至元三十一年（1294年）撰著《活幼心书》三卷，该书对小儿生理病理、诊断治疗、切脉观证、用药之道等靡不悉具，可谓曾氏毕生经验之精华，对小儿疾病的诊疗具有实用价值，在中医儿科医学史上具有重要地位，其对医学教育，特别是中医儿科医学教育的发展有着深远影响。

一、治学严谨

曾世荣在《活幼心书》上卷所收《议金银薄荷》一文里开头就写道："薄荷汤内用金银，多为讹传误后人，细读明医何氏论，于中载述得其真。"由于古方有金银薄荷汤，后之医者便令病家以薄荷加金环、银环同煎。而金环、银环乃妇女常带之物，垢腻浸渍，用以煎煮，很不卫生。曾氏经过反复查阅文献和考证，终于在北宋医学家何澄的有关论述中弄清真相。

"昔明医何澄论金银薄荷，乃金钱薄荷，即今之家园薄荷叶小者，是其叶似金钱花叶，名曰金钱薄荷。此理甚明，非所谓再加金银同煎。大概钱字与银字相近，故讹以传讹，是亦鲁鱼亥豕之类也"。曾氏的考据有根有据，合情合理，其严谨的治学态度正是医学教育中尤其要注重培养的科学素养。

二、行医须有定见

医者在诊疗病患时需要有自己的诊疗思路，胸有成竹，才能在遇到突发情况时处变不惊，特别是在初投无效时，不会乱了阵脚，能够继续治疗下去。曾世荣在这方面给医家们做出了杰出的表率。

在《活幼心书》中有一篇《为医要量大见高》，叙述了曾氏治疗王千户小儿所患头痛病的经过。王千户携家眷及两岁小儿从广西坐船到衡州，在行船途中小儿开始患头痛，到岸以后便多方请医生治疗，众医用药物或针灸治疗皆无效。召曾世荣诊视，色脉俱好，唯额上微红，初诊以手法验之，患儿"大哭泪下"，其母"怒而见绐"。曾氏"置之勿论，但究心以病为事"，仔细询问得证的具体经过，原来行船途中遇大风，船篷被吹落，船篷一角在孩子头部扫了一下，当时没有发现任何外伤，而孩子却从那时开始不舒服，曾氏分析可能有东西刺入了头皮，经过精心察看，果然发现有小篾签刺在了孩子头顶囟门皮下。当即用酥油将篾签润透，用镊子将小篾签取出，孩子便"痛定即安"。曾世荣事后总结云："若初以匹妇饶舌而退，则及幼之心不溥矣，"提醒后世医家："倘见婴孩色脉好而病者，用药不应，必有他故，宜究心推原，切勿拘泥可也。"

三、重视医德

（一）幼吾幼及人之幼

曾世荣"幼从乡先生李月山，固已得儒学于心授"，儒而为医，其行医处事皆受儒家思想之影响。《礼记·礼运·大道之行也》曰："故人不独亲其亲，不独子其子，使老有所终，壮有所用，幼有所长，矜寡孤独废疾者皆有所养。"与此思想一脉相承，孟子亦曰"老吾老以及人之老，幼吾幼以及人之幼"。这是儒家所描述的理想社会，而儒家的这种推己及人的思想也是医学教育中不可或缺的一部分。曾世荣在对待病人时正是以此为准则。

《活幼心书》中《遇诸途救治惊风》一篇，记载了曾世荣在衡州郊外抢救患儿之事。其出城办事，路见一对夫妇抱子哭于道旁，乃问之，答曰"入城探亲，三岁孩儿忽得惊风，不省人事"，病势危重。这对夫妇只知放声痛哭，且左右竟无人家。曾世荣通过诊断，安慰夫妇"毋虑，此子可救"，当即在路上予以急救，于路侧拾得破碗半边，用生姜汁与五苓散、苏合香丸、宽气饮等加水调和灌服十数次，"方觉气回，声出目开"，终于使孩子苏醒过来。

曾世荣78岁时曾为自己的画像题诗云："涉历风波老此身，业医惟务体诸仁，幼吾幼及人之幼，一念融为四海春。"这是其对自己一生之评价，亦是其一生关爱幼儿、仁心仁术的真实写照。廉公亮亦在《活幼心书》序文中称赞道："育溪曾德显，儒家者流，明小方脉，幼幼之心，不啻父母仁人之用心也。"并希冀后世医者以曾氏为榜样，"俾后人亦能推此心以及人及物，则活幼之心为无穷也"。

（二）不分贵贱，一视同仁

孙思邈在《大医精诚》中曾指出："若有疾厄来求救者，不得问其贵贱贫富，长幼妍蚩，怨亲善友，华夷愚智，普同一等，皆如至亲之想。"可见，普救众生、一视同仁是医学教育中要传递的重要思想。曾世荣在《活幼心书·卷上·决证诗赋》"为医先去贪嗔"条中写道："为医先要去贪嗔，用药但凭真实心，富不过求贫不倦，神明所在俨如临。"告诫医生不能有贪婪之心，要诚心诚意为患儿治病，对有钱的病人不多收诊金，对贫苦的病人也绝不敷衍了事，时时刻刻好像有神灵在监督似的。曾氏又说："人有恒心，践履端谨，始可与言医道矣。凡有请召，不以昼夜寒暑，远近亲疏，富贵贫贱，闻命即赴。视彼之疾，举切吾身，药必用真，财无过望，推诚拯救，勿惮其劳，冥冥之中，自有神佑。"曾世荣是这么说的，也是这么做的，故罗宗之在《活幼心书》序文中高度称赞他说："未尝以病家之贵贱贫富而异用其心。或遇窘乏太甚之家，亦随力捐资，济其饘粥。以故全活者众。德显非饶于财者，能推是心，亦贤矣哉！"

（三）谦虚谨慎，尊重同行

医学行为属社会行为，习医者在未来的行医生涯中必将遇到如何处理同行关系的问题。曾世荣在《活幼心书·卷上·决证诗赋》"戒毁同道"条中写道："大抵行医片言处，深思浅发要安详，更兼忠厚斯为美，切戒逢人恃己长。"他批评有的医生诊病一味"訾毁前医""唯务妒贤嫉能，利己害人，惊谑病家，意图厚赂，尤见不仁之心甚矣"，认为诽谤同行，打击别人，抬高自己，是很不道德的。医生各有专攻，绝不可以己之长而较人之短，同行应当彼此尊重，互相学习，取长补短，这才是正确的态度。

据《衡州府志》记载：元代大德十年（1306 年），湖南衡州曾发生过一次大的火灾，烧掉两千多家店铺和民宅。曾世荣宅亦在火灾区，由于曾氏平时精心为人治病，深得群众爱戴，故大家奋力帮他灭火，使他的家什、书籍和书稿（包括书稿雕版）得以保存下来。这无疑是对曾世荣高尚医德的最高奖赏，并且对于教育后世医家要具备医德仁心也是相当有激励作用的。

第九节　朱震亨的医学教育思想

朱震亨（1281—1358 年），字彦修。婺州义乌（今浙江义乌市）人，因世居丹溪，人尊称"丹溪翁"。他自幼聪明好学，稍长即学习经书，意欲通过科举以登仕途，后来前往八华山随理学家许谦学习道德性命之说，对理学深有造诣。后放弃举子业，专心致力于医学。泰定乙丑（1325 年）夏，拜罗知悌为师。朱氏学成后返归乡里，数年之间，医名大振。丹溪精于文字及古代哲学，善以《周易》《礼记》等书中的哲学思想与《内经》相联系，于医学理论颇有建树，尤其是他提出的"阳有余阴不足论"及"相火论"对后世深有影响。他著有

《格致余论》《局方发挥》《本草衍义补遗》《伤寒辨疑》《外科精要新论》等。另外，《脉因证治》《丹溪心法》《金匮钩玄》等书也署名丹溪，但或为门人编辑，或为伪托之作。朱丹溪在《局方》盛行、温燥成习的时代，提出"阳有余阴不足论"和"相火论"，在养生方面主张护惜阴精，治病方面力倡滋阴降火，对医学理论的丰富和发展做出了重要贡献，后世称之为"滋阴派"，列于"金元四大家"之一。但其对阳气重视不够，未免有片面之失。

朱丹溪在培养后学上颇为用心，其亲自传授的弟子有赵道震、赵良仁、戴原礼、王履等人，皆成就斐然，遂形成丹溪学派。特别是朱丹溪对弟子戴原礼的言传身教、师生之谊更成为医学史上千古流传的佳话。在朱丹溪长期的医学教育实践中，形成了丰富的医学教育思想。

一、医必具仁德

朱丹溪自身为了求拜名师，曾不辞辛苦治装出游，足迹遍布千里江南。泰定二年（1325 年），朱丹溪 45 岁，渡钱塘江，千里迢迢来到吴中（今江苏苏州），"但闻某处有某治医，便往拜而问之"，这就是著名的千里寻师之行。到宛陵（今安徽宣城），上南徐（今江苏镇江），辗转建业（今南京），"连经数郡"，但始终没有找到一位适合当自己老师的人。后又到定城，得到寒凉派刘完素的《原病式》和补脾派李东垣的方稿，丹溪耳目为之一新，但始终未得"的然之议论"。有人告知杭州罗知悌医术高明、学问精湛，他就不顾夏日的炎热，日夜兼程，匆忙赶到杭州求教。

罗知悌（约 1238—1327 年），字子敬，世称太无先生，钱塘（今浙江杭州）人。精于医，得刘完素之学，为刘完素的二传弟子，旁参张从正、李东垣两家，曾以医侍宋理宗，甚得宠厚。另外，又兼通天文、地理、艺术，医德十分高尚，性情却非常傲慢。当时他隐居杭州，朱丹溪去拜见他，"十往返不能通""蒙叱骂者五七次"，虽遭闭门拒客，但是朱丹溪意志坚定不移，"日拱立于其门"，大风大雨也不例外。从夏到秋，整整过了三个月，罗知悌"爱其诚"，才接见他。时罗知悌已年近九十且多病，他见朱丹溪学识过人，学医之心虔诚，高兴地说："吾道赖子不灭矣。"遂收朱丹溪为唯一的弟子，授以刘完素、张从正、李东垣三家之书，并深入说明三家的要旨。自身求教如此，丹溪在选拔弟子时，亦非常注重德行。戴原礼自幼习儒，钻研诗礼之训，颖悟倍常，颇有学医之志，曾多次徒步到义乌拜丹溪为师，丹溪"爱思恭才敏，尽以医术授之"（《明史·方伎传》）。

二、辨证论治，不拘古方

北宋时官方主持编撰《太平惠民和剂局方》，当时无论是民间还是医生，如遇疾病，常常以该书据证检方，这种对《局方》应用的方法，早在朱丹溪拜罗知悌为师时就已有不同认识。为此，他特著《局方发挥》予以阐明，丹溪在书中指出"病者一身血气有浅深，体段有上下，脏腑有内外，时月有久近，形志有苦乐，肌肤有厚薄，能毒有可否，标本有先后。年有老弱，治有五方，令有四时。某药治某病，某经用某药，孰为正治、反治，孰为君臣佐使"，医生必须要综合考虑，始可用药。而《局方》"别无病源议论，止于各方条述证候，继以药石之分两、修制药饵之法度"，使"一方通治诸病"，应用时表面看立法简便，但如果过于拘泥，很容易造成"按图索骥"，违背辨证施治的原则。如治大肠风秘有风热、风虚的区别，其他证候无不尽然，均需辨证施治，没有一方可以通治的道理。《局方发挥》一书，虽然篇章不大，但论述谨严，辨理精透，给后世医家很大启示，使中医辨证施治思想重新得到发扬，并对当时民间病家及医学界以《局方》"据证检方，即方用药"的偏向起到了纠正作用。

三、重视经典，容纳众长

朱丹溪投罗知悌门下时，罗氏便告诫其"学医之要，必本于《素问》《难经》"，并集刘完素、张从正、李杲等各家之长，融合《伤寒论》总体精神，将其培养成既博采众长又别具特色的著名医家。朱丹溪在自己教育弟子时也是如此，他一方面教导自己的弟子熟读医学经典，"圆机活法具在《内经》，熟之自得矣"（《推求师意》），"非《素问》无以立论，非《本草》无以立方"（《格致余论·自序》），"仲景诸方，实万世医门之规矩准绳也""圆机活法，《内经》具举，与经意合者，仲景之书也"（《局方发挥》），要求弟子严格掌握《内经》等经典的基本精神，夯实理论基础，然后再向他们传授诸家要旨。

第十节　宋金元时期的医学学校教育

宋代医学教育虽不如唐代稳定，但历代统治者都重视医学教育的改革和发展。王安石变法后，学校体制及教学内容又有改进，太医局作为国家最高医学教育机构，已扩充成为皇家医学院。医学校的社会地位提高，吸引了不少儒生学医，儒医迅速增多亦是促使中医学发展的原因之一。之后各州镇府均仿照"太医局"开办地方医学校，使中医更加普及。宋金元时期，可以认为是一个医学教育发展和变化较大的一个时期。

一、中央医学教育

（一）宋代的中央医学教育

1. 太医局的医学教育

中国古代官办医学教育具有数千年的历史，在晋代初露端倪，经历了南北朝的初始时期、隋唐时代的兴盛时期和宋元时代的发展完善时期。宋初虽设有太医署，但并未有医学教育之职。宋朝开设官办医学教育始于仁宗庆历四年（1044 年），在太常寺下设置"太医局"，于翰林院选拔医官讲授医经。太医局规模小于唐代，且偏重于医学人才培养，其后逐渐发展成为医学生徒习读之所。除北宋元祐期间和南宋乾道年间被废置，累计停办四十多年外，其余大部分时间都正常开办，为金、元等朝医学教育的发展奠定了良好的基础。

太医局在举办医学教育的过程中，逐步建立起医学考试规范和选拔机制，不断提升医学生培养质量。太医局建立之初，并没有严格的考试制度，不利于医学人才的选拔，为此张方平在《乞比试医人事》中建议朝廷规范考试制度，其云：

臣先判太常寺，曾详定本寺太医署比试条式。元条诸科医人补充太医署学生者，听读方书，习学医道，候及三年，本寺奏乞差官考试，艺业精熟入高等者，具名闻奏，送翰林院安排。自庆历四年创立此制，差到尚药奉御孙用和、赵从古充医师，就武成王庙讲说医经。及今十余年，尝有一二百人听习，京城医人缘此颇有通方书者，考试之制，竟不曾行，其翰林院夤缘滥进，实繁有徒。

伏以京师大众所聚，人命所系，医药最切，医工庸谬，妄投汤药，误伤人命，岂可胜计！伏望圣慈委枢密院申明太医署前制，每三年一次差官比试，选择高业之人三数名，与于翰林院安排，则习业之流必加激劝，其医师岁月深者，特与酌奖，或加俸给。人知朝廷留意，各思励精，竞效所长，必有脱颖而出者，亦足助圣心爱人之大端也。

仁宗至和二年（1055年）规定"自今试医官，并问所出病源，令引医经本草、药之州土、主疗及性味畏恶、修制次第、君臣佐使、轻重奇偶条对之。每试十道，以六通为合格"。嘉祐五年（1060年），分医学为九科，即大方脉、小方脉、风科、产科、眼科、疮肿科、口齿咽喉科、金镞兼书禁科、金镞兼折伤科。太常寺规定太医局学生"以百二十人为额数"，学生年十五以上"方许投名充医生，虽在局听读及一周年，须候额内本科有阙，即选试收补"（《宋会要辑稿·职官》）。并针对以往考试对"医经中最为切用"的《神农本草经》不重视的情况，规定考试必须增加《本草》内容，明确指出"虽通他经，于《本草》全不通者，亦不预收补"，仍需在局中继续学习，"今后对义及七通已上方为合格"（《宋会要辑稿·职官》）。嘉祐六年（1061年）又规定，凡在京学医者和在太医局听局者必须由命官、使臣或翰林医官、医学一人作保，经太常寺审核家状，学生三人结为联保，在太医局听读学习一年后参加入学考试，其中经义十道中有五道合格者即可补为太医局学生。

神宗熙宁九年（1076年），太医局不再隶属太常寺，成为专门的医学教育机构，开了医学教育独立发展的先河。置提举一员、判局一员，判局以知医事者担任，掌医学教授学生。每科置教授一员，选翰林医官以下人员及上等学生为之。翰林院下设"翰林医官院"和"翰林御药院"，为医药管理机构，主要掌管医政，而"太医局"则主要负责医学教育，二者互不隶属，各司其职，这样就改变了唐代太医署将医药行政与医学教育相合一的建制。通常每年春季招收学生，以300人为额，设方脉科、针科、疡科三个专业，"方脉以《素问》《难经》《脉经》为大经，以《巢氏病源》《龙树论》《千金翼方》为小经；针、疡科则去《脉经》而增《三部针灸经》"（《宋史·选举志》）。为加强临床教学，提高医学生辨证施治的能力，神宗时期还进一步完善了医学生的考试方法和内容，制定了临床考核制度，规定医学生轮流为太学、律学、武学生和诸营将士诊视疾病，年终根据治疗记录所反映出的疗效情况分为上、中、下三等，以此确定他们的俸给，其中"失多者罚黜之"（《宋会要辑稿·职官》）。元丰改制后，太医局重新隶属太常寺，在嘉祐九科的基础上将重叠的金镞兼折伤科撤销，又增加针灸科，仍分医科为九。学生限额 300 人，其中大方脉 120 人、风科 80 人、小方脉 20 人、眼科 20 人、疮肿科 20 人、产科 10 人、口齿咽喉科 10 人、针灸科 10 人、金镞兼书禁科 10 人。

南宋高宗于绍兴年间"复置医学，以医师主之。翰林局医生并奏试人，并试经义一十二道，取六通为合格"（《宋史·选举志》）。同时为提高选拔医官的质量，绍兴二十年（1150 年），高宗诏"将来臣僚言试医人并太医局生附试，可令就本局专一锁试，务要严格弊幸"（《宋会要辑稿·职官》）。孝宗于隆兴元年（1163 年），将太医局生人数减半，后又于乾道三年（1167 年）"罢局而存御医诸科，后更不置局而存留医学科，令每举附省闱别试所解发，太常寺掌行其事"（《宋史·选举志》）。淳熙十五年（1188 年）制定了录用医生的考试制度，"命内外白身医士，经礼部先附铨闱，试脉义一场三道，取其二通者赴次年省试，经义三场一十二道，以五通为合格，五取其一补医生，俟再赴省试升补，八通翰林医学，六通祗候，其特补、荐补并停"（《宋史·选举志》）。光宗绍熙二年（1191 年），"复置太医局，铨试依旧格。其省试三场，以第一场定去留，墨义、大义等题仿此"（《宋史·选举志》）。宁宗时对医学生考试进一步严格要求，于庆元元年（1195 年）下诏"太医局教导生员、试选医官，性命所系，岂宜苟简"，命令今后试医官"不许携带经书入试"（《宋会要辑稿·职官》）。

宋代医学教育中有一点不得不提及的就是针灸教学中采用了王惟一发明铸造的针灸铜人进行直观教学，这是针灸史上的创举，也是医学教育的一大创举。王惟一（987—1067 年），本名惟德，为避真宗"德昌"旧讳而改。历任仁宗、英宗两朝医官。他集宋以前针灸学之大成，考定《明堂针灸图》，著有《铜人腧穴针灸图经》一书，奉旨铸造针灸铜人两座，并刻《图经》于石。《铜人腧穴针灸图经》全书共三卷，按人形绘制人体正面、侧面图，采用按经络和部位相结合的腧穴排列方法，标明腧穴的精确位置，既使人了解经络系统，又便于临证取穴需要。该书成书后，即摹印颁行，遍赐诸州，成为当时全国统一的针灸教材和针灸临床重要参考书，同时也是针灸考试的依据。仁宗以为"古经训诂至精，学者执封多失，传心岂如会目，著辞不若案形，复令创铸铜人为式"，于是王惟一负责设计，政府组织工匠，于天圣五年（1027 年）以精铜铸成人体模型两具。王惟一所设计的铜人，在脏腑的布局，经络的循行，穴位的精确等方面，不仅科学性强，而且工艺水平相当高。两具针灸铜人均仿成年男子而制，和一般人大小相似，躯壳由前后两件构成，内置脏腑，外刻腧穴，各穴均与体内相通，外涂黄蜡，内灌水或水银，刺中穴位，则液体溢出，稍差则针不能入，因而可使医生按此试针，以供教学和考试之用。王惟一铜人对中国医学的发展，尤其在针灸学和针灸教学方面，起了很大的促进作用，直至现在仍有学习和研究的价值。

2. 国子监的医学教育

因为宋代统治者对医学特别重视，除太医局设有医学教育机构外，宋徽宗于崇宁二年（1103 年），在国子监中仿照太学，另外设立"医学"教育，吸收儒生学医，以"教养上医"（《宋会要辑稿·崇儒》），设博士四员，分科教导。并把"医乃仁术""不为良相当为良医"等医学教育价值观作为官办医学教育的办学思想（车离，常存库.传统文化对中医教育思想的约定和规范），以改变医学的社会地位。但该医学教育时设时废，其设立不久即于崇宁五年（1106 年）正月罢去，大观元年（1107 年）二月乙亥"诏复制医学"，大观四年（1110 年）三月又废去，"令医学生并入太医局"，政和三年（1113 年）再次复置，宣和二年（1120 年）七月又予以罢去，此后再无复置。

国子监医学生管理完全仿照太学，以 300 人为额，采取"三舍升试法"分级教学，其中外舍（低年级）200 人，内舍（中年级）60 人，上舍（高年级）40 人。设方脉科、针科、疡科三个专业，每科必须研读七种医书，其中三科必修的医书是《素问》《难经》《诸病源候论》《补注本草》《千金要方》。本科学生必须兼通其他有关学科，所谓"三科通十三事"，要求各科学生掌握广博的医学知识。

（1）方脉科：必修大方脉、小方脉及风科，兼修《脉经》《伤寒论》。

（2）针科：必修针灸、口齿、咽喉、眼、耳，兼修《黄帝三部针灸经》《龙木论》。

（3）疡科：必修疮肿、折伤、金疮、书禁，兼修《黄帝三部针灸经》《千金翼方》。

国子监医学教育十分重视学生的医学理论学习和考试。考试仿太学之法，建立了严格的考核制度。采用公试与私试相结合的方法，每月一次私试，每年一次公试，成绩分为优、平、否三等，根据成绩决定是否予以升舍。还根据学生的品德和医疗技术水平，将上舍分为上、中、下三等。除了注重对学生的理论水平考查以外，宋代医学教育还特别重视对学生医疗技术和医疗得失的考核。学生在学期间，为了使理论与实践紧密结合，除进行课业学习外，还要参加临诊，凡京师五学生（包括太学、武学、律学、算学及艺学）染疾则轮流选派上舍生或内舍生前往医治，并要求建立治病的医疗档案"印历"，记载治疗经过和结果，年终根据每个学生的临床记录考查其成绩，按疗效高低分为上、中、下三等，作为升迁的依据，其失误多者，酌量轻重给予处罚，医疗过失严重者勒令退学。为增强本草教学，又仿唐制于京城附近开辟一药园，以供教学之用。国子监医学生优异者，则可授予官职，"上舍生高出伦辈之人，选充尚药局医师，以次医职，上等从事郎除医学博士、正录，中等登仕郎除医学正录或外州大藩医学教授，下等将仕郎除诸州军医学教授"（《宋会要辑稿·崇儒》）。

（二）金元时期的中央医学教育

金代与宋代的医事制度基本相似，但金代设立了主管医政的太医院，并司医学教育之职，其医学分 10 科，详细情况无可稽考。金代医学生，每月考试一次，按照成绩优劣给予奖惩，甚至于开除学籍。太医考试三年一次，医学生学习成绩优良者，经考察也可替补，民间良医听其试补。

元代医学初分 13 科，即大方脉科、杂医科、小方脉科、风科、产科、眼科、口齿科、咽喉科、正骨科、金疮肿科、针灸科、祝由科、禁科，后合并为 10 科。太医院是全国最高的医药管理机构，但不再承担中央官办医学之职。元代中央医学教育机构，史未见载。但是，史料表明元代对医学教育非常重视，医学提举司的职责即包括考校各路医生课义、试验太医教官、校勘名医撰注的文字、辨验药材、训诲太医子弟、管理各处所设医学提举和副提举等。元代对医学生及教学人员的考查、考核，由医学提举司每年拟定13科疑难题目，呈报太医院转发各路医学教授，令医学生依式每月学习医义一通，年终时造册呈报医学提举司，以考察医学生学习成绩。此外，本医学的教授就所下发的题目解答三道，年终时另行造册，呈报太医院，以考核其是否称职。

二、地方医学教育

（一）宋代的地方医学教育

宋代比较重视地方医学教育，建国之初即承唐制在州设医学助教。另外北宋的上州（户满四万以上）及节度州等大州均置医博士一人。太宗时曾将《太平圣惠方》颁赐给道、州、府各一本，并命令当地选医术优良、治疾有效者一人"给牒充医博士"，令其专掌方书，但"先已有医博士即掌之，勿更收补"（《宋大诏令集》）。范仲淹于仁宗庆历四年（1044年）上《奏乞在京并诸道医学教授生徒》，在建议设立太医局的同时，也建议在诸道州府一并设立医学。

臣观《周礼》有医师掌医之政令，岁终考其医事，以制其禄。是先王以医事为大，著于典册。我祖宗朝，置天下医学博士，亦其意也，即未曾教授生徒。今京师生人百万，医者千数，率多道听，不经师授，其误伤人命者日日有之。臣欲乞出自圣意，特降勅命，委宣徽院选能讲说医书三五人为医师，于武成王庙讲说《素问》《难经》等文字，召京城习医生徒听学，并教脉候及修合药饵，其针灸亦别立科教授。经

三年后，方可选试。高等者入翰林院，充学生祗应。仍指挥
今后不由师学，不得入翰林院。如在外面私习得医道精通，
有近上朝臣三人奏举者，亦送武成王庙比试，更委宣徽院覆
试。取医道精深高等者，方得入翰林院祗应。如内中及诸宫
院使，不经官学百姓医人，有功效者，只与支赐。如祗应十
年以上，累有效者，即与助教或殿侍、三司军大将安排，即
不得入翰林院。

所有诸道州府，已有医学博士，亦令逐处习生徒，并各选
官专管，仍指挥转运使、提点刑狱、转运判官所到点检其学医
生徒，候念得两部医书精熟，即与免户下诸般差配。如祗应
州府，累有功效者，即保明闻奏，与助教安排。所贵天下医
道各有原流，不致枉人性命，所济甚广，为圣人美利之一也。
（《范仲淹全集·范文正公政府奏议卷下·杂奏》）

嘉祐六年（1061 年），各道、州、府仿照太医局的教学
模式，设立地方医学，吸收本地学生习医，由医学博士教习
医书，学满一年时，委官进行考试，合格者补充为地方医官，
"候本州医学博士、助教有缺，即选医业精熟，累有功效者差
补。如不经官学试中者，更不得充医学博士、助教"。学生名
额大郡以 10 人为限，小郡以 7 人为限，其中小方脉专业各
为 3 人。其考试办法，"逐科所习医书内共问义十道，以五道
以上为合格，其试医生大方脉《难经》一部，《素问》一部
二十四卷；小方脉《难经》一部，《巢氏》六卷，《太平圣惠
方》一宗，共一十二卷"（《宋会要辑稿·职官》）。元丰六年
（1083 年），宋廷制定按人口密度配置医生的制度，"诸医生，
京府、节镇十人，内小方脉三人；余州七人，小方脉二人；
县每一万户一人，至五人止，三人以上小方脉一人。遇阙许

不犯真决人投状召保，差官于所习方书试义十道，及五道者给贴补之"，教授所用教材为"大方脉习《难经》《素问》、张仲景《伤寒论》兼《巢氏病源》二十四卷，小方脉习《难经》兼《巢氏病源》六卷、《太平圣惠方》十二卷"（《续资治通鉴长编》卷三三五）。政和元年（1111 年），各州置医学博士、助教，其中"京府及上中等州医学博士、助教各一人，下州医学博士一人；医生人数京府节镇一十人，余州七人，试所习方书试义十道"（《宋会要辑稿·崇儒》）。政和五年（1115年），对各州县置医学的办法予以详细规定，"诸州县并置医学，各于学内别为斋教养，隶于州县学，开封隶府学……选差本州见任官通医术能文者一员，开封府选开、祥两县官，兼权医学教授，并依正教授条法"（《宋会要辑稿·崇儒》）。州、县医学隶属于当地提举学事司，学生分斋教养，设科及课程均仿太医局。此外，还"比仿诸州县学格内文士三年所贡人数，十分中以一分五厘人数，创立诸路医学贡额"，不侵占文士贡额，三年取合格者升补上舍，并以上中等一百人为额，医学分为三科，并对其所习教材及考试方法也做了详细规定（《宋会要辑稿·崇儒》）。南宋对地方医学教育亦颇为重视，孝宗乾道年间曾下令按元丰时以人口密度为标准向地方派遣医生，"疾医置职医助教，京府及上中州职医助教各一名。医生人数京府节镇一十人；余州七人；万户县三人，每万户增一人，至五人止；余县二人"（《医经正本书·本朝医政》）。

（二）金元时期的地方医学教育

金代在各州、府设有医学校，医学生员额较少，如大兴府

30 人，其余京府 20 人，散府节镇 16 人，防御州 10 人。

元世祖忽必烈嗣立不久，即在中统三年（1262 年）重建久已废弛的各路医学教育，各路医学设教授 1 员，由朝廷委任，学录、学正各 1 员。上、中、下州各设学正 1 员，由太医院委任。各县设学谕 1 员，由各路医学教授选聘，各科医学生公共课程有《素问》《难经》《神农本草经》。又按不同专业学习《圣济总录》中的不同卷数，并加习《伤寒论》及《千金翼方》，大德九年（1305 年）规定学医必须精通四书。凡不精熟本科经书者，不得行医，并将程试定为考试制度。元至元九年（1272 年）设立医学提举司，专门负责管理医学教育，其职能是考察各路医学生的课业学习成绩、考核太医教官教学效果、校勘名医撰述文字、辨认药材、教导太医子弟、领导各处医学，设置提举 1 员、副提举 1 员，医学提举司的设立，显示了元代统治者重视医学教育，也反映了医学教育管理制度日臻完善［李经纬，林昭庚. 中国医学通史（古代卷）］。

第六章
明代的医学教育思想

　　明代从 1368 年建立到 1644 年消亡，历时 276 年，经历 16 个帝王当政，大致可分为初期、中期、末期三个阶段。明初（1368—1435 年）相当于洪武、建文、永乐、仁宣之治时期，百废待兴，满朝文武、黎民百姓皆渴望休养生息，政治尚为清明。洪武朝共历 31 年，建文帝历时四年，奠定了明代社会经济发展的基础；永乐帝当政 22 年，多有建树；仁宣两帝共十年，为继承阶段。这 60 多年间，经济、文化、科学技术得以发展。医学教育和管理基本袭用唐宋元体制，也得到较快发展，气象一新，涌现出王履、戴思恭、楼英、李时珍、张介宾等著名医家。

　　明初，朱元璋为巩固朱明王朝的统治，集军政大权于朱氏门下，大肆封王。但事与愿违，诸王各自为政，羽翼渐丰，抗衡中央，尾大不掉。中央欲削藩集权，便有"靖难之役"，征战四年，朱棣夺得皇位，然后大力削藩，巩固中央集权体制。他在位 22 年，治国方略多是洪武的延续，卓有成效地发展了国家的经济、文化、外交和国防，进入了明代全盛时期。明代国力的衰落起于英宗正统年间。1436 年以后，政治危机迭起，阉党宦官王振、刘瑾专权，锦衣卫、西厂等特务组织猖獗，吏治腐败，奸佞当道，经济下滑，民不聊生。官逼民反，起义不断。武备空虚，边关吃紧，蒙古入侵，土木堡之役，英宗被俘，内忧外患，风雨飘摇。这一时期政令不行，国将不国，官办医学教育也形同虚设，招生、考核、录用等事宜受官场牵制，时开时停，难入正轨。不过，社会动荡、天灾人祸，更加需要医生、药师。因此，民间世医家学传承、师徒相荫，香火不断，繁荣发展。

至神宗万历年间，改革家张居正主政十年，励精图治，革除弊政，选拔贤能，使得政治清明，经济发达，国库充实，国防安定，外交主动，成为明代的中兴阶段。张居正并未专注医学教育，不如王安石改革教育，推行"三舍法"来得有效。但国富民安，医业也得以发展。民间私学，师徒相承，世医传继，成为亮点。官方医学教育制度也较为健全。张居正去世后，一切大变，十年之功，废于一旦，国家又陷入一片混乱之中。万历皇帝荒淫无度，魏忠贤专权，鱼肉百姓，陷害忠良，明廷清明不再。但历史的车轮仍在前进，这一时期，中外交往益多，西方文艺复兴、科技发展也影响到了中国。资本主义萌芽悄悄出现，逐步发展。宋应星的《天工开物》（国外译为《中华帝国古今工业》）再现了当时手工业、矿业和商品的经济水平，医事和医学教育的传承、创新均较为活跃。

明末的腐败、动乱、瘟疫，天灾人祸，使得社会萧条，科技发展受挫，有志之士痛心疾首。中国落伍始于明朝，真是"言之凿凿，确有信据"。社会的动荡反而促使民间医学教育迅速发展。在此期间，名医辈出，承继家学、拜师学徒规模增大，一师带多徒。另外，私淑向学者众多。医学著作大量涌现，成为历朝医学出版业最为旺盛的时期。医学出版物的广泛流传或讲授，营造了良好的学术氛围，推动了医生的继续教育，也促进了医学普及教育。

医学教育涉及面广泛，与科学技术、文学艺术、哲学等密切相关，绝非孤立。明代重要论著如徐光启的《农政全书》、徐霞客的《游记》、宋应星的《天工开物》，分属于农业水利、地理博物、工业类专著，皆有助于医学教育的开展。文学艺术能生动而直观地反映社会，文学名著如罗贯中的《三国演义》、施耐庵的《水浒传》、吴承恩的《西游记》、兰陵笑笑生的《金瓶梅》、汤显祖的《牡丹亭》均是当时人文思想、社会生活的生动再现，于医学亦多有反映。冯梦龙深受王守仁、李贽哲学思想的影响，他的《喻世明言》《警世通言》《醒世恒言》合称"三言"，寄寓于市井轶事、街巷趣闻，剖析社会，具有广泛的教育意义，对医德、医风和医疗技术也有影响。凌濛初著有《拍案惊奇初刻》《拍案惊奇二刻》，合称"二拍"，也在一定程度上反映了明末的社会状况和医学景象。

明代哲学思想影响着医学教育思想，当时程朱理学占据统治地位，另有陆王心学和李贽学派观念的影响。理学以程颐、程颢、朱熹为代表，其教育方法重在立志、居敬、读书。立志为名医，志向高远；居敬修德，待人接物，依礼循规；读万卷书。书是前人格物致知的经验记载，不读书，无以见义理精微，而好学善思，多求新意，方可受益。为师者，言传身教，循循善诱；为徒者，记诵精思，多求新意。朱熹"读书六要"流传后世，为治学之至理名言，具体为：循序渐进、熟读精思、虚心涵泳、切己体察、着紧用力、居敬持志。但这一时期过于严格刻板的管理，却使明代教育误入歧途。严格的科举制度，八股取士，以朱熹注释的四书五经为命题依据，创新意识淡薄。明代医学两百多年无理论上的重大突破，医学教育多继承唐宋元之成法。明代教育也渗透着另一哲学思想，即陆九渊、王守仁为首的陆王和李贽学派观念，主张质实、创发，知行合一，教学过程强调师生互动，师友讨论，勤于实践，思考创新。但陆王心学有多种流派，有的陷于空谈，不愿脚踏实地，弊病显而易见。总体来说，明代私学教育思想异彩纷呈，各有取舍侧重。读万卷书、行万里路、学无常师、博采众长，应是师生们的座右铭。

明代儒生出路狭窄，为了生存发展，为己为人，便多选择非官即医，故亦医亦儒的儒医增多，王纶、王肯堂等人即为代表。名医多尚文学艺术，酷爱琴棋书画，富有才情，追求生活的美好境界。有的忙里偷闲，于诊务之余，把卷为游，吟风咏月，或以医会友，诗文唱和，这在明清新安医派、吴门医派中甚为盛行，体现了孔子的教育思想和贤士标准，至今仍有积极意义。

明代为中医学的鼎盛时期，医家众多，著名的医学家见之于史志的当以千计，他们在传授知识方面既有共性，也各具特色。本章选择戴思恭、王纶、汪机、薛己、李时珍、龚廷贤、孙一奎、陈实功、缪希雍、张介宾、吴有性、李中梓等著名医家，分述其医学教育思想。

第一节　戴思恭的医学教育思想

戴思恭（1324—1405 年），字元礼、原礼，号复庵，浙江浦江人，元明著名医家。少年学医攻儒，随父拜师朱震亨，尽得师传；又学于罗知悌，颇有心得。悬壶浙东、浙西、苏南等地，名噪江浙。明初聘为御医，曾任太医院院使，历经洪武、建文、永乐三代，最后死于离任途中，享年81岁。戴思恭著有《证治要诀》《证治要诀类方》，补校丹溪《金匮钩玄》并附以己意，另有《丹溪医案》抄本等书传世。戴思恭为朱丹溪高徒，完整地继承了丹溪学说，且多有发挥。他活用河间、东垣之长，创气火阴血论，对气、火、痰、郁诸多杂证均有高见，疗效卓著。明代丹溪学派的盛名，与戴思恭亦密切相关。

戴思恭热心于中医教育，门人、私淑者众多，传授医术不遗余力。其教育思想，可归结为尊师爱生，尊经重道，宽厚基础，推重临床，随记心得，培养德能超群、处世有方的精英。

一、尊师爱生，薪火相传

中医教育的传统形式以私学为盛，故寻师觅徒、传承医道是每位医生的职责和使命。戴氏修身立品、立志济世，堪称为人师表，旷世楷模。古云"务学不如择师"，戴氏自幼承继家学，随父习医。稍长，甄选名医为师，父子徒步至朱丹溪门下，事师甚勤。丹溪弟子盈门，但爱思恭好学才敏、颖悟倍常，故尽授其学。戴氏还随罗知悌深造，精研刘完素、张从正、李杲等医家经验，博采众长，综核百家，成为明初名医之首。戴思恭终身不忘学人之长，补己之短，每到一地，辄访求名医，虚心求教。他曾在金陵得知城南有名医，便专程前往访察，发现门庭若市，来诊病人川流不息，忽见一医追出，急告病家，煎药前须加锡一块。元礼异之，深究缘由，医者曰：此为古方，书中明示。后经查对后方知医者误以"饧"为"锡"，古方实为"加饧"，即饴糖。戴思恭深知医学教育之任重道远，认真细致的治学态度不可或缺。

戴思恭继承了朱丹溪的学术思想，是丹溪学派的代表人物，又集刘、张、李、朱四家之大成，尤擅临床各科，所立大法备受人们的推崇和效法。明初洪武、建文、永乐三代皇帝均尊其为上宾，多次征为御医。然而，戴氏更热心于民间行医，江南金陵、吴中、新安等地均有其足迹，所到之处均有拜师求教或私淑寻访者。戴氏在苏州行医之时，门庭若市，求医、求教者络绎不绝。有吴县木渎儒生王宾（字仲光）苦读医学经典3年，访师求教多人，尤其私淑丹溪、元礼。因而慕名造访戴思恭多次，并从戴处偷读、抄录医案十卷。此为手抄本丹溪医案集粹，上有元礼注疏增补，一般秘不授人。故有文章称元礼心胸狭小，不愿授人知识。其间争议，后人已很难清断，但王宾设法得之、习之，悉心学用后医术大进是事实，王宾后来医名满吴下，成为吴门医派的代表人物之一，其后人及门生亦享有盛名，盛寅等吴门名医皆出其门下或为再传弟子，故称戴思恭为吴门医派先导、引路人，其言不谬。

明代另一医派——新安医学也有戴氏心血。新安医家汪机，常归入温补培元派，但其私淑丹溪、元礼，并得阅元礼笔记、手稿，其中所录多为丹溪临证经验、秘旨微言及元礼心得。汪机与弟子陈桷校订刻板印刷，书名《推求师意》（1519年），即于戴思恭谢世百年之后传世，流传甚广。书中全面记述朱丹溪的学术成就，并有戴思恭、汪机经验，行文委曲圆融、周到细致，防止俗医误学伤人。故曰"广丹溪之志者，元礼也；广元礼之志者，惟石山作之"（《推求师意·序二》）。

二、尊经重道，宽厚基础

医乃仁术，扶危济世，必须深研医理，打下宽厚基础，方可临诊业医。尊经重道是中医教育的传统，戴思恭便是熟谙经典名著，深领经义。年轻时，他专门研学《内经》《伤寒论》《金匮要略》达数年之久，故而"识日广""学日笃"，临证奇验。戴氏深得医理，临证重在辨证施治，融入诸家之长，尤善推求师意，活用丹溪经验和学术精粹，多有创见。所著《证治要诀》12卷以丹溪学说为本，集经典名家和本人成就。书中论及病证则引经据典，说理透辟，简明实用，其中论述病因病机、据证辨析、治法方药多为后世所效法。"问渠那得清如许，为有源头活水来"，其学有渊源，根基深厚，又勤于临证，好学善思，故能厚积薄发，高人一筹。

戴思恭尊经重典，并有发扬。《内经》全面阐述中医学基本理论，强调阴阳、气血、脏腑盛衰。朱丹溪创"阳有余阴不足论"，戴思恭继承师学，并合百家之长而有所发挥，提出"气火阴血论"。指出病证多因气火失常、阴血匮乏，推重补气养血大法，后世多承其余绪。

生理之气，外则护理体表，内则营养全身，但气属阳，主动，气动火过则为病。气有余便是火，百病丛生。比如七情交攻、五志间发，易致气机升降出入乖戾失常，化火为病。朱丹溪曰"火岂君相，五志俱有论"，河间曰"五志过极则为火"，倡用寒凉而泻有余之火。如若不然，将气病作寒论治，滥投香辛燥热之剂，则如"丹毒济火"，危害无穷。戴思恭深达经义，融会百家，且临证把握有度，应用得法，效如桴鼓。

戴思恭依经"病机十九条"新解五脏之火，契合经义，又有发挥。火之变见于诸病，君相之火为病广泛，盖因其导致心、小肠、心包络、三焦等脏腑气机失常。五脏之火俱有主症，诸风掉眩，肝火风动；诸痛疮疡，心火之用；诸气膹郁，肺火之升；诸湿肿满，脾火之盛。所论五脏之火，治有大法，常以黄连泻心火，黄芩泻肺火，黄柏泻相火，知母泻肾火，芍药泻脾火，柴胡泻肝火。此皆寒凉之品，清泻有余之火。内伤之虚火，不任寒凉攻伐，常以参芪甘温除热，或投东垣补中益气汤、当归补血汤。此种治火大法，沿用至今。戴思恭依经立论、立法，为后人继承，奉为圭臬。

三、注重临床，随记心得

临床诊治疗效卓著是中医的生命，因而医学实践经验最为重要。实践出真知，习医必须多临证、多总结、多变化，以应疾病之万变。戴思恭一生年逾八旬，从医六十多年，诊务繁忙，无暇著述，但随记心得，医论、医案丰富。俗云"不动笔墨不看书"，习医最应手勤、眼勤、脑勤。名医无不如此，吴门医家王宾在戴思恭处得览丹溪医案十卷抄本，其中便有戴思恭心得体会。所论不乏卓识高见，王宾抄录、学用而成名医。明季医案类书籍出版流通最盛，超过历代，业医者均阅读多种医案，灵活运用，提高医术。见多识广，疗法丰富，方能应诊无忧，圆机活法，运用自如。

杂病证治最为复杂，不乏疑难怪证，最能测试医生功力。戴思恭胎息于丹溪，并合百家之长技，善治气、血、痰、郁诸多病证。其临证之时，古方、时方、自拟方灵活变通。洁古曰："古方新病不相能也。"(《金史·方技传》)朱丹溪曰："操古方以治今病，其势不能尽合。"(戴良《九灵山房集》卷六)皆言临证重在变化，需辨证施治。戴思恭亦最忌泥古不化，墨守成规。其传世验案可见一斑。验案中有一姑苏妇女患病经年，屡治罔效。其常号数十声，反复发作，或以为鬼魅附身，无药可医。戴思恭依脉证合参，诊为痰闭火郁证，先以涌吐重剂排痰，打通气机，再调气血升降出入，旬月病愈。怪病多痰，暴病多火，火郁发之，涤痰解郁为治疗大法，此即名医示人绳墨也。

四、德能超群，处世有方

戴氏一生献身于医学，对己对人要求甚严，故师徒皆德才兼备，师古不泥。对于前贤评述持论公允，并无门户之见。

戴思恭处世能力超群，其虽为元朝旧人，却能事明代三皇而受宠。晚年，朱棣降旨"免其拜"，为罕见殊荣。此固然以其医术高超而立身。然而伴君如伴虎，众多御医被杀，并非皆罪有应得，冤死者不在少数。戴思恭能够寿终正寝，应有其人格魅力、处世之方。今日医学教育注重人文社会学教育，力求改善医患关系，当从戴思恭立身经验中获取启示。

第二节　王纶的医学教育思想

王纶（1460—1537年），字汝言，号节斋，浙江慈溪人。出身官宦家庭，少习儒业，兼以博览医籍，尊崇先贤高论，尤攻《内经》。青年时举进士，历授官职。入仕勤政之余仍深究医理，广泛阅读，临诊疗疾，多有心得，著有《明医杂著》《本草集要》及医案多卷。宗法前贤，又有新意，医名大振，遂成名医，并在中国医学史上占有一席之地。

王纶学医之路较为奇特，其刻苦自学，私淑名家，坚持不懈，终有所成。王纶入仕较早，政务繁忙，仍不忘深研医术，勤奋临诊，为官为医两不误，各有成就。其非专攻于医学，却能造诣很深，颇有创见，为中医发展做出了贡献。他既是国家栋梁，又是医林先贤，这种独具特色的人才模式，即亦官亦医模式。

一、学习动机：事亲济人

王纶少年时期父兄和自己均多病难愈。因此，年少时即深感多无良医，民病无助。《本草集要·序》中有云："家君真静居士，中岁久婴疢疾，而纶与兄经少亦多病，服药无虚月，每问乡之医者，见其率执定方，持一说用之，多不获效，每遇病，辄忧疑畏恐，而叹乡之无良医也。"王纶父亲因此大量购置医籍本草，用于阅读，并嘱二子学医，以深研医道，目的是"可以保身，可以事亲，可以济人"（《本草集要·序》）。此即仲景所云："精究方术，上以疗君亲之疾，下以救贫贱之厄，中以保身长全，以养其生。"（《伤寒杂病论·序》）王纶遵先贤明训和父嘱，立志习医。其天赋甚高，极富悟性，又有兴趣、毅力，虽未拜师学艺，却能锲而不舍，终生追求，故有所得。他认为，为医当深明医理，理法方药皆有所据，非《素问》无以立法，非《本草》不可用药。王纶不当庸医、俗医，决心涉猎各科，勤于临证，因此扬名乡里，病家慕名而来，满意而去。

古代学医之路，或继承家学，代代相传，人称世医；或拜师学艺，师承医术；或入太医院等官学修业，即院校教育，亦有专一自学成材者。古之成为名医者，多攻儒业，考功名不就转而业医，而已经为官入仕者，则常以仕途为重。在我国古代，士大夫学医并非鲜见，医为儒家之一事，崇尚儒医兼修，但成医名者较少。王纶则不同。据《明史·方技传》记载："其士大夫以医名者，有王纶、王肯堂。"王肯堂（1552—1639年），少年学医业儒，虽也是亦官亦医的代表，但王肯堂为官时间较短，致仕归里后再专心医学，潜心著述，而王纶为官时间长，且自学医以来，无论官至何位，从未放弃过业医，为官业医并重，更具代表性。

二、治学原则：专博结合

王纶曰："学之宜何主？曰：宜专主《内经》，而博览乎四子，斯无弊矣。"（《明医杂著·医论》）王纶认为，《黄帝内经》全面记述了中医基础理论，犹如儒家之六经，为中医之圭臬、绳墨。中医素来尊经重典，历代名家皆继承发扬《内经》之旨，补其未尽未详之义。如张仲景补《内经》外感热病之未发，详于诸证变化，又理法方药俱全，林亿评论其为"其言精而奥，其法简而详"（《伤寒论·林序》），成就了另一部经典著作。刘完素发挥《内经》五运六气之旨，立法热病之证治，苦寒直折，创寒凉派、河间派。李东垣发挥《内经》中内伤脾胃之义，强调内伤以温补脾胃为要，与乃师张元素共创补土派。

《经》云"土者生万物",补土派则曰"人以胃气为本""内伤脾胃,百病由生"。朱丹溪尤善杂病证治,"阐《内经》之要旨,补前贤之未备"(《明医杂著·医论》),创养阴派,从者甚众,影响深远。王纶提出的"外感法仲景,内伤法东垣,热病用河间,杂病用丹溪"(《明医杂著·医论》)成为至理名言,高度概括了四位医家的学术特点,明确了自己的治学原则。

三、良医良相,集于一身

宋代范仲淹言"不为良相,则为良医",概括了儒者的使命、人生的奋斗目标,故而历代儒医不分,儒医兼修成为社会风尚,经久不衰。王纶深信"医为儒者之一事",儒者不可不兼医,故其儒医兼修,皆有所成。他24岁举进士,任职于中央部司,或外放湖广,官至部司郎中、湖广巡抚等,但无论官职有何变迁,王纶自少年习医以来,从医始终为其终身事业。他在任期间,虽政务繁忙,但仍坚持不懈地临证诊治,并有著述,十分难得。《宁波府志》记载,王纶"朝听民讼,暮疗民疾,历著奇验"。故薛己评价王纶曰:"良相良医,盖兼体之矣。"(薛己《补注〈明医杂著〉序》)王纶一生从医,尊经重典,以继承为主,深领经旨奥义,验之于临床,多有奇验。比如发热分外感、内伤,表里阴阳,治各不同,并著有《发热论》,析证甚详,尤重阴虚火旺之发热,宗丹溪之法,生血降火(四物、知柏),或壮水滋阴(六味、生地黄、玄参)。

脾胃阳虚则宗东垣甘温除热,补中益气汤主之,务使"阴平阳秘,精神乃治"(《素问·生气通天论》)。王纶经治脾胃病甚多,历见俗医概用辛燥助火消阴之剂,使得胃火益旺,脾阴愈伤，故王纶提出脾阴说，脾胃证治分清阴阳气血，把补阴与调治脾胃融会贯通，这一点是对李东垣脾胃论的继承和发扬。

四、宗法前人，有所发扬

我国古代医学教育模式不外四大类，即世袭家传、师徒传承、学校教育和自学成才。世袭家传和师徒传承多具局限性，以家传或老师的诊疗知识为主，较少参考他人学术思想及观点。学校教育则招收的学生数量较少。自学成才者多为天生聪慧、具有较强感悟力的好学之人，他们在习医时多参考多家经验，融会贯通，继承发扬。

王纶习医，不属于世袭家传，也不属于学校教育，他阅读大量医学著作，应属自学及私淑师承相结合的模式。这使得他能够不单纯拘泥于某一学派的学术观点及理论，他自从医以来，尊经重典，宗法前人，治病讲究医理，理法方药持之有据，尤其推崇东垣、丹溪医派，但也不乏新见，为后世留下了宝贵财富。

《本草集要》（1500年）为王纶中年著作，保存了前人用药语录和学术成果。其药物分类突破了《本经》上、中、下三品分类法而另立。书中收入545种药物，分为草、木、果、菜、石、兽、虫、鱼等十个类别，较为合理，创新了药物分类的方法。每味药材又有性味归经、升降浮沉、功用主治、附方加减等项目，条分缕析，方便学习掌握。

《明医杂著》（1549年）撰述较早，为其行医研读医籍的心得笔记。早年由于政务繁忙，无暇顾及整理，笔记较为零乱。及至晚年，俟退居林下方才整理润色成书，刻板印刷。书中内容涉及临床各科。写作目的是"使穷乡下邑，无名医者，可按方治病"（《明医杂著·自序》），为普及性教育读本。王纶还著有个人医案集，现已不存，部分医案被收入江瓘《名医类案》中得以传世。

《明医杂著》作为王纶学术思想的代表作，受到医林同仁的诸多称赞，流传甚广，有多种版本，多次印刷。薛己对该书尤多褒奖，并将之作为重要医籍，悉心研读注疏，"以先生引而未发之意，漫为补注，附以治验焉"（《补注〈明医杂著〉序》），使得该书更具学术价值和实用功能。世之人火旺致病者十居八九，"故补阴之药，自少至老，不可缺也"（《明医杂著·卷之一》）。王纶参以丹溪大补阴丸（知母、黄柏、熟地黄、龟板），更制方补阴丸，以丹溪方加枸杞子、麦冬、锁阳、五味、干姜等，尤用于纵欲伤阴动火之证，兼证加减变通，陈述甚详。薛己补注六味、八味、补中益气汤酌用，使之更切实用。

关于参芪宜忌，界限分明，同行议论不少。阳虚发热、气虚血脱者必用之，阴虚肺热、劳嗽吐血者忌用。王纶经验，滥用参芪甘温之品，则阴血虚、相火亢，助气生湿，益发难治，甚则死。孙一奎、张介宾曾就王纶这一观点提出批评，认为他"畏人参如虎"，不过二人晚年分别在《医旨余绪》和《质疑录》中改变看法，认可了王纶的观点。

中医教育的王纶模式是古代医学教育之一种，是自学为主的模式。王纶立志笃学，以其兴趣和毅力，终有所成。王纶模式较少门户之见，不执一而足，往往穷经以博古，治事以通今。王纶模式的人才，学术自由发展，独立思考，择善而从，善于变通，因有文史哲基础，常能深领经义，揭示中医发展轨迹及内在规律。之后厚积薄发，勤于实践，疗效卓著，又善于积累资料，笔录成卷，著书立说，其中不乏新意高见。王纶、王肯堂列入名医前贤之列，但大多数儒者习医，不入医林，不传医名。如王安石，勤读百家之书，"至于《难经》《素问》《本草》及诸小说，无所不读，农夫女工无所不问，然后于经为能知其大体而无疑"（《答曾子固书》）。他晚年致仕，定居金陵，也常接诊、处方、赠药。

明代亦官亦医模式并非罕见，明代太医傅懋光（1573—1644 年），少时习儒，及至 20 岁，改习医学，攻读医学经典，私淑前贤，并在京城开业。1605 年，京城大疫，他施医送药，医名大振。两年后，经礼部贡试录取，被授以太医院吏目、教习官，又派送圣济殿（原名御药房）为御医，后来升任太医院院判（正六品）、院使、鸿胪寺卿（正四品）、太常寺卿（正三品），亦官亦医数十年，并有所著述，惜已失传。这种先儒后医、亦官亦儒的模式营造了浓厚的中医文化氛围，影响深远。

王纶模式作为业医门径，现已不妥。因医生资格认定困难，医学专业系列课程亦古今两歧，更难成良医。但其对于普及医药知识、小病自疗、养生保健大有裨益，符合现代养生保健观念，与世界卫生组织提倡的"人人享有健康"的观念是一致的。中医药学要想在当代得以生存与发展，中医药学知识的广泛传播和普及是必不可少的。医儒不分，儒生当知医，医生当习儒，成为当时的社会取向和共识，现在看来仍有积极的现实意义。

第三节 汪机的医学教育思想

汪机（1463—1539年），字省之，号石山居士，安徽祁门石山人，新安医学的代表人物之一。出身世医之家，其父汪渭、叔伯汪宦（徐春甫的老师）均为祁门名医。汪机幼攻儒学，后弃儒学医，初随父悬壶乡里，又私淑李杲、朱丹溪诸家，师事戴思恭。汪机立志肆力医学，承继家学，遍访名师，多有发挥，医术日精。据《祁门县志》记载，其母病头痛、呕吐十余年，久治不愈，其父虽为名医，但屡试方药均无效验。汪机拟方用药，调理得法，便起沉疴，母病竟然痊愈。《明史》无汪机专传，附见于《李时珍传》，云："吴县张颐、祁门汪机、祀县李大可、常熟缪希雍精通医术，治病多奇中。"汪氏热心授徒，从者甚众，因材施教，门生均有所得。其对中医人才培养有着完整的教育思想。

一、医德为先，志在济世

中医的优良传统是医德医风高尚，以施展仁术济世为本，故有大医精诚、良医良相之说。汪机认为，医学教育应将医德置于首位，医生的职业与人的性命密切相关，如果唯利是图，则可能出现医界的欺诈行为，或产生因逐利而置人生死于度外的不良后果。因此，唯有道德高尚，才能做到不为己利，以医术济世。汪机授徒，以身作则，身教言传，培养家人和弟子以仁术济世。汪机平时为人谦和好施，淡泊人生，生活俭朴，粗衣粝粮，不求享受。对患者有请必应，尽心尽力，尤其体谅贫病之家，对贵人高官则时有矜持。其名远扬，不但在于医术高明，而且因医德医风高尚，以传道修身济世为己任。他有请必应，接诊患者全力救治，不求回报。若遇危重患者，则废寝忘食，不离左右，精心调治，亲自看护。对待患者的病情，汪机主张以实相告，既不夸大病情求其赏，又不隐瞒欺骗，有时病入膏肓，药石罔效也如实告之，使患家一来不花不必要的钱财，二来可尽早准备后事，体现了一切为患者着想的思想观念。为了不增加病家负担，汪机临证时从不乱用贵重药物、稀有药引，他曾怒斥庸医骗人骗物的不齿行为。史料曾记载汪机门诊盛况，"遐迩以疾来，请者无虚日"，求者益众，所应益博，"如饥者得食而充，渴者得饮而解，溺者得援而登颠，危者得扶持而安"（《石山医案·石山居士传》）。汪机认为，重义轻利，立志以仁术济世，以德统才，德才兼备，方为合格的中医人才。他本人也成为名医良医的样板，学生效仿的榜样。

二、聪敏善思，灵活缜密

医学研究的对象是各种疾病，厄病多变，非聪明理达、灵活缜密者不可重托。明代医界流弊"北宣南局"，北方效法刘完素寒凉派，以其《宣明方论》为宗；南方好用《局方》（《太平惠民和剂局方》），用药偏于温燥灼阴，不重辨证。二者若应用不当，皆易损脾胃或伤阴液。汪机以善用参芪著称，据明江瓘《名医类案》记载，汪机治验 196 例，参芪为剂者 125 例，占 64%。《石山医案》中有数十种杂病可用参芪，其味甘性温，补气生血，尤益脾胃。汪机用参芪"圆机活法"，关键在于辨证准确，合理配伍，多用于久病、疑难病证。久病多虚，或虚实夹杂、正虚邪恋，治以扶正祛邪，攻补兼施。比如，时医坚守"痛无补法，痢无止法"，汪机则不然，治久痢亦以参芪为君，因肠胃下久而虚，过用寒凉而阳气不足，故温补扶正以驱邪，因药物配伍精当周到，故屡起沉疴。然而治病大法易学，灵活运用则难，如何权衡取舍，不仅需要长期实践，获取诊疗经验，还需医者天生聪慧，具有把握及驾驭疾病的能力。"学而不思则罔，思而不学则殆"，故中医教育不仅仅要熟读经典、通晓百家，还要求学而善思，以自身较强的领悟力体察病情，辨证施治。然并非所有人均具备这种领悟能力和灵活变通的能力，因此汪机认为，作为医学人才的培养者，应选择聪敏善思的可教之人作为后续人才，否则习医者可能一事无成，还易导致延误病情，甚则害人性命。

三、勤于临证，书墨传承

古代医家多以身教课徒，在临证过程中将诊疗经验传授给习医者。临床实践是学医的必经之路，实践出真知。只有精勤不倦地长期临证，才能提高诊疗技术。汪机勤于临证，多有创新，形成了自己的诊疗特色。他擅长脉诊，主张四诊合参，辨证论治，尤重八纲辨证、脏腑辨证。他重视中医整体观，认为外科必本于内，这一观点影响到陈实功、王洪绪、高秉钧等后世医家，产生了外科三大学派。汪机认为，针灸多用于实证，若论补虚，则针不如药。对于温病，汪机亦有创见。汪机之前，医界强调伏气温病。《经》云："冬伤于寒，春必病温。"汪机则有新说，认为温病可为伏邪，亦有新感，不囿于《内经》。此观点为吴有性继承和发扬，汪机也因此被视为温病学派的先导。

明代医学教育者一方面采用师带徒形式，通过大量的临床实践提高学徒的临证水平，同时将自己的临床经验编撰成书，以著作示人，并将之看作是提高医生理论水平的重要途径之一。著书立说，可以将一己之长、心得经验公之于众，借以传远，以荫后人，是一种科学精神，是高尚的文化和道德风尚。明代编撰、传抄、整理医籍者甚众，这些著作为明代习医者提供了生动的医学教材。汪机不仅熟读经典百家，终身向学，同时整理经验，著书立说，将理论知识和诊疗经验以著作形式传示后人。据考，汪机于诊余勤于著述，所编纂医籍计14种70卷，传抄医籍两种四卷，其门生陈桷也整理汪机医论、医案多种，这些著作成为后人学习其治学方法及精勤不倦精神的良好教材。

四、终身教育，自我完善

汪机认为，医学生应通过以下几个途径加强终身教育，不断完善自己的知识结构：①勤恳好学，精勤不倦。②注重学术交流，不断获取新信息。③学无常师，取长补短。

医学名家多推崇精勤不倦的治学态度。业医之人，当勤求古训，博采众长，庶可见病知源，医术精进。中医讲求尊经重典，学有渊源，尤重师承。此中真意，便是深知医理，打好基础，同时又要撷取百家，以应疾病万变。故名医常拜师多人，或私淑名家，或与同行交流心得。总之，医者应从一切有利于自己获取知识、提高技能的人那里吸收新知，更新自己的知识结构。汪机本人曾立滋阴治法随丹溪、升阳治法从东垣的原则。汪机深研东垣补脾之论、丹溪养阴之法，求教戴思恭之术。他曾得戴思恭的笔记手稿，其中皆为丹溪秘旨微言和医疗经验。汪机与门生陈桷校而刊之，书名《推求师意》，意在阐扬师意，推广丹溪之法，又防俗医滥用寒凉杀人。是书可看作是朱丹溪、戴思恭、汪机、陈桷的共同成果，靠汪机的努力才得以面世，其中不乏汪机之医疗心得和学术思想。

汪机对丹溪学术思想的阐释注疏有功于后世，也见其学无常师，学人精髓，以补己之短。汪机善学东垣补脾之妙，而成为温补学派之先。他又创营卫论，强调护养阳气，提出营气虚亏，百病由生，而七情之伤常致营气不足。他认为，营中又有营气、营血之别，"补阳者，补营之阳；补阴者，补营之阴"（《石山医案·营卫论》），将东垣、丹溪之说加以融合，掺及己意，推动了学术发展。与汪机同时代的名医王纶深知误服参芪之害，认为虚劳咳嗽应忌用参芪，然汪机则于临证实践中体会到，虚劳咳嗽、元气衰惫者予参芪常可获效，不必拘于王纶之禁，此中奥妙在于配伍。

古代未见专门的继续医学教育项目和政府对行医者的统一要求，但一些医家仍能不断更新与完善自己的知识结构，不断提高自己的诊疗水平，且相当成功，说明古代医家有着自己有效的继续教育方式，这一点值得当代医界深思。汪机主张医者当综合百家，取长补短，以推动医学发展，活跃学术气氛。

第四节　薛己的医学教育思想

薛己（1488—1558 年），字新甫，号立斋，江苏吴县人。

明代著名温补派医家，吴门医学代表人物。薛己出身于医学世家，其父薛铠入太医院多年，擅长儿科，著有《保婴撮要》，后由薛己编辑成书而出版面世。薛己幼承家学，亦儒亦医，19 岁以医丁身份入太医院，因才华非凡，擢升为医士、吏目、御医、院判、院使。掌管太医院院事多年，其中包括教学工作，直接参与官办医学教育实践。中年致仕返乡，行医、课徒、著述，对于私学教育也很熟悉，具有一定经验和创见，对于人才培养目标、课程设置、教学方法等教育全过程均有见地。

一、教育目标，人才质量

薛己对于人才有着严格要求，以培养德、识、才、学俱佳的人才为目的。他要求学生首先要聪敏好学，广识博通。薛己接受过良好的教育，本人就是优秀人才的模板。他幼年聪敏好学，儒医兼修，承继家学。及长，则接诊行医。43 岁辞归吴门，做了 30 余年的民间医生，其诊所门庭若市，门人云集，在医疗、课徒和著述诸方面均有建树。他赞成胡瑗的"以类群居，相与讲习"（《安定言行录·卷上》），通过师生讲论，研讨辅导，使学有所成。他治学刻苦认真，废寝忘食，"蓬头执卷，抽绎寻思"（《保婴撮要·林序》）。他要求学生先立志，再勤学、求师、实践，培养严谨的治学精神。他常于临证之余整理古今医籍，热心学用前人佳作，予以注疏、校刊，掺以己意，使之更具学术价值。如薛己注《明医杂著》，因注疏甚详，并增录丰富临证验案，故版本流传最广。

宋明教育思想影响着薛己的人才观。朱熹曰："书不记，熟读可记；义不精，细思可精；唯有志不立，直是无着力处。"(《性理精义》卷七）强调立志、居敬、读书，其中又以立志为要。持志，然后方能修道、读书。胡瑗、王安石的功利教育法重视研讨，然后操练、发疑、创新，也适用于医学教育。陆王心学主张知行合一，致知取法，顿悟贯通（悟通），各循其质，对症下药（循真），事上磨炼。上述三大派教育思想在薛己身上均有体现，"如天地之宝并列于前，能兼取而无祸"（《水心集》卷十）。医学生多效法朱熹读书法六条：循序渐进，熟读精思，虚心涵泳，切己体察，着紧用力，居敬持志。"涵泳"即品味精义旨趣，久之内化为自己的知识，长进学业。"着紧用力"是学生要有紧迫感，如救火治病、猛将用兵、逆水行舟，全力以赴、分秒必争，早日修道"明理"，将圣贤言语体之于身，以便早出人才，快出人才。

二、课程设置，经典名家

名医之路在于博学多问，实践创见，故医学教育课程繁多、教材多样。归纳起来有文化基础、医经典籍、名家著述、业师学术四个方面。文化基础即儒学研修，医学博大精深，唯儒者能精道，能"穷经以博古，治事以通今"（《宋元学案·安定学案》）。经典为立论依据，必须深研活用，尤以《内经》《伤寒论》为重点，所修各科有大经、小经之别，如大方脉科以《素问》《难经》《脉经》为大经，《诸病源候论》《龙树论》《千金方》为小经。

中医源远流长，门派甚多，古代文献汗牛充栋，优劣杂陈，总宜精选其优而用，内伤法东垣，杂病用丹溪，故《脾胃论》《丹溪心法》被薛己选为教材。薛己反对过用寒凉，讲究温补脾胃，顾护肾命，形成温补学派，其学说所以者甚众，由此可见其教学的影响力。

薛己著作涵盖各科。其信而好古，勤求古训，博采众方，以孔子、仲景等先贤为榜样，对于经典尊崇有加，尤其深谙《素问》精义，并多有发挥，故其著述皆为有源之水，有本之木。薛己著作既能阐发经义，又有个人经验心得，颇能体现教材特点，被后学者选为教材。如薛己注本《外科精要注疏》，刊于1521年，流传甚广。原书由宋代陈自明著，约刊于1263年，是宋代外科代表作，薛己注疏畅发原著义理，并增补个人心得、医案和附录，成为历代研习外科者必读之本。再如薛己的《外科枢要》（四卷，刊于1571年）为其治疡经验总结，内容简要，条理清晰，切合实用，重视医理、脉诊，辨证标本虚实阴阳气血俱备，治疗以疏通、托里、和营卫为三大法则，突出内治，反映了中医整体观念。他针砭时医滥用化腐生肌药物，提倡先药后针的内外兼治思想，对中医外科发展具有十分重要的意义。其所著《正体类要》两卷，乃伤科专著，刊于1529年，为清代官修《医宗金鉴·正药心法要旨》之蓝本或重要参考书。

薛己注重培养学生的写作能力，认为中医学术成就当整理流传，个人经验心得应刊行传世，以便繁荣学术，推动中医学发展，其本人辞官回乡也因于此。"立斋素以著述为志，而仕宦之足以妨之也。于时致政归吴，徜徉林丘，上下古今，研精覃思，垂二十年，宜其视色望气、察见脉理而所投立效也"（《明医杂著·序》）。薛己学有渊源之承，进有中秘之闻，退有研覃之思，深领经典理奥、古贤确论、今人发明、个人经验，故其富于著述。门人多有参与，受益匪浅。书中所载验案，分析透辟，利于后学。

三、注重实践，勤于临证

中医教育目标是培养名医良医，弘扬中医学术，以济世爱民、施展仁术，因而临床是落脚点，理论联系实际更为重要。学生搜罗百家，博采众长，打下坚实的理论基础，便是为了临床发挥，祛病疗伤，提高疗效，铸造良医最终落实在临床上。

世人阴虚火旺证居多，宜养阴清热凉血，《丹溪心法》为必读书目。杂病用丹溪，后继者戴思恭、王履、王纶、汪机、徐彦纯等名医多有著作传世。后天之本脾胃之疾，取法易水学派、补土派、脾胃派，张元素《医学启源》、李杲《脾胃论》《内外伤辨惑》、罗天益《卫生宝鉴》等书，阐述补中升阳、益脾养胃诸法，常为临床医学教材或案头参考书目。薛己课徒授业常以温补派著作为重。明代形成的温补学派，以薛己、张介宾为首，著作有《医学原理》《薛氏医案》《景岳全书》等。薛己著作称著于医林，常单册刻印面世，成为医学教育要籍。其中个人心得和验案贴近临床，明理达用，其所校刊注疏的古籍更有先贤确论、今人发明，谈古论今，增长学养，皆十分流行。

明代医学教育重视医案阅读、分析、讲评。薛己要求门人多读医案，其著作中必收验案。所选验案力求辨证精确，选方切当，用药配伍独具匠心。其中以温补治愈杂证居多，但亦非一味蛮补不攻。临床病证千变万化，医者甚宜详审，分清虚实真假，精心用药。急证更应决断得宜，方可起死回生，挽救生灵。薛氏传世医案多温补，想来是为宣扬其学术观点，多选温补案例而已。

四、教学过程，重视师承

薛己长期主持官学太医院的学校教育，又有30多年私学教育经验，熟练掌握师生选择、课程设置和教学过程。太医院由医官系统讲授医学，大致分为文化基础、儒学经典、医学经典、百家各科长技，为师学术经验也为传授重点。史载南京国子监医院规模较大，设有门诊和住院两部，常有太医院学生实习，有试诊本（印纸）记录患者病情、理法方药，其常由老师批阅，留备考查评分。私学更侧重于业师学术，所学科目内容也较为灵活，师徒相承，学生先阅读背诵，再进行讨论解析。更多的是在日常诊疗中传帮带，学习内容变化大，不求系统，急用先学。薛己授徒较为正规，常布置作业，让学生查阅资料，然后抽查评判。他重视因材施教，以启迪学生智慧，使门人各有所得。

中医私学历来重视师承。薛己为温补派代表人物，强调滋补脾肾，六味丸、八味丸、补中益气汤应用最多，其著述、注疏中得到充分体现。中医治法，温、清、消、补、汗、吐、下、和，八法各有所用，依证变通，方可取效。然薛己偏于温补，慎用寒凉，以治病求本、辨证施治为宗。寻常治法，取其平善，详查脉气证情而治之。薛己曾云："世以脾虚误为肾虚，辄用黄柏、知母之类，反伤胃中生气，害人多矣。"（《内科摘要·饮食劳倦亏损元气等症》）其承继李杲之学，重视升发脾胃之阳；又承王冰、钱乙之说，重视肾水、相火、真阴真阳之调补，多用甘温方药。顾护正气，贵在用药相宜，善于变通化裁，不泥于古方。疮疡五善七恶由宋人提出，至薛己而详析病机、证治，后人陈实功等又有新见，使学术得以传承与创新。

五、传承学术，有所建树

薛己业医 50 余年，又参与中医学校教育和私学教育，有着系统的医学教育观念及灵活多样的教学方法，因而名声远扬，从者甚众，门人、私淑者云集，培养了一批中医人才。在其身后的数百年，承其余绪、信奉其学者不胜枚举，且皆有所建树。

薛己继承前贤学术成就，以发前贤之未发，开千古之聋聩，历来享有较高评价。绮石曰：薛治虚证，并列于李杲、丹溪，皆振古高人，各有高明之处，而以薛立斋为最，"若执东垣之说以为治者，未免以燥剂补土，有拂于清肃之肺金。滋阴补火之说，出于丹溪……立斋则无弊"（《理虚元鉴·理虚三本》）。稍后张介宾推崇薛己之学，赞薛己用古方"独得其妙"，即求古治法，阴阳互参相济，审证精，用药妙。薛己治疗虚证水肿，用加减肾气丸。此为求古治法，诚为对症之方也。两百年后，赵献可力挺立斋，笃信其学，以六味丸、八味丸，一以贯之，著成《医贯》，虽有一定学术价值，但亦不乏偏颇之处。又引得徐大椿著作《医贯砭》，二者皆有过当之处。科学评价前人，持论公允，实非易事。四库馆臣评赵献可执薛成法，过用六味、八味，并非薛己之过，不可"以李斯之故，归罪荀卿也"（《四库全书总目提要·医家类及续编》）。

薛己"治病多用古方，而出入加减，具有至理"（《四库全书总目·子部医家类》），贵在巧妙变化。薛己从医 50 余年，当接诊过多种病人，治疗八法当各有用途，不可能只治虚证，医案中多收入脾肾虚损诸虚，故总是六味、八味、补中益气汤，有人则认为其二三方包治百病，超时空的滥用，似乎放之四海而皆准。此当为误解，故有人踵其后而滥补伤人。薛己医案并非全貌，可能是因后人力挺温补派而增删不当所致。

清代吴医唐三立认为，张、刘、李、朱（张仲景、刘完素、李杲、朱丹溪）之后，当以薛、张、吴、喻（薛己、张介宾、吴又可、喻昌）配为大医家（《吴医汇讲》卷二），对薛己评价很高。可见吴医后人对薛己的尊崇并非一般，此应归功于其确能审因论治、治病求本、疗效超群且立论有据、多有发明。

第五节　李时珍的医学教育思想

李时珍（1518—1593 年），字东璧，晚号濒湖，湖北蕲春人。明代著名医药学家、博物学家。李时珍少习儒学，拜师当地名儒顾氏兄弟，苦读不辍，研修四书五经，循科举之道。14 岁考取秀才，但随后科考不利，又因体弱多病，遂弃儒从医，传承家学。李时珍祖父为铃医，其父李言闻为当地名医，少年举为秀才，之后保送入京，任职太医院多年。时珍 23 岁从医，悬壶乡里，施治多有效验，享誉四方。他被楚王府聘为奉祠正，执掌良医所事务，成为地方医官。后又经举荐入京，任职于太医院，次年辞归。时珍博览群书，广泛涉猎，经史子集、天文地理，诸多门类，无所不包。行年三旬，奋编摩之志，重修本草，务求取其精华，去其糟粕，拨乱反正，增删务实，故搜罗百氏、访采四方，集 30 年之功，著成鸿篇巨制《本草纲目》，被查尔斯·罗伯特·达尔文称为"中国古代的百科全书"。该书问世后，常被视为"性理之精微，格物之通典，帝王之秘录，臣民之重宝也"（《本草纲目·王序》）。李时珍云："《纲目》虽曰医家药品，其考辨性理，实吾儒格物之学。"（《本草纲目·凡例》）

李时珍其他著作多已散失，今存《濒湖脉学》《奇经八脉考》。其临床著作《濒湖医案》等书今已不传，但于《本草纲目》中留有丰富的临床医案和各种医术记录，多为后人推崇和引用。李时珍对后人和门人的教育，体现了他的科学思想、文化素养、艺术气质和医学教育思想，实为后世师表。1953年，莫斯科大学为李时珍塑像，李时珍被视为世界著名科学家之一。我国修建李时珍陵园、发行纪念邮票、拍摄电影故事片和举办多种纪念活动，以纪念这位伟人，继承先贤遗志，发展中医药学。

一、教育的指导思想

李时珍的医学、药学教育目的是培养名医、药物学家，他的人才观是学以致用、济世救民，寿国以寿民，培养科学家、博物学家。因为中药本草涉及面广，必欲"窥天地之奥妙"，造化无穷，方可胜任。后继者必备广泛知识和技能方可分辨真伪，推陈出新。况且，中药学"诸家所说，皆未可信也"（《本草纲目·草部》）。未解之谜，需要献身精神、百科之材，方可追根求源，探赜索隐，有所发现和发明。

李时珍重实践、实用、实证，常带领家人和门生跋山涉水，奔波求索，揭示自然法则，探求无穷变化之事物，开展科研工作。书中常有存疑，有些问题"未审然否"，"亦无所询证，姑附于此，以俟博识"（《本草纲目·介部》），希求后人探索发现，体现了一位科学家的求实精神。

他乐学善思，倡导严谨的治学精神，并身体力行，数十年如一日。李时珍善读书，"长耽嗜典籍，若啖蔗饴"（《本草纲目·原序》），又覃思穷理，"善观书者，先求之理，毋徒泥其文"（《本草纲目·草部》），较好地践行了古训"博学之，审问之"（《礼记·中庸》）的原则，并因而有所发现。李氏以科学家的素质，观察古今六合无穷变化事物，认为"古今之理，万变不同，未可一辙论也"（《本草纲目·草部》）。李时珍强调培养大气栋梁之才，德才兼备之才，尤其强调历史使命感，以及医者的责任心。他"念本草一书，关系颇重"（《本草纲目·原序》），故积数十年，呕心沥血，编撰《本草纲目》，非为钱粮谋，而是为国家、民族和中医药学术做出尽可能多的贡献。

二、师生选择

师、生是教学的两个要素，师为主导，生为主体，二者共同决定教育成败。为人师者，传道、授业、解惑，教师自身素质要高，尤其是治学精神，学术水平，有发前人未到之处，方可为人师表，课徒授业。

李时珍反对安于故习、溺于旧闻，其批判某些本草著作"总集旧说，无甚新义"（《本草纲目·序例上》），强调要"辨其可疑，正其谬误"（《本草纲目·序》）。《本草纲目》中，有毒金石药辨疑正误最多。《神农本草经》误将一些金石类中药列为上品，后人陈陈相因、蹈常袭故，流毒深远。时珍师徒通过分析研究、鉴定实验，提出新说，以警世人，至今仍有积极意义，其功劳绝不仅限于活人千千万。服石之风起于秦汉，盛于魏晋南北朝，明代亦然，庸医方士勾结，推波助澜，因而上至皇帝重臣，下迄愚民百姓，均热衷此术。往往一掷千金，而换回的却是损身折寿、病残夭折。李时珍竭力反对伪讹荒诞的服石邪说，致力于纠正世风。如水银健身延寿谬说首见于《本经》，述其"久服神仙"。葛洪《抱朴子》中亦列为长生之药，然而世代服石致残致死伤者屡见。李时珍通过实验考察，判定金石丹药"入骨钻筋，绝阳蚀脑"（《本草纲目·金石部》），并附案例，以警示后人，实为醒世恒言。

李时珍非常重视医学生的选择，他说："医学妙旨，圆机之士始可语之。"（《本草纲目·草部》）献身医学的人，应读万卷书、行万里路，勤于思辨，勇于创新。他鼓励学生发前人所未发，补前人所未备。不过，就现有文献资料来看，李氏后人和门生却少有大成者，他的子孙、门人有的走上科举之路，步入仕途，如门生瞿九思中举，尚理学、文学，颇有著述，曾拟授翰林待诏而不受，其孙李树初考取进士。时珍虽有巨著传世，但其未竟之业尚有待于后人继续努力。后人当在药学研究和临床用药中学习时珍的科学精神，辨其可疑，正其谬误，见微知著，敏于发现，弘扬国医国药。

三、教学内容

明代尊经重典，李时珍也不例外，学医之要，必本《素问》《难经》，非《素问》无以立论，非《本草》无以立方。授徒，强调熟读《本草》，深究《内经》，参稽四子（仲景、河间、东垣、丹溪），以思求经旨，博极医源。不过，李时珍更强调历代本草著作以及相关学科，认为这样可以打下宽厚的医药学基础。

（一）本草经典名著

李时珍《本草纲目》"辨疑正误"，具有较高的参考价值。他查阅历代本草著作，尤其重视明以前的六种本草著作（见下表）。《本草纲目》集解项下，常录有：别录（《名医别录》）、弘景（陶弘景）、恭曰（苏恭）、颂曰（苏颂）、宗曰（寇宗奭）、元素曰（张元素），然后再附时珍观点，且多有新见（表6-1）。

表6-1　本草经典名著

著作及作者	成书年代	简介
《神农本草经》	秦汉	简称《本经》，总结战国时期用药经验，秦汉医家抄录增补而成全书
南朝·陶弘景《本草经集注》	5世纪或6世纪	分为《本经》和《名医别录》两部分，较全面地对《本经》进行了疏注，同时又增补了采药、药物产地调查、鉴定、炮炙和作者本人的见解，将药物以自然属性分为六类
唐·陈藏器《本草拾遗》	739年	该书是对《本经》的补遗增辑，总结唐代的本草新见。《本草拾遗》参考百余种书籍，保留了一些珍贵文献。李时珍对之评价较高，认为其"博及群书，精核物类、订绳谬误、搜罗幽隐"

著作及作者	成书年代	简介
唐·苏敬等《新修本草》	657～659年	为官修药典。保留全部《本经》和陶弘景《名医别录》，收入陶氏疏注补充内容，另有新药115种之新注，图文并茂，分册刻板印刷。是为巨著要典
宋·唐慎微《证类本草》	1098年	全名《经史证类备急本草》，31卷，编辑历时16年。每味药物均醒目地收入《本经》原文、陶弘景《名医别录》原文等文献资料，又录唐氏增补内容。后人多次校订、增补、重刻。后世影响较大，但仅存1249年张氏晦明轩刊本
宋·寇宗奭《本草衍义》	1116年	补充嘉祐本草未尽之义，较为详细地介绍了药物名义、产地、性状、真伪鉴别、炮炙、用途和临证案例

《本草纲目》是一部科学巨著，极具实用价值。为便于沿用，书中以药带方，共收方11000多首，古方、时方、单方、验方与自拟方兼备，保存了大量的史料、学术成果。书中内容丰富，评述持中，具有科学性、先进性和实用性，其所撰述的每一味药物，都是一篇科研报告、科技论文。在《本草纲目》中，每药分列八项以上，包括释名、集解、辨疑正误、修治炮炙、气味毒性、主治发明和附方医案，其间收入重要文献史料，常具古今评析、医话医论、传说故事、诗词吟咏。全书收药1892种，新增药物374种，对于世人不详之品，更是全面

阐述性状、修治、功用、主治，不少药物经时珍推荐在后世得到广泛应用。是书十分系统完备，可作为习医者的优秀教材，史载清代即以《本草纲目》为本草教材。

（二）临床各科专著

身为名医，李氏诊务繁忙，课徒临诊与采药实验均为日常事务。中医历代以尊经崇古为时尚，李氏亦然，以《内经》及仲景之说等经典为执业者必修。金元四大家中，尤推张元素、李杲。他认为易水学派张元素"大扬医理，灵素之下，一人而已"（《本草纲目·序例》）。同时，他又对李杲赞叹有加，认为其所立补中益气汤，功能补中益气，全方药专效宏，久服轻身，延年不饥。李时珍自编《濒湖医案》，传播其临床经验和学术见解，可惜现已散佚不传，仅于《本草纲目》中有所节录。《本草纲目》中记载治疗血证方470余首，自拟方50余首，并配有验案数则。李时珍用药多选民间易得、药源丰富者，或亦药亦食、少有毒性之品。比如胡桃、贯众治疗血崩，鲜荷叶汁治疗吐、衄等症，蒜泥敷足心衄血即止。时珍学验俱丰，熟谙脉诊、经络，辨证精准，用药灵活多变，极富创造性，授徒亦强调圆机活法。详悉药物理化特性、药效功用，强调临床用药"好在配合得宜"，故能灵活运用古今方药，提高疗效。《本草纲目》中有着丰富的中医理论和临床各科论述，如脑为元神之府、双肾间命门以及胆石、尿石与牛黄的成因等创新性论点，均较为科学。

其所著《濒湖脉学》《奇经八脉考》可作为简明实用的教材或参考读物。书中说理透辟、简明切要，又有韵文律诗，便于记诵，成为流行的中医基础读物，曾多次刻板印刷。《本草纲目》集本草之大成，涉及植物学、动物学、矿物学和文史哲各科，根基于时珍博学多闻，故其教诲门生也要博闻广记，涉猎多门学科。

（三）养生食疗，未病先防

中医历来重视预防，不治已病治未病，防患于未然。李时珍在养生健体、食疗防病等方面论述丰富，且颇有新义，继承和发扬了中医的治未病传统。《本草纲目》中记载，莲子粥防治脾虚白带，菊花酒祛头风、明目充耳。李时珍自创参术膏、薏仁酒、脾虚不化方、返本丸、固精强骨方、老人虚秘方、养血返精丸等数百首方剂，涉及养生、食疗、老年病学等领域。据统计，《本草纲目》中抗衰老方剂近三百首，涉及二百余种病证。

李时珍拟定方名多有考究，颇费斟酌，希图达到赏心悦目则祛病三分的目的，其间存有心理疗法，如琼玉膏以参、苓、地黄为主药，其功在开心益智、乌发固齿，调养琼玉之体，令人欣羡。此类方名，不胜枚举。

"盈缩之期，不但在天。养怡之福，可得永年。"（曹操《龟虽寿》）人的肾、脾为先天、后天之本，故益肾健脾最为重要。李时珍记述培补脾胃益气固本方80余首，其中参、芪、苓、术、黄精、灵芝、升麻等70余味药物处方率最高。健脾和胃、增水抗老，以养护后天之本。针对先天之本，活用二至丸、六味丸、四神丸、二仙丹等方，更创七宝美髯丹、枸杞酒等方。何首乌功在益气养血、黑须发、悦颜色，久服长筋骨、益精髓，延年不老，受到重用。在《本草纲目》中，抗衰老药物353种。在使用原则上，辨证用药，以平为期。在剂型上，膏、丹、丸、散，便于久服。谷果肉菜数百种，用于食疗保健，兼顾药食性味、病人体质和病种，详述宜忌。《本草纲目》收有历代轻身、延年、益寿方药、医论和长寿案例，博采古今，注重发掘，保留大量史料，以荫后人。

四、教学方法

明代医学修业之初，以诵读、讲解为主，后期则重视临床实践。李时珍更为强调直观、实验，宏观与微观相参，相辅相成。他的教学方法可归纳为五个方面。

（一）科学态度，勇于探索

不盲从于经典名著，结论下在深究药理、考证文献之后。例如朱砂，古称无毒，能治百病，久服通神明不老。后世则又有毒、无毒混说不一。朱砂应用广泛，常为方剂中佐使或炮炙敷料，在中成药中则更为普遍存在。历代本草著作，多言其妙用而未知其毒，更有方士、庸医以丹药欺人，滥用无度，故而受害者众，历代悲剧重演。李时珍呼吁"丹砂有毒"，服丹者戒，临证医生慎用。《本草纲目》书中，虽收入三四十首含朱砂药方，但时珍告诫后人非妙入精微者不可妄用，并且收入文献甚详，尤其记载服朱砂之剂致死、致残医案，以警后人，并用以匡正医界舆论。

对于流行书籍亦不可盲从接受，应持科学态度。明代流行《脉诀》一书，或有声称其为"神授之诀"，故弄玄虚，漫天要价。李时珍考证，其书版本多样，且多误漏谬语，不足为凭，亦非王叔和所著，遂使之废，但见有些版本之《脉诀》也有精要实用内容，遂取其精华，去其糟粕，深研、发微，编入《濒湖脉学》，后世流传甚广，为中医脉学知识的丰富与传承做出了贡献。

历代本草著作中或有以讹传讹、偏离科学之处，李时珍常精审明辨，予以驳斥，以防谬种流传，荼毒生灵。有言肉桂合竹沥饵之，或合鱼脑服之十年，则步行水上，长生不老；又云服桂 20 年，足下生毛，日行 500 里，力举千斤；服龙胆草轻身延年，人肉治羸疾。类似例子不胜枚举，荒诞不稽，李时珍皆给予批判，以正视听。

（二）临床实训，合理遣方

中医处方用药，在辨证基础上，讲求四时寒暑、地域南北、民风体质等因素，追求"天人合一"，天、地、人三才和顺，方可祈卓效、速效，故习医者遣方用药常靠多临证，早接诊，以便达到学验俱丰，灵活变通，药到病除的目的。常言道，临证之误，常非药之劣，多为医之过。药有异用，因证而施，病有百种，药有专攻。有论礞石滚痰丸治百病，李时珍批之，认为此说毫无道理。曾有老者忽病目盲，乃大虚证，庸医滥用礞石之剂，至夜而终。礞石性平味咸，入肝经，治惊利痰，但药力猛峻，不可用于大虚之证。药理之妙，应认真体察，不然则误用杀人。

李时珍一生亦医亦药，对于医、药均有精辟见解。黄芩，《本经》列为中品，时珍则情有独钟，奖掖有加，临证多用、善用。时珍 20 岁时久咳身热、痰多烦渴，每日吐痰碗许，寝食几废，六脉浮洪，服药罔效，数治不愈，皆以为必死矣。其父投一味黄芩汤，以泻肺气分之火。每日黄芩一两煎服，不日身热尽退、痰嗽渐愈。《本草纲目》黄芩条下收旧方3首，新方14首，若再加一味黄芩汤，当为18首。现今黄芩应用更为广泛，肺科疾病常用作主药，盖因现代研究发现，黄芩确有抗菌作用，且抗菌谱较广，并可解热、降糖、降脂、利胆、镇静。

《本草纲目》中载有《百病主治药》，以病证为纲，治法为目，录有113种病，不乏真知灼见。如鼻衄出于肺，口臭多见于胃火气郁，这些要点能够执简驭繁，尤利于初学者，用于指导民间家庭诊疗，多能奏效。中风附方90首，涉及药物103味，依证遣方，以方用药，多是临床经验之谈。外科疮疡托补之法，已具雏形，常用药如紫花地丁、蚤休、大黄、三七，配合参芪，达到扶正托毒外出之功效，对于明代外科三大派系的形成也有推动作用。

（三）实地考察，敏于发现

李时珍带领家人和门人，跋山涉水，足迹遍及湖广、河北、河南、江西、安徽、江苏等数省，考察诸药性状，析疑正误。有些品种混淆，归类不当，药性不确，甚或非理悖论，皆后患无穷。然而不能纸上猜度，漫评无据，实践出真知，当"一一采视"或进行科学实验，李时珍率子带徒攀山越岭靠着肉身足板长途跋涉，敏于发现，"颇得其真"，积累了大量第一手资料，笔记数十本之多。

在李时珍的努力下，许多药物在临床上得以正确或广泛地应用，如三七之名不见于经典本草，李时珍记述"此药近时始出，南人军中用为金疮要药，云有奇功"（《本草纲目·草部》）。他认真研究，全力推荐，应用益广，成为今日良药，并开发出多种产品，以三七为主要成分的云南白药有多种剂型，畅销多国，普遍用于临床各科。再如泽泻在《本经》中列为上品，称其"久服轻身，面生光，能行水上"，用作补剂。但李时珍经过深入研究后警告世人，切勿滥用，以其"若久服，则降令太过，清气不升，真阴潜耗，安得不目昏耶"，专一于补，久服必致偏盛之害，实为实践出真知的至理名言。

（四）亲自检验，去伪存真

李时珍对待科学研究的态度超乎寻常，是那个时代的顶峰，据统计，其参考书目 800 种，涉及本草 41 家，经史百家 440 位，体现了较高的科学素养。他数十年实地考察、科学实验，终于著成《本草纲目》。是书包罗万象，独树一帜，闻名世界。中国科技史专家李约瑟在《中国科学技术史》中认为，李时珍作为科学家，达到了伽利略、维萨里的最高水平，理应与世界一流科学家并驾齐驱。

李时珍创立新的药物分类系统，与百年之后的植物分类学家林内异曲同工，思路吻合，体现了李时珍的现代科学意识，这是知识、实践和科学思维的结晶。李氏分类，摒除旧的传统三品分类法，科学而实用，纲目分明、种类详辨。《本草纲目》中，物以类聚，目随纲举，析为 16 部 60 类。整理药物名实，摒除名实不符、庞杂混乱。对药物同物异名的考证需要大量工作，并需具有植物学、动物学、矿物学、化学、药物学知识技能。如葳蕤不是女萎，南星即为虎掌，主要从植物学特征来鉴别。民间误传鱼子系草子所变，时珍确定其为雌雄鱼交配所产之卵。为此时珍遍访野老俚人，考察民俗，并实地观察，然后才有科学结论。

以往对药名药理的分析，常用取象比类之法，即"述类象形"思维方法，基于古代朴素唯物主义辩证思维方式，从其类、会其意，以类比附，便于理解记忆。老丝瓜筋络贯串，房隔联属，故能通脉络脏腑。穿山甲打洞穿山漏堤，走窜可知，因此可通经下乳，活血化瘀，消肿排脓。此种取象比类之法作为说理工具或便于理解记忆，有助于学习运用，亦未尝不可。但推而广之，则易致谬误，如"服金者寿如金，服玉者寿如玉"(《抱朴子·内篇》)，则大谬欺人。时珍告诫生徒，勤读书不必尽信书，"善观书者，先求之理，毋徒汲其文"(《本草纲目·草部》)。明代方士横行，医道不分，一些医药著作中，杂有糟粕污秽，时珍多有批判，且禁止后人和门生传播。比如"长生不老"方，服石吞金，时珍曰："岂知血肉之躯，水谷为赖，可能堪此金石重坠之物久在肠胃乎？求生而丧生，可谓愚也矣！"(《本草纲目·金石部》)

（五）渗透文字，铸造美文

从事本草研究，不以为苦，而以为美，时珍追求美好境界，以其兴趣、才思和献身精神铸造美学。《本草纲目》文辞精练优美，言简意赅，朗朗上口，通俗易懂，极富节奏、韵味和美感。他的优美文笔传播感情，读之产生共鸣，赏心悦目，诚为科技论文之华章。如菊之品凡百种，功用有别。时珍记载，其"春生夏茂秋花冬实，备受四气，饱经露霜。叶枯不落，花槁不零。味兼甘苦，性禀平和"。野菊花与苦薏之辨，赖其"含辛茹苦"，亲尝其味，"苦薏与菊无异，但叶薄小而多尖，花小而蕊多，如蜂窠状，气味苦辛惨烈"。(《本草纲目·草部》)

五、科学实验

明代中医学界，李时珍的科学实验最为突出。在采药、药物鉴定、药名考证、炮炙制药和临床诊疗过程中，时珍率领家人和门生，共同研讨制定方案，科学实施，极富创造性，并坚持终生。他曾亲尝花乳石以验证其是否无气无味，"今尝试之，其气平，其味涩而酸，盖厥阴经血分药也。其功专于止血，能使血化为水，酸以收之也"（《本草纲目·金石部》）。对于曼陀罗花的麻醉作用，他说："予尝试之，饮须半酣，更令一人或笑或舞引之，乃验也。"（《本草纲目·草部》）李时珍还解剖穿山甲等动物以了解其结构和药用价值。牛黄为《本经》上品，其起源旧说多谬，神乎其神。时珍实地观察，断定"牛之黄，牛之病也。故有黄之牛多病而易死。诸兽皆有黄，人之病黄者亦然"（《本草纲目·兽部》），并非神牛、异兽之珍宝。这种科学发现至关重要，与今说无异。动物结石如牛黄、马宝、猴枣等物皆可入药，多因其难得或含有特殊成分，其治疗作用才被夸大。

李时珍晚年为《本草纲目》的刻印，两至南京，每次均抽暇进行科学研究和实验，亲去摄山、牛首山和茅山等地调研药源。考察当地药材生态环境、品种、质地和临床应用，开展医疗和药理实验。还到静海寺数次，静海寺储存郑和七下西洋带回的药材，时珍深入了解外邦药特点，并对部分药物进行品尝或实验，撰写番药、夷果两部，增补入《本草纲目》。李时珍坚持走向大自然，走向社会，与公众各业人士交流，科学实验、临床验证，反对"唯据纸上猜度"（《本草纲目·草部》），一知半解，任意揣定。

新药效方常出自俗方僻壤，间或俚俗常用而太医未闻，本草未记，但也不能道听途说，需要科学研究和临证试用，或向相关人士请教。李时珍曾向农夫请教五谷属性，向车夫请教旋覆花的益气、续筋之功，向渔民请教鱼虾、龟鳖等水产之生活习性及药材质量，向矿工请教金石的毒性及中毒表现，向樵夫、药工请教地产药材的生态环境、采集要诀、主治收藏等。

古代中医的科学实验是弱项，李时珍的解剖实验、临床药理实验等在当时显得十分突出，是勇于科学实验的大家，其科研实证的做法影响着后人及门生，成为中医教育的重要组成部分。

第六节　龚廷贤的医学教育思想

龚廷贤，字子才，号悟真子，江西金溪县合市乡龚家村人，为明代著名医家，生于明嘉靖年间，卒于明崇祯年间。龚廷贤生于世医之家，自幼聪颖过人，早年习举子业，刻苦攻读儒学，在数次不第之后随父学医，成为一代名医。龚氏的医术既承家传，又丰富创新，被誉为"医林状元"，并有多部著作流传后世，这些医著中蕴含了龚氏大量的医学教育思想。

一、教育目的：培养仁医

龚廷贤认为，医学教育的目的是为了培养仁医，博施济众。医生具有一颗仁慈之心是十分重要的。龚氏早年研读儒家经典，因此儒家思想对其影响较大，古人云"达则为良相，不达则为良医"（肖京《轩岐救正论·自序》），儒、医的目的是一致的，儒之目是通过治理天下施仁于民，医可以通过治病救人，惠及天下苍生，亦是施仁于民。医学教育的目的就是培养行仁术之医家，解人之疾苦，虽不可寿国脉，但可以寿苍生。

龚廷贤早期苦读博览，希望自己能够在科举上成功，但事与愿违，屡次科举考试均以失败告终，后本着"不达则为良医"的思想，"遂缵父业"，专心研读医学，成为一代名医，为民众普施仁术。这些观点在龚氏著作中多有提及。

余弗类龆龄博载籍，有志效古良相，佐天子调元化，登生民于春台和煦之境。寻以数奇谲劣弗售，遂卸仕晋，隐于春云林麓之滨……思弗克为良相，赞庙谟以寿国脉；则为良医，诊民瘼以寿苍生。虽显晦不同，而此心之春生均之，有补于世道也。（《万病回春·自序》）

古人有言：不得良相，则愿为良医。良相调燮宇宙，裨举世常无病。良医亦调燮宇宙，裨举世有病而无病。（《济世全书·序》）

二、教育人才观

（一）通儒——儒医世宝，道理贵明，群书当考

龚廷贤早年研读儒家经典，耳濡目染，对儒学甚为推崇。他认为，儒家思想可以使人明事理，儒医殊途同归，具备儒学

知识是做医生的最基本素质之一，而博览儒学群书是习医的重要途径。

（二）习医者应精脉理、识病源、知气运、明经络、识药性、会炮制

龚廷贤认为，习医者的医学知识应全面，四诊、方药、中药性味、炮制方法、经络腧穴均应掌握。而脉理是习医者首先要学习的。指下之脉可以使医者明了，指导遣方用药。精通脉理，则表里易分；指下既明，则心里亦明，沉疴可起。为方便初学者学习，龚氏的医著也是首论脉理。其在《万病回春·凡例》中写道：

一是辑门分类析，简易详明，诚初学指南。首之以脉诀，继之以病论，次之以治法，又次以方药，即未谙医者，一展卷则脉病治方灼然于目，执是可以对证投剂矣。

习医者只有对疾病的认识达到了知其然又知其所以然的地步，才能算学业上有所专攻，对疾病的预后及转归有所把握。古代医家大都十分重视运气学说，龚氏也不例外。龚氏认为，学习五运六气，可以了解疾病的发生、发展及其与自然环境的相互关系，在治疗时按时令的不同而分别施治，更好地实施辨证论治的原则，是中医整体观的具体体现。

习医者还应掌握人体经络的分布、走向及所主，明经络有助于洞察脏腑，辨别疾病。药物的性味归经也是习医者必须掌握的知识，只有识药性，临证时才可能根据药性立方应病。如果不知药性，轻者无效，重则伤人性命。

另外，药物的炮制对疗效影响较大，因此习医者应掌握炮制方法，必要时亲自进行药物炮制以供所需。

（三）医者应具有继承创新的精神

习医者不仅要学习前人的知识，继承先人丰富的临床经验，也应有所创新，有创新才有发展，创新是发展的源泉。如"开鬼门，洁净府"原用于洁膀胱以利小便，龚氏根据这一理论，创制净府汤，用于洁净肠胃，消积除滞。龚氏除从各种途径刻苦学习医学知识、丰富临床经验外，还独辟蹊径，创制了许多前人所未有的治疗方法及手段。正如其在《寿世保元·自叙》中所言：

间尝窃取岐黄、仓、越、刘、张、朱、李诸家之秘旨，经验之良方，汇成五书……虽然医妙无穷，其间标本异治，虚实瞬易，损增互换，歧中之歧，变外之变，胶古不得师，心又不得失，岂五书所能竟哉！近来倦游家居，睹闻觉日益多，绪练觉日益熟，乃采掇名藩之异授，内府之珍藏，宇内士夫之所家袭，方外异人之所秘传，间亦窃附己意，发诸前人之所未发，参互勘验，百投百效者，分门别类，汇次成编。

龚氏在科举失利后，转而读父书，学诸家之经验，然后融会贯通，继承发扬。龚氏坚持临证不胶古，而应有所创新，有所发扬。龚氏的许多治疗方法及治疗方药独具新意，且疗效甚佳。如目前临床上广泛使用的补气养血、调经止带的乌鸡白凤丸，治疗风热头痛的清上蠲痛汤等均是龚氏首创。再如龚氏用石菖蒲一寸、巴豆一粒（去壳）、全蝎一个（去足尾），研末后以葱叶为丸，丸如枣核大小，绵裹塞耳，治疗老年耳聋，疗效不凡。

（四）医者应具有未病先防的思想

龚氏认为，医家所追求的是使人不病，而不是治已病，这是每位医家均应该遵循的原则。因此习医者应首先树立起"不治已病治未病"的思想，承担起传播预防医学知识的重要责任。龚氏在其医著中提供了许多自我保健、养生长寿的方法，有通过身心调节修身养性的，也有通过饮食等自然疗法来强身健体的。如果民众平时能够通过饮食、心理等方面的调养"保其元气……而后神固气完，百邪不能奸，百病无由作矣"（《寿世保元·自叙》），这是医之仁术的最好体现。

另一方面，对于一些传染性疾病，龚氏提出切断传播途径，使他人不病的预防医学思想。如对瘟疫的预防，龚氏通过衣物、环境的熏蒸，洗鼻，口服屠苏酒等方法预防疾病的传播。如一家人中有瘟疫患者，应将患者衣物置于甑上熏蒸，高温杀毒，则可一家不染。如果亲戚乡里患有瘟疫，探视前先用清油涂抹鼻孔。

若亲戚乡里有患瘟疫，欲去看问，先将清油抹鼻孔，任进。候出外，又将纸撚于鼻内，探取喷嚏三五个，则不染。（《寿世保元·瘟疫》）

对于已出现发病先兆的疾病，医家应积极予以指导，防止疾病进一步恶化。如对于中风先兆，龚氏写道：

凡人初觉大指、次指麻木不仁，或手足少力，或肌肉蠕动者，三年内有大风之至……当预防之，宜朝服六味地黄丸或八味丸，暮服竹沥枳术丸与搜风顺气丸。（《万病回春》卷二）

三、教学方法

（一）通过著书的方式传播医学知识

龚廷贤一生著述颇丰，《中国医籍考》中记有龚氏著作 12 部，其中有 7 部存世。《全国中医图书联合目录》中记有龚氏所撰医书 9 部（《诊断治要》《小儿推拿秘旨》《救急神方》《寿世保元》《医林状元济世全书》《云林医圣普渡慈航》《杂病赋新解》《云林神彀》《神彀金丹》），所编医书 8 部（《古今医鉴》《医学入门万病衡要》《鳌头复明眼方外科神验全书》《鲁府禁方》《种杏仙方》《寿世保元四言药歌》《药性歌》《万病回春》），所校医书 1 部（《杏苑生春》），共计 18 部。龚氏著书的目的在于传播与普及医学知识。龚氏从小博览群书，养成了读书学习的习惯，认为读书是使人成材的必由之路，在其多部著作中龚氏均提及读书的重要性，如《种杏仙方》中云："为士者……必须通万卷。"其所编医著均参考多部医学著作，编辑汇总，内容十分丰富，这与龚氏涉猎群书不无关系。

（二）以歌赋的形式编写教学内容，使人易懂、易读、易记、易于掌握

"化民成俗，其必由学"（《学记》），龚廷贤不仅自己精通医学，还希望将更多的医学知识传递给广大民众，使更多的人受益。为便于人们的学习，他所编撰的医书多用浅显易懂的语言阐述医学道理，使"人易晓"（《种杏仙方·序》），

这在一定程度上极大地促进了医学知识的传播与应用。在《寿世保元·凡例》中，龚氏写道："予集《回春》已有二百四十味，今增补共四百味，编成四韵，下注制法，以示后学。"

在龚廷贤的各部著作中记有许多歌赋，读来朗朗上口，易于记忆。如在讲到恶心时，他写道："恶心心中常兀兀，欲呕不呕，欲吐不吐，此为恶心非心病，寒热痰虚停食水，治之须与呕吐同，随机应变毋胶柱。"（《云林神彀》卷二）讲到中毒时写道："百毒所中，绿豆甘草，水煎服之，一解即好。"（《云林神彀》卷四）再如其在《小儿推拿方脉活婴秘旨全书》中编写的"婴童歌""面部险症歌""险症不治歌""面部捷径歌""小儿无患歌""夭症歌""面部五色歌""虎口三关察症歌""虎口脉纹五言独步歌""五脏主病歌""掌上诸穴拿法歌""掌面推法歌""掌背穴治病歌""二十四惊推法歌""杂症推拿歌""十二手法诀""寸口脉诀歌"等多首歌诀，均道理凿凿而又朗朗上口。

（三）云游中州，以医会友，寻师访贤

龚廷贤在世 97 年，行医六七十载，遨游湖海，涉迹燕、赵、梁、豫之间，行医访贤，以医会友，不仅丰富了自己的医疗实践，提高了自己的医技，还广结同行贤才，共论医道，在理论与实践上同时提高。

（四）全科教育的思想

龚廷贤宗其父"医称多术"之旨，精晓内、外、妇、儿各科知识，在其医著中对各科的阐述均十分丰富。对脏腑虚实、

妇孕之理、童幼之疾、疮痈肿毒均有精深的研究。如龚廷贤准确指出了杨梅疮（梅毒）的病因及传播途径，记载了用砷剂、汞剂治疗的方法，是世界范围内最早有关于此的文献记载。龚廷贤在治法上博采众长，多种方法并进，不仅在临床上创制了大量的方药，还在针法、灸法、推拿疗法、饮食疗法、心理疗法等方面颇有研究，是一位真正的全科医家。比如，龚廷贤在临证时十分重视灸法，以灸治疮、以灸治痫、以灸延年。灸法还用于急救，回阳救逆。如在溺死、卒中暴厥等紧急情况下选用脐中施灸救急。对于不省人事、牙关紧闭者先以通关散吹鼻，次用吐，吐后未醒者，急灸百会、颊车、合谷。此外，龚廷贤还创制了许多新的隔物灸材料，如用皂矾等制成隔物灸材料用于痔疮的治疗，常有神效。

龚廷贤认为，饮食疗法、心理疗法等自然疗法不仅可以预防或减轻一些疾病的发生或发展，还可使人延年益寿。如龚氏创制之辟谷丸取材新鲜黄牛肉、茯苓等，方法简单易行，便于推广应用。对于心理疗法，为便于学习，龚廷贤编制了大量的歌诀，来阐述疾病与社会、心理、环境等的关系，告诉人们保持良好的心态、积极的处世方式对预防疾病是非常有益的。他在《万病回春·云林暇笔》中写有放肆训、斗讼训，告诫那些心高气傲、易于争斗的人们应遵礼守法、修德安身，如此方可使自己及亲人得享康福，健康延年。再如在《鲁府禁方》中记有喜怒偏执、忘义取利等人之百病，思无邪僻、行宽心和、动静有礼、起居有度等医之百药，以及延年二十箴、劝世百箴等歌诀，劝诫人们平时应注意个人修养、调节身心健康，以防病治病。

四、论医德教育

医家是仁术的直接实施者，医德的好坏对一位行医者来说十分重要。龚氏认为，作为一名治病救人的医生，必须具有一定的道德水准，概括起来有以下几个方面。

（一）存义去利

医者肩负着神圣的使命，应为每一位求医者解除疾病带来的痛苦。他在《万病回春·云林暇笔》中写道：

医道，古称仙道也。原为活人，今世之医，多不知此义。每于富者用心，贫者忽略，此非医者之恒情，殆非仁术也。以余论之，医乃生死所寄，责任匪轻，岂可因其贫富而我之厚薄哉？告我同志者，当以太上好生之德为心，慎勿论贫富。均是活人，是亦阴功也。

治病救人是医生的分内之事，医生在行医时不应有贵贱之分，对所有患者应一视同仁。

（二）不可聚敛患者财物

医家应"不名名，不利利"（《济世全书·序》），以"活人"为目的。医术是实施仁术的手段，不可依此聚敛患者财物。在其医著中提及为人治疗时，如果药方中有较为珍贵的药物，应向患者家人事先说明，由其家人自行购买加入，不要收下患者家属大笔钱财代为购买，以避敛财之嫌。另一方面，对于穷苦之人，无力负担治疗费用的，应免除医药费并一心救治，不可懈怠，不求敛财，但求行善。龚廷贤认为：

凡病家延医，乃寄之以生死，礼当敬重，慎勿轻藐。贫富不在论财，自尽其诚，稍亵之，则非重命者耳。更有等背义之徒，本得医人之力，病愈思财，假言昨作何福易于某人之药。所为吝财之计，不归功于一人。（《万病回春·云林暇笔》）

（三）不可诋毁同行

医生应踏踏实实地为患者治病，维护行业声誉，不应为夸耀自己而诋毁他人。龚氏批评道：

吾道中有等无行之徒，专一夸己之长，形人之短。每至病家，不问疾病，唯毁前医之过，以骇患者。设使前医用药尽是，何复他求？盖为一时，或有所偏，未能奏效，岂可概将前药为庸耶？夫医为仁道，况授受相传，原系一体同道。虽有毫末之差，彼此亦当护庇。慎勿訾毁，斯不失忠厚之心也。戒之戒之！（《万病回春·云林暇笔》）

要求医者为每一位患者治病时均能手到病除是不太现实的，医生在处理病情时可能会出现一些偏差，或由于所使用的药物起效较慢等原因而使疗效不著，这是允许的，同行之间对此应采取相互包容的态度，不应相互攻击或将他人讲得一无是处，这是同业者的基本道德之一。

五、论病人教育

现代西方医学对病人教育相当重视，设有专门的病人教育网站，这不仅有利于医学知识的普及，也有利于疾病的治疗与康复。龚廷贤很早就开始重视病人教育，普及医学知识，传播养生之道。他认为，"治未病"的一个非常重要的方面是病人教育，如果人人都精通培养身心之道，则世间何病之有？《种杏仙方》后附四十歌，以歌赋形式向人们传授调理身心、健康养生的方方面面。龚廷贤认为：

> 医要活人，其来远矣。但世医徒知攻其已病，而不知治其未病。以余度之，与其能治于已病之后，不若预治于未病之先，乃于暇日吟成四十鄙歌。其中养生之道无弗备焉。然辞虽浅俗，俾世人见而易知，简而易从，无论通显之家，寒素之士，能预味之，则可以培养身心，而为太平考终之人矣，岂曰药石云乎哉。（《种杏仙方》卷四）

另外，龚廷贤还指出了当时患者及家属在求医过程中的一些不当之举，提醒人们在求医过程中尽量避免这些行为。

（一）隐瞒信息

对某一事物的信息掌握得越多越易于做出正确的判断。作为患者或患者家属，看病时不应有任何与病情相关的隐瞒，应该尽可能多地提供与患病相关的信息，这可以帮助医生对病情做出正确判断。看医生的目的是医治好疾病，不是考验医生。患者及家属应积极配合医生收集各种信息，以求尽快使病患痊愈。龚廷贤评论道：

> 常见今之人，每求医治，令患者卧于暗室帷幔之中，并不告以所患，止令切脉。至于妇人，多不之见，岂能察其声色？更以锦帕之类护其手，而医者又不屑于问，纵使问之，亦不说……殊不知古之神医，尚且以望、闻、问、切四者，缺一不可识病。况今之医未必如古之神，安得以一切脉而洞知脏腑也耶？（《万病回春·云林暇笔》）

进而告诫求医之人应"罄告其所患，令医者对症切脉，了然无疑，则用药无不效矣"。

（二）频繁换医换药

有些患者或家属急于治好病患，往往希望一副药吃下后"刻时奏效"，"否则，即复他求"，再换一位医生，再服一药，如效果不明显，会再次换医。龚廷贤指出一些病邪在表的疾病是可以立即见效的，但有许多病，邪中日深，一两副药未必解决问题。患者如过于心急，不仅治不好病，反而可能加重病情，阻碍治疗方案的实施。因此，龚廷贤叹道："此习俗之弊，误于人者多矣，唯智者辨之。"（《万病回春·云林暇笔》）

（三）以方索药

有些患者习惯于看过医生后索得药方，后自行购买服用，如果效果不好，就认为是医生水平不高。龚廷贤认为，在市场上购药服用有两方面隐患：一是可能购得假药；另一方面，虽为真药，但炮制不符合要求。龚廷贤认为，药物的炮制对疗效影响很大，因此要求医者应具备炮制方面的知识，甚至根据需要亲自炮制药物，以使方药达到最佳治疗效果。患者及家属应在医生的指导下索求方中药物，对于一些有特别炮制工序的药物，更应向诊病的医家索取。

六、对当代中医教育的启示

纵观龚廷贤的一生，早年习儒，后随父习医，在世近百年，悬壶六七十载，继承父业，博采众长，为传播医学知识而著书立说，在其一部部著作的字里行间，无不渗透着通过医学普施仁术于天下的大医家的教育思想，其丰富的思想内容对当代的中医教育仍有借鉴意义。

（一）加强医学生对中国传统文化的认识，更多地接触经典，了解先贤们的思想

对于习医者的医德教育应放在首位，行医不为名利，不为敛财，仅为解除民众疾苦。在当代中医教育中，医学生被要求学习许多方面的知识与技能，而对于关爱他人、以医学行仁义的思想却不十分重视。实际上，这方面的教育在当代比任何时候都更重要，现在的大学生多为独生子女，是家庭的中心，更应培养关注他人的意识。当今社会，由于各种因素，患者对医院及医生充满不信任感，医患关系紧张。出现这种现象的原因是很复杂的，但作为培养未来医生的医学院校，有责任在医学教育上加强准医生们的道德修养，通过提高自己来影响他人，造就良好的行医环境。医学院校应指导医学生阅读经典医籍，让他们了解我国古代先贤们的行医准则，学习大医医德，在潜移默化中培养学生的行医道德、关爱之心。

（二）为医学生树立预防为主的思想

龚廷贤终身致力于医学知识的普及与传播，他的医著均涉及治未病思想，龚氏记载了许多通过饮食、心理调节来预防疾病的方法，为医学知识的传播与普及做出了贡献。

早在两千多年前，中国医学就将医者分为上工、中工、下工三个等级，其中善治未病者为上工，是三个等级中水

平最高的一级。近百年来，随着西方医学的进入，又由于其诊疗手段直接、药物起效快等特点不断冲击着中国传统医学。当广大中医院为与西医院相抗衡，将门诊量、经济效益放在首位，将能够实施大手术、具有高尖端诊疗仪器作为发展目标的时候，西方医学的后起之秀——预防医学正受到越来越多的重视与关注。为了预防疾病，西医学开展了广泛的病人教育培训，宣传预防为主的思想。面对这种医学发展的形势，作为具有两千多年优良传统的"治未病"思想，在中医界更应予以弘扬。疾病预防工作做得好不仅可以使民众少受疾患之苦，具有健康的身体素质，还可为国家节省大笔的医疗开支，减少资源的消耗。医学生是未来医学领域的主体，在他们中间培养预防为主的思想意识，是继续传承"治未病"思想的重要方面，对国家、对社会无疑都是十分有益的。

（三）专业不宜过于细化

龚廷贤认为，医生在临证时可能遇到任何疾病，对于临床各科的了解及不同治疗方法的掌握是必要的。而当代中医院校专业细化，医、针、药分离，这样培养出来的学生，往往只局于医学之一隅，不利于全面把握病情、运用多种方法进行救治。

第七节　孙一奎的医学教育思想

孙一奎（1522—1619 年），字文垣，号东宿，别号生生子。安徽休宁人，汪机再传弟子，后人将其归入温补医派。孙氏幼年因父病而立志学医，以求事亲之术，"事亲者不可不知医也"，师从汪机弟子黟县黄古潭，又苦读医学经典、百家之言，凡三年有余。悬壶异地，访求师友，游历江、浙、湘、赣等地30余年。医术大进，学验俱丰，名噪于大江南北，成为新安医学的代表人物之一。

所著《赤水玄珠》30卷，为医学全书，论及医理及临床各科，有人总结其有四大特点："远宗之正，近取之周，考核之精，谦冲之度……一集而四善俱焉"（《医旨绪余·序》），即学有渊源，引经据典；撷取历代名家学术精粹，考证周全；评价先贤公允持平，成为中医要籍。书名由罗浮道人取名，典出《庄子·天地》："黄帝游乎赤水之北，登乎昆仑之丘而南望，还归，遗其玄珠。"玄珠后为象罔找回，物归其主。书名《赤水玄珠》便寓该书特别珍贵。孙一奎另有《医旨绪余》《孙文垣医案》传世。

孙一奎从医80年，一生读书、临证，遍访名师，重视学术交流，带徒授业，培养名医，弘扬中国国粹，深知中医教育之道，其医学教育思想体现于学术思想。其治学精神更是楷模，对后人颇有启示。

一、精研医理，执着追求

医者不可"徒以方书为捷径"，要有系统的医学教育，打下宽厚基础，提倡多读书、善思考，并应用于临床。孙一奎认为，未有不读书而成良医者，其对于经典要籍"俯而诵，仰而思，希心融前哲秘旨而未逮也"（《医旨绪余·不执方说》）。善学古人者，求其意而用之，并非泥其方药，故曰"医者能因古人之法而审其用法之时，斯得古人立法之心矣"（《医旨绪余·列张刘李朱滑六名师小传》）。为医者辨证施治是关键，并重视时令季节、地域特点、体质因素。孙氏一验案，某女35岁，便血时发，三年不愈，求医无数，均不得要领，药证不符。孙氏详审脉证，证属气血亏损，先试以补气摄血之法，遵补中益气汤义，补气升阳，内加阿胶补血，地榆、侧柏叶止血。病人停药失访，不久劳复，再用前方而罔效。孙氏再诊，告之上方血止而病未愈，治疗大法在后不可奏停。现用上方，药不对症。内有瘀血当破，后续以化瘀理脾数剂，再以补中益气、参苓白术散善后，调理旬月而痊愈。此亦活用经义"不塞不流"、扶正达邪之例证。

中医学博大精深，学而不精，后患无穷，故医者当毕生追求、尽心竭力，探赜索隐，发掘宝库。孙一奎常曰"浚其源则流长"，学有渊源，才能深得医理、把握奥妙，继而阐发精义，透达事理。

二、博采众长，探索新路

孙一奎刻苦读书，勤于临证，长期活跃在长江中下游多个省市，以苏南、皖南为主要基地。数十年游历，访师会友，意在探索医理奥妙、发掘宝库，寻找新的临证医疗思路、方法。每有心得体会便精心笔录，潜心著述。医者必读万卷书、行万里路，取人之长，补己之短，方可辨证精准，时有新见，此即"学无常师"。孙氏常以张仲景、刘完素、张从正、李东垣、朱丹溪、滑寿等名家为师，对他们的学术成就评价全面，批驳片面讥诮之言，也反对学而不精，拘泥于一招一式，酿成误治悲剧，反而还嫁祸于先哲。他说："仲景不徒以伤寒擅长，守真不独以治火要誉，戴人不当以攻击蒙讥，东垣不专以内伤树绩，阳有余阴不足之论不可以疵丹溪，而撄宁生之长技亦将与诸公并称不朽。"（《医旨绪余·列张刘李朱滑六名师小传》）此种观点，后学者皆宜领会其义，融会贯通，学以致用。

孙一奎创设壮元汤、壮元散便是采众家之长又结合自身临床经验而拟制的良方。功能温补下元，脾肾同治，方中重用参芪益气，继承汪机学术。而汪机则私淑丹溪元礼，重用附、桂，温补下元，采纳薛己补法，而薛己逆承东垣。孙氏制方，博采众长，更列出依证加减 14 项，便于临床应用，以荫及后人。

孙一奎从不草率拟方治病，他说："务虚心详察受病之因，始敢投剂，亦未尝执方以治病。"（《医旨绪余·不执方说》）学医重视基础，不可鲁莽临证处方。他认为医贵审证，以通变称良，而执方则泥，盖因于古方今病不能尽合，其用药体现圆机活法、熟能生巧。孙氏有一医案：五旬男，素纵酒色，患有下消，日益加重，卧床不起，孙氏辨病之八纲、脏腑，去其阴虚燥热之消渴。遵王冰"益火之源，以消阴翳；壮水之主，以制阳光"之义，强肾之阴，热之犹可。消渴虽多热证，但病久下元虚惫，肾阳不足，非温补肾气而不效。若学之未精，不分虚实，皆以热攻寒，或以寒攻热，则治热未已而冷痰已生，岂不病上加病，戕害性命？

三、承前启后，继往开来

中医人才皆有承前启后、继往开来的历史使命。孙氏具有此种中医教育观，且不懈努力，在多个方面成就显著。

（一）弘扬温补学说

明代时医滥用苦寒，损人脾胃，克伐真阳，造成苦寒时弊。为扭其偏弊，故而产生温补学派，以护卫脾胃、肾命阳气为宗，多用、善用甘温之剂。孙一奎继承和发扬汪机、薛己学术观点，使温补学派更加完善，并成为该派承前启后的代表，影响延及张介宾、赵献可等明清医家，使温补大法应用日广，且承其绪者屡见。《经》云："正气存内，邪不可干。"人体多因正气虚损而为病，故多虚证或本虚标实。疑难怪证则多虚，间或夹瘀夹痰，虚实错杂。治则扶正祛邪，孰先孰后，辨明主次，便见医术高下。孙氏医案收有超过1/4的温补案例，多有卓效。

（二）完善命门三焦气化学说

命门、三焦、气化学说源于《内经》《难经》，但语焉不详，未形成系统理论。及至明代便形成独特的学说，孙一奎功不可没。孙氏刻苦钻研，发展完善了这一学说，形成系统结构、动力机制、中枢定位等要素，并将之引入临床百病证治。命门三焦气化之中枢在脾胃，命门定位在两肾之间，补益命门常用胡桃、鹿茸、紫河车。三焦为气化通道，主持一身诸气升降出入，并疏通水道，但其有名而无形，成为一种调节机制。后世吴鞠通以此为据立三焦辨证学说，至今用于温病证治。

（三）创温病证治之法

温病之名，古已有之，但论述甚简、概念不清。明季瘟疫流行，著名医家发皇经义，创立温病学说。孙氏有所发明，强调疫邪侵扰阳明胃府，耗阴伤津，必投知、膏、柴、芩敛阴生津之品，所创治疗大法，成为温病证治的先导。

（四）通晓各科

孙一奎亦擅长外科疮疡痈疽，治验甚多，并对应早、中、晚期。治疗大法归纳有序，多有发明。他记有一案：吴地妇人肠疽，孙氏重用金银花或忍冬藤合薏苡附子败酱散而奏效。该方于脓未成者能散，脓已成者促溃，但配伍讲究，投药有异。

孙一奎虽为温补名医，但《孙氏医案》半数选用清热攻下法，以便清热祛邪。刘河间当归龙荟丸为常用方，药如清热燥湿的芩、连、柏、栀子，合用大黄、龙胆草等。《医案》收入 17 例活用当归龙荟丸的验案，涉及妄补失治、酒食所伤、痰火气病、情志郁火等证，皆有卓效。但常中病即止，邪去半则随证更方，不妄用、久用苦寒之品，随之扶正调理善后。疑难重证后期，不忘温补脾肾，复其正气，治病求其本也。

孙一奎以百岁高寿，全心攻医，勤学苦练，在学术和中医教育方面均有新见，其严谨刻苦的治学精神值得后人效法。孙一奎行医多处，游于公卿富贾之间，未免也有投其所好之弊。明代上下崇尚道家。道士受宠，甚至获得高官厚禄。民间也多信道士邪说，道士也行医治病，掌握一些诊疗技术。孙一奎著作中掺有道家采、炼之法，误传"以人补人"之术，成其瑕疵。但从其一贯主张，学术探索精神分析，其本义在于"近取之周"、网罗百家，是兼收并蓄，"采撷众长"。

孙一奎对于传统文化和古代哲学用心颇深，古人认为医易同源、医易不分，不知易者不足以言大医，故其对《易经》的研究坚持多年。八卦运气学说是古代哲学的重要内容，于中医学亦有影响，他对此也有涉猎。孙一奎曾专门求教于方士道家，且交往频繁，其号生生子亦有道家色彩，代表作《赤水玄珠》之命名则语出《庄子·天地》。

第八节　陈实功的医学教育思想

陈实功（1555—1636 年），字毓仁，号若虚，崇川（江苏南通）人，擅长外科。史载，其故居老宅于城南马家巷处，悬壶于长桥脚下。又传濠阳小筑里古柏两棵为陈公所栽，现亦无存。南通博物馆收藏陈公遗物为研药瓷乳钵，镌有"陈若虚记"正体大字，应是万历年间产品，此期间正是陈实功行医活动之季。另有陈实功炼丹台遗址，位于南通市剑山东南，朝阳庵故址，《南通地方志》载"昔有方士陈若虚炼丹于此"。

陈实功为人谦和、谨慎，重诺守信，同乡赞曰："吾里若虚陈君，慷慨重然诺，仁爱不矜。"（《外科正宗·范序》）或称其慈眉善目、稳重端庄、谦谦君子、菩萨心肠。陈氏常斥资于修路架桥、施舍赈济等慈善公益事业，被当地广为传颂。当然，陈实功口碑载道的还是精湛的医术、高尚的医德。

陈实功幼年多病，遂精心学医，师从崇川名医李沦溟。李氏擅长外科疮疡，但课徒则要求宽厚基础，通晓各科医理，同时精于外科，以反时弊。当时，疡医只重外治，疏于辨证，整体观念较差。李沦溟则时刻强调，外之症则必根于其内，这成为陈实功一生遵循的信条。陈实功晚年著成《外科正宗》，多次引用乃师至理名言，提倡内外兼治，力求匡正时弊，发展外科学术，将中医外科推向新的阶段。承其余绪者甚众，形成外科正宗派。

陈实功悉心培养名医，门人众多。他要求后人立志苦学，勤于临证，精通医理，普济众生，并发展学术，有所创见，弘扬国粹。其医学教育思想渗透于其学术思想和著作中。

一、博学笃志，献身医学

陈实功的人才标准、课徒之要便是先立志献身医学，再勤学苦练、精勤不倦，方可博极医源、领会经义。医学博大精深，非精不能明其理，非博不能至其得。寻师觅徒，为我国私学教育惯例，《经》云："非其人勿教，非其人勿授，是谓得道。"陈氏重视门生立志笃学，然后方能学业循序渐进，由浅入深，理论与实践结合。初学者应先知伦理、儒学，再研医业，或外或内，各科医生均应"勤读先古名医确论之书"。要求后人和门生旦夕手不释卷，一一参明融会，机变映之在心、慧之于目。陈氏强调因材施教、教法灵活，不强求一致，专业侧重面也有所不同。

（一）精选教材，参明融会

培养名医、良医、苍生大医，当熟读经典，了解百家之言。陈实功为师期间，或抽查、提问、答疑解惑，并要求学生手记心得体会。执业外科，涉及各科，比如诊断疾病，先明脏腑经络、八纲辨证，然后才能分类处置。诊治疮疡，必明辨阴阳表里虚实寒热，知犯何经，然后施治，则可了然无谬。陈实功要求治法立论必本于经典名家。治病求其本，扶正祛邪，急则治标，缓则治本。疮疡多因气血壅滞、留结不行而发，故早期调和气血为要，中期则消、托、补大法灵活运用，后期托补善后，尤重顾护脾胃。他告诫门生：阅历多，自能活用；读书多，自有权衡。学用结合，实践出真知，医术自然日渐提高。

　　陈实功临床教材选用侧重于外科，所著《外科正宗》（成书于1617年）最为完善、系统，条理分明，浅显易懂，配有歌赋，易学易记，应是最好的教科书，但晚年才得以出版问世，其门人多以手抄本流传。书中论及痈疽灸治时曰："痈疽发背怎生医，不论阴阳先灸之。不痛灸至痛，疼灸不疼时。"（《外科正宗·证方歌诀》）是说此病宜早灸多灸，不痛灸至痛是指灸治程度要足够。若痛，灸后消肿散结，则不再疼痛。痈疽变证，常为今之脓毒症、败血症，则需综合治疗，精心急救。一案老妇患脑疽（对口疮、枕部痈疽），因家贫无资，延误治疗，导致病情危笃，几乎不治待毙。陈实功得知，便主动登门救治，手术、药物、诊金，一概全免。温清消补，调治半月，出现转机，排毒症减，又以内服方药，扶正祛邪，终获痊愈，且分文不取，被传为美谈。《外科正宗》集陈实功四十多年临床经验，其中典型案例诊治要诀，记述甚详，弥足珍贵。比如卷二脑疽，理法方药条理分明，病情顺逆、诊治对策分析详备，并将预后判断归纳为五善七恶。医案再现脑疽初生、将溃、溃后（早、中、晚三期）之消、托、补法，内治、外治精要，变证、危证处置，明晰实用。遣药执方，全在治法，为初学者之要籍。故后世徐灵胎评曰："此书所载诸方，大段已具，

又能细载病名，各附治法，条理清晰。所以凡有学外科者问余当读何书，则令其先阅此书。"(《外科正宗·叙》)

陈实功课徒所用外科教材和参考书目多种，各有长短，相互参照。在老师指导下，审问分析，并推究师意。中医外科，在春秋战国时称为疡医。南宋以降，出现外科专著，如伍起予的《外科新书》(1207年)、陈自明的《外科精要》(1263年)，以及元代齐德之的《外科精义》(1335年)等。其中又以陈自明著作最为流行，成为外科必读之书。陈实功时期，多选用《外科精要》(薛己注本)为教材。薛己《外科枢要》(1521年)、《正体类要》(1529年)、汪机《外科理例》等书也作为教材或参考书目，以扩大视野，拓宽思路。

(二) 研修全科，兼治内外

陈实功要求外科医生的内治功力不逊色于内科，内外科俱精才能成为合格的外科医生。例如，对于慢性咽喉炎的治疗，常采用吹药、内服并用的综合疗法。因屡见中气不足、虚火上炎，故投以补中益气汤加减，常伍用玄参、麦冬、牛子等养阴清润之品。此病不可误投苦寒燥烈之剂，以防脾胃受损，百病递生。陈实功最重脾胃养护，认为周身气血，遍体脉络，四肢百骸，五脏六腑，皆借此生养。《经》云："得土者昌，失土者亡。"脾土壮，气血盛，故大疮过后最宜补养脾胃，以壮气血。即便疮疡，也勿过用寒凉，否则"冰凝肌肉，多致难腐难敛"(《外科正宗·痈疽治法第二》)，迁延时日，或蔓生枝节。上述慢性咽喉炎常为正虚邪恋，陈实功告诫，当先补脾胃，以增化生之源，常可奇验。

二、治学严谨，学思务实

陈实功严格要求门人勤奋好学，提高素养。献身医学，必兼通经典、百家、临床各科，打好坚实基础，即如《外科正宗·医家五戒十要》中所言："勤读先古名医确证之书，须旦夕不释卷。"明代俗医不知医理，茫然妄行，外科医生只管外治，不讲表里内外、整体观念，常有误治伤人。故陈实功告诫"外之证则必根于其内也"（《外科正宗·自序》），要脉证合参、辨证施治、理法方药皆要精到，故其教育门人，治病要求其本，审因论治。

（一）学思务实，性好志专

常言"医术动关性命，非谓等闲，学者非性好志专，难臻其妙""医本活人，学之不精，反为夭折"（《古今医统大全》卷三），故陈实功严格要求自己和门人辨证精审，用药切当，巧施刀圭，不拘门派，总以救人济世为要务。医学生要求先天后天两方面的素质，先天聪睿善悟，后天好学善思、勤恳应诊，才能磨砺成医，胜任其职，"心习方，目习证，或常或异，辄应手而愈"（《外科正宗·自序》）。

好学善思是说勤读书并思考融会。爱读书不必尽信书，对于各家之言皆宜分析，并验之于临床，取其精华，去其糟粕，取长补短，不可盲从效法。对于疮疡，时医只重外治，忽视消、托、补三大法的合理应用，故易误治害人。陈实功强调内外兼治之大法，疮疡初起，红肿未溃无脓，以消法为主，必先灸治，内服方药则辨证选用，酌用汗下温清、行气和营，令气血流畅，外敷太乙膏、如意金黄散等药，以便箍毒消肿，治疮于未成脓阶段而消散。疮疡中后期，脓成未溃，重用托补、刀药结合，以达到扶正去邪、透脓排毒之目的。托法众多，如托里温中、托里生肌、托里消毒，酌情选用，使之脾胃盛而气血壮。如若疏于托补，则可致脾失健运，湿邪内生，清阳不展，统摄无权，导致变证四起，百病环生，严重者迁延不愈或疮毒内陷，危及性命。

陈实功外治方法最多，自创治法甚为丰富，如外用腐蚀药，化腐软坚拔脓外出，创用三品一条枪、升白灵药，应用数百年。他自制针刀，扩创引脓外出，开门逐贼，以防疮毒内陷。剜去顽肉死肌，开放引流，清理创面，促其速愈。配合针刀，自制竹筒拔脓迅速或更为彻底。这些手段常可立即止痛消肿。疮疡失治或误治，可能脓溃不敛，治疗当以补药内服，即补益气血、和调脾胃、养肝益肾等法扶正祛邪；外治清创生肌玉红膏去腐生新，珍珠散敛口收肌。他常带徒应诊，言传身教，随时指导，门人受益匪浅，学业大进。

（二）立身立言，著书立说

陈实功乐于技艺传人，从不私秘，鼓励弟子成材，超越师辈、前人。古代常有人将一得一方珍藏，作为衣食之源、家门财富，传子不传女，绝不外传。中医药学也因此流失了一些宝贵的知识与技能。陈实功著书立说，将数十年的临床经验、技术更新、心得体会，悉数写入《外科正宗》，借以传远，以荫后人。该书不囿于旧说，常有真知灼见，历来为医者案头必备之书。

（三）尊经重典，亦善思辨

古今中医学界，一直在斗争中发展。保守势力和创新意识兼见，甚至保守势力更大。但认识疾病、揭示本质是不断深化的过程，科学总会有所发明，有所创见。医为仁术，以治病救人为宗，经验在实践、创新中产生，常有新陈代谢，弃旧迎新，故继承与创新同步互动。举例如下。

疮疡引流为第一要义。宋陈自明《外科精要》已有大法，早期消法，中期脓成则以托之外泄为主，宜刀圭针捻综合应用，务求早日排脓逐邪，所倡导的披针之法，直针进，斜针出，划开皮肉，扩口排脓。陈实功改进手法，创制器械，使引流快捷有效，彻底引流排脓，减少病人痛苦。

疮疡肿毒多为火热之症，清热解毒、苦寒泄火之品必用，陈氏既尊崇经旨，又致力创新，使得逐邪而不伤正。《经》云"诸痛痒疮，皆属于心（火）""诸病胕肿疼酸惊骇，皆属于火"，后世皆言"百病由火而生"。刘完素创立寒凉学派，便有俗医生搬硬套，过用寒凉伤正，成为一大弊端。明代便矫寒凉为温补，又有所失。陈实功强调辨证，权衡八纲、脏腑盛衰，攻补适度，提高疗效。祛邪以治标，投以黄连解毒汤配伍生石膏、知、地、丹，以防苦寒化燥伤阴，扶正以固本，尤重顾护脾胃气血，四君四物、补中益气方药酌用，暗合薛己、景岳温补之意。丹溪曰：痈疽未溃以疏托解毒为主，已溃以托补元气为主，皆至理名言。陈实功继承并发扬古训，融入新意，辨证精审，用药切当，不拘门派。

三、德才兼备，普济众生

陈实功德才兼备，普济众生。医德、医风、医术为人称颂，他精心培养名医、良医，创立五戒十要，厘定人才标准。

（一）博施济众，服务桑梓

陈实功生活俭朴，不事享受。善待病家，贫富高下一视同仁，无不精心调治，不畏辛劳，又常施舍药食，匡助贫病之人。他以此种菩萨心肠教育后人和门生，常曰："贫病之家，及游食僧道、衙门差役人等，凡来看病，不可要他药钱，只当奉药。再遇贫难者，当量力微赠，方为仁术。"（《外科正宗·医家五戒十要》）南通曾建有陈公祠、药王庙，供人祭奠瞻仰，其中陈老相公庙，香火最盛，民间对陈氏美名大德的传颂可见一斑。陈实功为了病人就诊方便，极少远游，更无明确的作息时间。只要事关医药，皆亲自过问，例如他亲自炮炙药物饮片，制备膏丹丸散、药捻药线，或改进、制作外科小器械，如拔脓竹管，各种针、刀、划片等，并立求质量上乘、得心应手，以备不时之需。为了病家冬日保暖，诊室升起火炉，提供开水、杯碗，以方便病人，十分周到。

陈实功拟订重症会诊制度，一遇疑难重症，便邀集同道相商，集思广益，寻求最佳方案，这在当时是难能可贵的。患者知情权和个人意愿是现代提倡的医疗制度之一。数百年前，陈公已有先导，充分体现了其伦理道德和尊重患者的思想，符合现代医疗规范和医患互尊的精神。例如，脱疽的截肢、截趾，常先会诊讨论，医患磋商，择善而从，从不草率、专断，陈曰："凡治此，不可一己医治，必与高明众议，听患者愿情割取。况此证首尾吉凶，变驳难定，故不可轻易用之。"（《外科正宗·脱疽论》）

（二）医术超群，为人师表

陈实功医疗经验世代传颂，《外科正宗》便是明证。书中"合外科诸证，分门逐类，统以论，系以歌，淆以切病法则"（《外科正宗·自序》），辑为四卷157论。卷一为总论，引经据典，文献资料详实可信。卷二、卷三、卷四分列大外科百余种病，包括疮疡阴疽、良恶肿瘤、皮肤性病、肛肠骨伤，也见五官科、内、妇、儿科病证。在内容上，辨证精审，用药切当，并有大量验案详悉，为优秀的医学教材，业医者的常备书，几百年来为人称颂、引用。书中配有歌赋、韵文，易读易记，世代流传。

陈实功一生以仁术济世，若病家有急病请其出诊或会诊，他总是设法相助，救死扶伤，以求转危为安。他告诫弟子说："凡病家大小贫富人等，请观者便可往之，勿得迟延厌弃。"（《外科正宗·医家五戒十要》）其痛感庸医杀人、俗医不知医理，"不论病之新久，本之盛衰，不悟因虚致病、因病致虚，其中又有虚热、虚寒之别，一律妄行攻治，如盲人骑瞎马、半夜临深池，岂不至危哉"（《外科正宗》卷一），务求弟子引以为戒，学有所成。

（三）心系公益，慈善为怀

陈实功好善，热心公益事业，修路架桥，购置义田，设置病院，赈饥赠药，为世人称道，口碑甚佳。《直隶通州志》

记载："通济桥在南门外一里……又一里曰段家桥，二里曰水丰桥，东路二里曰白塘桥，俱陈实功建。"陈氏"置义宅，赡族。修山路石梁，建药王庙，增置养济院，义田……赈饥诸义举，不可更仆数"（《直隶通州志·人物志》），但其本人生活俭朴、勤俭持家，又不敛财贪欲，因而并不富裕。陈实功曾为苏州巡抚家人治愈搭背疮，婉拒重金报酬，却提出要求，请巡抚资助建桥。又通济桥（今之长桥）年久失修，颓废难行，天启元年修成石桥，利济乡民，皆陈公资助，人称"纪功桥"，以纪念陈公大德。

（四）医德医风，五戒十要

陈实功创立医家"五戒""十要"，是对人才标准的高度概括，包括医德、医风、医术等各个方面。

医家五戒十要

医家五戒

一戒：凡病家大小贫富等请事者，便可往之，勿得迟延、厌弃，欲往而不往不为平易；药金毋论轻重有无，当尽力一例施与，自然生意日增，毋伤方寸。

二戒：凡视妇女及孀妇尼僧人等，必候侍者在旁，然后入房诊视，倘旁无伴，不可自看；假有不便之患，更宜真诚窥视，虽对内人，不可谈此，因闺阃故也。

三戒：不得出脱病家珠珀珍贵等送家合药，以虚存假换；如果该用，令彼自制入之，倘服不效，自无疑谤；亦不得称赞彼家物色之好。凡此等非君子也。

四戒：凡为医者，不可行乐登山，携酒游玩，又不可片时离去店中；凡有抱病至者，必当亲视，用意发药，又要依经写出药贴，必不可杜撰药方，受人驳问。

五戒：凡娼妓及私伙家请看，亦当正己，视如良家子女，不可他意儿戏以取不正，视毕便回；贫窘者，药金可璧；病回只可与药，不可再去，以图邪淫之报。

医家十要

一要：先知儒理，然后方知医业。或内或外，勤读先古明医确论之书，须旦夕手不释卷，一一参明，融化机变，印之在心，慧之于目。凡临症时，自无差谬矣。

二要：先买药品必遵雷公炮炙。药有依方修合者，又有因病随时加减者；汤散宜近备，丸丹须预制，膏药愈久愈灵，线药越陈越异；药不吝珍，终久必济。

三要：凡乡井同道之士，不可轻侮傲慢，与人切要谦和谨慎。年尊者，恭敬之；有学者，师事之；骄傲者，逊让之；不及者，荐拨之。如此自无谤怨，信和为贵也。

四要：治家与治病同。人之不惜元气，断丧太过，百病生焉，轻则支离身体，重则丧命；治家若不固根本，而奢华费用太过，流荡日生，轻则无积，重则贫窘。

五要：人之受命于天，不可负天之命，凡欲进取，当知彼心愿否，体认天道顺逆；凡顺取，人缘相庆，逆取，子孙不吉。为人何不轻利远害，以防还报之业也。

六要：凡里中亲友人情，除婚丧疾病庆贺外，其余家务，至于馈送来往之礼，不可求奇好胜；凡餐只可一鱼一菜，一则省费，二则惜禄，谓广求不如俭用。

七要：贫窘之家及游食僧道衙门差役人等，凡来看病，不可要他药钱，只当奉药；再遇贫难者，当量力微赠，方为仁术，不然有药而无火食者，其命亦难。

八要：凡有所蓄，随其大小，便当置买产业，以为根本。不可收买玩器及不紧物件上，浪费钱财；又不可做入银会、酒会；有妨生意，必当一例禁之，自绝谤怨。

九要：凡店中所用各样物具，俱要精备齐整，不得临时缺少。又古今前贤书籍及近时名公新刊、医理词说，必寻参阅，以进学问。此诚为医之本务也。

十要：凡奉官衙所请，必当速去，毋得怠缓。要诚意恭敬，告明病源，开具方药；病愈之后，不得图求匾礼，亦不得言说民情，致生罪戾。闲不近公，自当守法。

以上五戒十要，乃保身保家守成之法，故直言而不文，当置于座右，朝夕一览。若有贤能子孙，倘遵而行之，则可以成家立业；若不听信，必有饥寒不足之忧。凡人何不预听，直待临时追悔，进退两难，将何及矣。（《外科正宗·医家五戒十要》）

四、承前启后，继承发展

陈氏外科开启了一个新时代。外科不再主攻疮疡，而是大外科总揽，内外兼治，形成了明清外科三大流派：①正宗派：忠于陈实功《外科正宗》，将之经验、成果再验于临床，并创造新法。②全生派：以王洪绪《外科证治全生集》为代表，发展了陈氏外证内治法，擅用温通法治疗疮疡阴证，创立阳和汤系列方剂。③心得派：以高秉钧《疡科心得集》为代表，也强调外证内治，重视整体观，辨证施治，并有创见。治疗疑难怪证常用补法，如外科四大绝证之失营（颈部恶性肿瘤）、舌疳、乳岩（乳腺癌）、肾岩翻花（肾癌）多用补法、扶正祛邪。三派均重视外证内治和综合治理，而陈实功在先，先立大法，将中医外科引入正确的轨道，故可以认为三大派是同宗的三个发展阶段，并无本质区别，可谓承其余绪，代有新法。

陈实功将数十年治学成果和盘托出，以荫后人，是科学家的无私精神，所述内治外治之法丰富实用。外科医师当以外治为优势和重点，故陈氏外治法更多创造。外治手术、药物、针灸、理疗、康复训练诸法延续至今，如关节扭伤外敷药膏、百虫入耳滴入麻油、咽喉炎症药末吹敷、咽喉食管异物取出、割喉者气管缝合、脱疽截趾、疮疡初起灸法等。陈实功曰"看证辨证全凭眼力"，外科望诊分为全身和局部两类，察脉观色观形提供辨证论法资料。外科医师对病灶局部观察更不可少，常能体现医者功力，决定理法方药、外治取向和预后凶吉。对此，《外科正宗》多有详述。后世王洪绪、高秉钧和马培之精研此书，多有称赞，也有效法和改进。

陈实功既是好学生，也是好老师。少年立志，博学笃志，献身医学。从医 60 余年，治学严谨，学思务实，最终成为德才兼备的名医贤人。他对中医外科学的贡献卓著，影响深远。

第九节　缪希雍的医学教育思想

缪希雍（1556—1627 年），字仲淳，号慕台，江苏常熟人。其父曾为小官，于其八岁时去世。缪希雍幼年家贫，体弱多病，但好学业儒。17 岁时，久病不愈，则翻阅医书，甚得启迪。后试用《外台秘要》方辄愈，遂嗜读岐黄百家，通晓医术、本草，拜师无锡名医司马铭鞠，尽得其学。又得常熟赵玄度藏书遍览，学识大进，成为能医能文之儒医，名播四方。仲淳蓄有粗黑美髯，目光炯炯，谈吐不凡，又豪爽仗义，爱交朋友，谈古论今，颇有高见。《苏州府志》记载，其"为人电目戟髯，再遇羽人剑客，好谈古今事成败，诚事也"。他与东林书院人士交往甚密，畅谈家事国事天下事、诗词歌赋文学艺术，曾被阉党通缉，故于万历、天启年间隐居山林。

缪希雍行医五六十年，善疑难奇证。每因起死回生则心悦而不索报酬，"仲淳往往生死人，攘臂自快，不索谢"(《先醒斋医学广笔记·丁序》)，此举被传为佳话。缪希雍重视培养新人，门人甚众，有着鲜明的中医教育思想和带徒方法，他热心振兴中医，活跃学术，造就名医，以荫及后世。其医学教育思想植根于其学术思想之中，可概括为四个方面：①读万卷书，以厚基础。②行万里路，以开眼界。扩大视野，遍察地域特征、民情病种。③以医会友，发展学术。④仁术济世，普救众生，不论高下人等，一律精心救治，解其病痛之苦。

一、读万卷书，以厚基础

中医药学博大精深，涉及面广，故有"不博及群书者不可语医也"之说。缪希雍自幼聪明好学，手不释卷，涉猎经史子集、天文地理，为日后学习医学打下了宽厚的基础。成年后以医为业，熟读医学经典、百家名著，学用结合，勤于临证，多有心得，形成了自身的医疗风格。他要求门人多读书，学用善思，师古不泥，且身体力行，为人师表。

伤寒、温病概念古有论述，但未闻其详，二者鉴别也无绳墨可寻。他遍览有关文献，结合自己的行医经验提出新说。"伤寒温疫，三阳证中往往多带阳明者……凡邪气之入，必从口鼻，故兼阳明证者独多"（《神农本草经疏》卷二）。缪希雍所言伤寒温疫便是温热病、温疫。临床实践显示，温热之邪从口鼻而入，邪伏肺胃，阳明证独多，该病可迅速传变化热，耗伤阴液，易犯营血，必须速逐热邪，常用白虎汤。方中石膏"辛能解肌，甘能缓热，大寒而兼辛甘，则能除大热"。缪希雍善用石膏，每剂常用生石膏 30 ～ 100 克不等，打碎，先煎，频服。其有一验案，述于姓孕妇温病阳明证，一昼夜尽石膏十五两，病瘥。后顺产一女，母子无恙。治疗温病常用石膏、知母、麦冬、竹叶、豆豉等药，饮甘蔗汁、麦冬汤，以救其阴。足见其师古不泥，多有创见，为后世温病学之先导。

有继承才能发扬，只有精于医理，拓宽思路，才能灵活辨证施治，提高疗效。缪希雍提出"伤寒时地议"，对于伤寒化热和江南疾病特点，多有灼见。江南无刚猛之风，而多湿热，若口干、烦躁，常为热邪入里伤津之象，宜速清热养阴。《经》云"冬感于寒，春必病温"，而江南温热病，非为冬月感寒而病。他的足迹数省，深知南北地域有别，病人禀赋体质不一，选方用药灵活变通，常以甘润养阴为宜。

缪希雍终生学习，手不释卷。成名之后，在金坛行医，仍时时翻阅经典名著，认真笔录心得。《先醒斋医学广笔记》中载有一案，患者产后气喘，先投人参、苏木、麦冬，一剂而愈。然而五日后又自汗不止、呻吟不断，投以参、芪、归、地而不效，他遍检方书，见戴思恭《证治要诀·汗门》中有自汗以固表不效者，法当补心，汗为心之液也。于是辨证产妇阴血暴亡，兼有心火上炎，遂以酸枣仁一两为君，服煎剂至 32 剂罔效，病家异议。他认为，此因阴血难成，易亏者也，不可奏效旦夕。再投剂 42 帖大效，血足气华。此案益见其好学不倦、医术精进，故能自信专一。

二、行万里路，以扩视野

缪希雍爱游历，以扩大视野，探究各地自然风貌、民俗宜忌、医药本草，以便接触新病种，体验新疗法。中年以后，他巡游苏、闽、浙、赣、湘、鄂、鲁、豫、晋等省，多侨寓。一地可能寓居数月或多年，随处悬壶接诊。其"生平好游，缁流羽客，樵叟村竖，相与垂盼睐、披肝胆"（《先醒斋医学广笔记·丁序》）。

缪希雍酷爱收集秘方。他常深入民间，结交各类人等，搜罗秘方、验方甚富，但从不妄用。他曾说："吾以脉与证试方，不以方尝病也。"（《先醒斋医学广笔记·丁序》）缪氏善于治疗疑难杂证。或是因为受到秘方的启示，其所开处方新奇有效，往往药专效宏，间或单行而有奇效，人称"仲淳察病望气，灵心慧眼，又知药贵及时"（《先醒斋医学广笔记·暑》），真名医也。缪希雍常言，治虚无速法，治实无迟法，二者均无巧法，当脉证合参，辨证施治，灵活变通。治虚无速法，亦无巧法，盖因于病已沉痼，精气夺也，施治宜有次第。其验案中有一顾姓小儿，禀赋素弱，久患脾虚之证，他以甘寒滋阴之丸、膏为治，百日后见效，半年后体丰。实证即邪胜，治宜速逐，免生滋蔓，故治实无迟法。

许多医家素重望闻问切，而对病灶部位的触诊并不十分重视，缪希雍则有腹部触诊一得。一梁姓男，食肉后不适，遂有寒热往来，呕吐不纳，诸医束手。"仲淳忽至，视之，令仰卧，以指按至心口下偏右，大叫，因询得其由"（《先醒斋医学广笔记·暑》）。这一触诊法成为两百多年后诊断急性胆囊炎的重要依据。19世纪，该体征的规范操作由美国医生BJ Murphy所确定，被称为莫菲征。缪希雍于当时触诊病位，实属难能可贵。

《先醒斋医学广笔记》记载，缪希雍治痢，每重用黄连，常于每剂一至五钱（3～15克）。一孕妇腹痛泻痢，处方黄连12克，又治毒痢则三黄齐备，其中黄连四钱，黄柏、黄芩各二钱，口噤痢更为凶险，故每剂五钱，力求速效。配制丸散则常取黄连一斤入料。现代研究表明，黄连有效提取物黄连素抗菌效佳，还可用于心律失常等病，足见黄连为良药。缪氏所用配伍合理，分辨病势轻重缓急，并非盲目滥用。对于虚证，则常忌用黄连，《本草经疏》中有明示。一般认为，缪氏用药偏于寒凉，效法刘河间、朱丹溪，但具有自身特色，学有渊源，撷取经旨和众家之长，又有创见，并不同于寒凉派、滋阴派。

三、以医会友，发展学术

明代医界，盛行寻师访友，悬壶四方。年高者恭敬之，有学者师事之，便是名医之路。以医会友，切磋技艺，发展学术，缪希雍便为突出代表。缪氏曾结交杭州名医卢氏父子、金坛王肯堂，交流学术，历来被传为佳话。

杭州卢复先儒后医，为人慷慨好义，誓愿买田于家，赡养学者，发展医道，从其学者甚众。其子卢之颐继承父业，深研经典，勤于著述，也为名医。卢家与他谈医论道，会友讲学，交流医术和本草研究成果。卢复精研本经 14 载，出版《神农本草经》辑本（1616 年），又有《本草纲目博议》，其子卢之颐则有《本草乘雅半偈》等书。他的《本草经疏》（1636 年）也以研究《神农本草经》名世。卢、缪两医家皆善疗奇疾，投剂多效，缪氏还长期寓居浙北长兴，去杭州不远，便于走动互访。

缪希雍与王肯堂初会于南京，交往甚密，后相知笃深。王肯堂赞赏缪希雍学识渊博、医术高超。二友相会，常漫议方书医籍，会诊疑难病证，互敬互学。缪希雍危难时，王肯堂勉力相助。当魏忠贤以东林党神医安道全之名，追捕缪希雍之时，王肯堂助其避居金坛多年。王肯堂尝追忆道："始晤缪希雍于白下，相见甚欢。忽谓'补血须用酸枣仁'，余洒然有省。"（《灵兰要览》卷一）缪希雍善用酸枣仁，治疗产后多汗、失眠辄效。如一产妇气喘自汗，投参芪地黄罔效，他加用枣仁两许为君，伍用归、芍、麦、味等药而大验。盖因于产后阴血暴亡，心无所养而病汗，投以枣仁和养血之品，使血足气华。

缪希雍的"吐血三要法"深为医林称道，奉为圭臬绳墨。当时流弊治血不辨证，对虚劳吐血或专用寒凉，滥投芩、连、柏、知、山栀，往往伤及脾胃，或以人参峻补，导致肺热证重，误治杀人。缪希雍针对时弊提出宜降气不宜降火、宜行血不宜止血、宜补肝不宜伐肝的三个治疗原则。

缪希雍撷取众家之长，为我所用，故能善治疑难杂证，有时偏于寒凉河间派、养阴丹溪派，有时强调顾护脾胃，重东垣脾土派。其重视脾胃，认为犹如国家粮道，胃气一败，百药难施。施治阴阳诸虚，皆当以保护胃气为急，脾胃阴虚宜用甘润养阴之品。他自制资生丸用于多种胃肠疾病，也常咀嚼自服，令同仁惊诧。为向他人传授自己的心得，缪氏宣讲脾胃诸论，往往分门别类，议论甚详，言之成理，令人称道。补养脾胃以证情而异，或甘平柔润，或酸甘化阴，热病灼伤脾胃者当投甘寒润燥之品。

四、仁术济世，普救众生

缪希雍少孤家贫，长期生活于下层社会，他体察民情，以医为业，仁术济世，普救众生。乡民有求必应，不求回报，百里求诊索方者，不论高下，平等视之，闻其名、录其方者众，"递相传试，靡不奇验"（《先醒斋医学广笔记·丁序》）。缪希雍详察脉证而处方，常"四顾踟蹰"（《先醒斋医学广笔记·丁序》），深思熟虑，尽心尽力，从不草率敷衍。所著《本草经疏》，收入医论数十篇，其中"祝医五则"是其对医德医风的见解和信条，成为本人和门人的行为准则。

祝医五则

凡人疾病，皆由前生不惜众生身命，竭用人财，好杀鸟兽昆虫，好箠楚下贱，甚则枉用毒刑，加诸无罪。种种业因，感此苦报。业作医师，为人司命，见诸苦恼，当兴悲悯，详检方书，精求医道，谛察深思，务期协中。常自思惟，药不对病，病不对机，二旨或乖，则下咽不返。人命至重，冥报难逃，勿为一时衣食，自贻莫忏之罪于千百劫，戒之哉！宜惧不宜喜也。

凡为医师，当先读书；凡欲读书，当先识字。字者，文之始也。不识字义，宁解文理？文理不通，动成窒碍。虽诗书满目，于神不染，触途成滞，何由省入？譬诸面墙，亦同木偶，望其拯生民之疾苦，顾不难哉？故昔称太医，今日儒医太医者，读书穷理，本之身心，验之事物，战战兢兢，求中于道，造次之际，罔敢或肆者也。外此则俗工耳，不可以言医矣。

凡为医师，先当识药。药之所产，方隅不同，则精粗顿异，收采不时，则力用全乖；又或市肆饰伪，足以混真。苟非确认形质，精尝气味，鲜有不为其误者。譬诸将不知兵，立功何自？医之于药，亦犹是耳。既识药矣，宜习修事。雷公炮炙固为大法，或有未尽，可以意通，必期躬亲，勿图苟且。譬诸饮食，烹调失度，尚不益人，反能增害，何况药物关于躯命者耶？可不慎诸！

凡作医师，宜先虚怀，灵知空洞，本无一物。苟执我见，便与物对，我见坚固，势必轻人。我是人非，与境角立，一灵空窍，动为所塞。虽日亲至人，终不获益。白首故吾，良可悲已。执而不化，害加于人，清夜深思，宜生愧耻。况人之才识，自非生知，必假问学。问学之益，广博难量，脱不虚怀，何由纳受？不耻无学，而耻下问，师心自圣，于道何益！苟非至愚，能不儆省乎？

医师不患道术不精，而患取金不多。舍其本业，专事旁求，假宠贵人，冀其口吻，以希世重，纵得多金，无拔苦力，念当来世，岂不酬偿？作是思惟，是苦非乐，故当勤求道术，以济物命，纵有功效，任其自酬，勿责厚报，等心施治，勿轻贫贱，如此则德植厥躬，鬼神幽赞矣。

上来所祝五条，皆关切医师才品道术，利济功过。仰愿来学，俯从吾祝，则进乎道而不囿于技矣。讵非生人之至幸，斯道之大光也哉！

缪希雍著书立说，利在社会。所著的《先醒斋医学广笔记》刊刻之前已广泛传抄，时人促其镂版发行，传之远迩。缪希雍在自序中云："庶穷乡僻邑，舟次旅邸，偶乏明医，俾病者按方施治，以瘳疾苦，则是书或有补于世也夫。"时人评其书，语简法备，切合实用，为医林和社会之幸事。故能多次印刷，长期流传。他所著的《神农本草经疏》，凡30卷，收入其30年积累的资料、经验心得，且据经以疏义，缘义以致用，不乏真知灼见。后世叶桂创养胃阴法、吴仪洛著《本草经疏辑要》皆承其后。

第十节　张介宾的医学教育思想

张介宾（1563—1640年），字会卿、惠卿，号景岳，别号通一子，明代著名医家，温补派代表。祖籍四川绵竹。

张介宾先祖于明初有军功，授绍兴卫指挥，遂迁居会稽（绍兴）。他幼禀甚高，勤恳好学，经史百家，广泛涉猎，尤好韬钤（兵书，用兵谋略）、轩岐（医学），后从名医金世英（字梦石），学医数载，尽得其传。张介宾少年时随父漫游京师，遍交术士和长者，眼界大开。他立志建功立业，叱咤风云，壮年时从戎幕府，北游燕、冀、鲁和东北数省。"出榆关（山海关），履碣石，经凤城，渡鸭绿"（《景岳全书·序》）。十数年军旅生涯，却以医名传世，戍边将帅均重金邀请张介宾诊疗，颇多效验。黄宗羲记其"为人治病，沉思病源，沿边大帅，皆遣金币致之"（《南雷文定·张景岳传》）。张介宾年近六旬，功名壮志难酬，又思及亲老、家贫，且心仪岐黄之术，故于万历末年，回乡业医。医名日盛，"谒病者，辐辏其门"（《南雷文定·张景岳传》），时人比之于仲景、东垣。其于诊务之暇，深研《灵》《素》《伤寒》《金匮》和百家著述，穷年缕析，不畏辛劳，探理索奥，勤于著述。历时30年编纂《类经》32卷，于1624年出版。书中以类分门，探索经义，附以己意，成为中医学名著。之后，张介宾又陆续编辑出版《类经图翼》《类经附翼》《景岳全书》《质疑录》等书籍，在中国医学史上占有重要地位。张氏一生对于中医阴阳理论、命门学说、辨证论治有着独特见解，并能综合百家，剖析疑义，见解独到，多有发挥。他临证喜用温补，故归入温补一派，但也并非只用温补，而是审因论治、辨证求本，立方有补、和、攻、散、温、凉、固、因等八法、八略，各有所用。其自创新方百余首，不乏清凉养阴、寒凉攻邪之剂。张氏热心于中医教育，从者甚众。其一生致力于传承医术、编写教材、改进教法、培养人才，有着不少创见，值得后世学习借鉴。

一、中医人才观

教育的目的是培养优秀人才。中医人才，历来虽说法众多，总不外乎德与才，张介宾的中医人才观亦然，但他更重视对经典奥义的理解与把握。

（一）博学多闻，儒医兼通

医学博大精深，涉及自然科学、人文科学的众多门类，需要文化基础、文学基础、艺术素养，因而历来儒医兼修，且众多医家先儒后医，作为医生，则宜学验俱丰、济世慈航。读万卷书，行万里路，是人们的信条，医生只有见多识广、道德学养兼备，才能正确处理复杂疾病。张介宾少年学医，后来虽有军旅生涯，总不离乎岐黄医业，如《类经》一书，计划于青年时期，经铢积寸累，历30年（1594—1624年）成书，后经多次修改润色，择机刻板印刷，于1624年正式刊行问世。其后陆续有多种著作出版，足以证其早有立志，又身体力行，方能成就大业。张介宾自幼好学，博学多才，除军事之外，又曾钻研数象、星纬（天文）、堪舆（风水）、律占（音乐）等门类，他山之石，可以攻玉，这些知识背景有助于张介宾深研医术，开阔思路，并多有新见。

（二）精研医理，剖析毫芒

张介宾熟谙《内经》等经典著作，深得其理奥。其深知阴阳学说之理，如阴阳一体、不可分离，阴阳互根、精气互生，阴阳盛衰、传变轨迹等理论，张氏皆有发挥，并用于临床。阴阳学说是中医的核心理论。辨证要点、方药依据均不离阴阳，医家必须深知其义，才能运用自如、医术精湛。比如大便秘结，常见于阳明腑实之阳证，但也可为阴证，如肾寒冷秘。《景岳全书》记载一医案：某妇年七旬，跌后感受外邪，发热而怕冷，腹部胀满，大便不行半月，群医会诊，多从火论治，投以滋阴降火之剂无效。张介宾诊之，脉证显示，阳气虚衰，寒自内生，大肠传输无力而成冷秘，拟温阳通便，方选济川煎（当归、肉苁蓉、牛膝、枳壳……）煎服，两剂后热退，原方酌加姜、附、参、归，数剂后排便，诸症渐失。此病的治疗当以辨证为基础，首先分清阴阳，这全赖学养和临证经验，精研医理则能见微知著，运用自如。

（三）好学缜思，勤于著述

明代医家重视知识积累，探赜索隐，勤于笔录，故而医论、医案类著作盛行。张介宾积累了大量验案、医论，集腋成裘，成为著作的丰富素材。凡其著述均有医案，言之有据，以理服人，传扬个人的学术思想。

张介宾为温补派巨匠，常用熟地，但辨证论治是根本，圆机活法是灵魂，绝非一日之功。业医乃终生事业，需要全力以赴。张介宾诊务繁忙，仍能坚持学习，勤于著述，发挥经旨，参合哲理，融会诸家，自立门派，这正是后学者的榜样。

二、尊经重典，融合各家

张介宾带徒要求既要儒医兼修，尊经重典，融合各家，又要突出他的学术思想、治学精神。

（一）注重经典

张介宾对《内经》研习近三十年，认为《内经》是医学至高经典，学医者必须要认真研读。其在《类经·序》中对《内经》推崇备至，阐述了医家研读《内经》的重要性。

《内经》者，三坟之一。盖自轩辕帝同岐伯、鬼臾区等六臣互相讨论，发明至理以遗教后世。其文义高古渊微，上极天文，下穷地纪，中悉人事。大而阴阳变化，小而草木昆虫，音律象数之肇端，脏腑经络之曲折，靡不缕指而胪列焉。大哉！至哉！垂不朽之仁慈，开生民之寿域。其为德也，与天地同，与日月并，岂直规规治疾方术已哉……儒其可不尽心是书乎？奈何今之业医者，亦置《灵》《素》于罔闻，昧性命之玄要，盛盛虚虚而遗人夭殃，致邪失正而绝人长命。

（二）涉猎各家

在历史的长河中，中医学不断发展，医家层出不穷，多有专长、新见，相关著作亦代代流传，为后世尊崇。中医流派起于金元。金元四大家皆以临床医学为专长，形成多个学派，如刘完素河间学派、李杲易水学派、张从正攻邪学派、朱震亨丹溪学派。张介宾尤尊李杲、丹溪，作为课徒的重点内容，但有取舍、褒贬。另外，温补派薛己著作也受推崇，张介宾极赞薛己善用温补，独得其妙，认为薛己治疗水肿应用加减肾气丸"诚为对症之方也"，证见肾气不足之阴水，理当温肾助阳，化气行水。张介宾称此为"脾、肺、肾三脏之正治"。薛己以八味丸补火，六味丸补水。景岳略同，但尚感方中茯苓、泽泻渗利太过，因自创左归、右归，皆去苓、泻二味，以增温补之力，以至于后世滥用为害，称景岳制方温补太过，颇受诟病，陈修园、徐灵胎均有明论，然也有过当之处。张介宾是当补补之，不当补否之。他曾说："确知其寒则竟散其寒，确知其热则竟散其热""治病用药，本贵精专。"（《景岳全书》卷一）遇急暴之疾，认为如邪实即明，即当峻攻其本，若畏缩不进，多至偾事。张介宾用攻用补，掌握节度。若当用峻攻之法，果断用药驱邪，原则是"用攻之法，贵得其真，不可过也"。若需用补，则"用补之法，贵乎轻重有度"（《景岳全书》卷一）。张介宾病案重在辨证用药，贵在精准，攻补全依证情，不执一而应万变之疾。

（三）勤于著述

张介宾所编之书，均全面介绍医学，既是经典演绎铺陈，又是临床著作，涉及各科，信息量大，集检索工具与参考工具于一身。《景岳全书》专辑方剂、本草之数卷，常用药味300余种，古今方剂5700多首。《类经》分类注疏，条理井然，易于寻览检索，且颇有新义，"天、地、人之理，尽备于此"（《类经·叶序》）。

张介宾所著《类经图翼》《类经附翼》，又有所补，"盖以义有深邃，而言不能该者，不拾以图，其精莫聚，图像虽显，而意有未达者，不翼以说，其奥难窥"（《类经·自序》）。《图翼》侧重于较为难懂的运气学说、经络针灸等。《附翼》诠释《易经》，医易同源，以易理通医理，"撷易理精义，用资医学变通"（《类经·自序》）。《易经》经文奥衍，研阅诚难，张介宾之书，发隐就明，转难为易，颇得《内经》精义。且分为经义、论证、论治、方药、针灸等项，穿插述古、医案，故亦切合临床应用，为后世著作提供了丰富的学习资料。

张介宾以八纲辨证为辨证论治总纲，有二纲六变之说。二纲者阴阳，六变者表里虚实寒热，"六变俱存，而万病形情尽在吾目中矣"（《景岳全书·传忠录》）。同时代的王执中《东垣先生伤寒证脉》书中明确治病八字，即此二纲、六变之汇总，

"治病八字，虚实阴阳表里寒热，八字不分，杀人反掌"，遂有八纲辨证确立，成为中医辨证之总纲，张介宾则为此说之先导。张介宾善于辨证施治，尤在证情复杂真假难辨之时，更见其功力。翻开他的医案，诸类证据比比皆是。

非药物疗法，当首推针灸、推拿，张介宾《类经》《图翼》和《附翼》三书均有记述。《类经》十二大类，含有经络、针刺各一大类。《图翼》和《附翼》记有"针灸要览"和有关歌赋，切合临床应用，是中医教育的好教材、临床医生的工具书。

三、打好基础，勤于临证

张介宾在课徒授业时强调打好基础、勤于临证、方药灵活、学术交流，因而门人学有所成，医术日进。

（一）打好基础，以利发展

中医以阴阳学说、命门学说、藏象学说、八纲辨证为基础理论，指导临证遣方用药。中医治病不离阴阳，《经》云："阴平阳秘，精神乃治；阴阳离决，精气乃绝。"张介宾认为，学医当深知阴阳，才能治病疗伤。他将阴阳五行与藏象学说结合，说明疾病的生理、病理，并推导理法方药。后人王旭高赞之"于精气两虚之证，补阴补阳之理，则此老一生，颇有创获"（《王旭高医书六种·医方证治汇编歌诀》）。

命门学说亦为中医理论基础，首创于《难经》，明代得以发展，相关研究较多。虞抟、孙一奎、李时珍、张介宾等医家均有精辟见解。张介宾则将命门与真阴真阳、生理病理和临床证治完美结合，使之更具实用性。

（二）临证多变，圆机活法

张介宾重视辨证论治，理法方药，视为"诊治之要领，临诊之首务"（《景岳全书·传忠录》）。诊病需望闻问切，而问诊不可小觑，要求全面、具体，心中有数。他将重点归纳为十项，配以韵文，吟成"十问歌"，世代流传，成为学医者必诵之曲。"一问寒热二问汗，三问头身四问便，五问饮食六问胸，七聋八渴俱当辨，九因脉色察阴阳，十从气味章神见"（《景岳全书·传忠录》）。九、十两项实为望、闻、切，合为四诊。四诊合参为诊病原则，不宜独尊脉象。明代封建礼教对妇女限制颇多，"节妇"不可以手令"他人视"，因而隔幔诊病，且以帕蒙其手，甚者以绳系于手诊脉，四诊全无，何以判断病证八纲？张介宾深以为病，并呼吁移风易俗，"既不能行望色之神，又不能尽切脉之巧……望闻问切，欲于四者去其三，吾恐神医不神矣。世之通患，若此最多"（《景岳全书·妇人规》）。后世陈修园虽驳斥张介宾关于温补的观点，但对"十问歌"赞赏有加，并加以改造，将"九因脉色察阴阳，十从气味章神见"改为"九问旧病十问因"（《医学实在易·问证诗》），皆为问诊要点，且更为全面。

（三）古今方药，增减化裁

张元素云"古方今病，不相能也"（《金史·方技传》），是从理法方药、灵活变通着眼而言，实则用古方治今病多所应验，关键在于辨证正确，选方取其义，用药则可变通。犹如拆旧屋凑新屋，必经匠民加工，也即罗知悌所说"无一定之方"，然而组方君臣佐使，配伍精当，可增效减毒，屡为临床证实。张介宾也赞古方金匮肾气丸、六味地黄丸、四物四君之类，而应用多有变通，或另立名目，组成新方。《景岳全书》八略、八陈，条分缕析，各有评议，集合古今大成。所立百余首新方，多周全缜密，切合实用。有些方剂至今沿用，受到好评。张介宾语其徒曰："医之用药犹用兵也，治病如治寇，攘知寇所在，精兵攻之，兵不血刃矣。"（《景岳全书·贾序》）又评古方今方云："古方经也，新方权也，经权互用，天下无难事矣。"（《景岳全书·贾序》）实为至理名言。

医家不可能全用温补或攻伐，故"读景岳不可专得其温补之益"（《吴医汇讲》卷九），应全面领会，灵活运用。杂证诊疗最为复杂，不乏疑难重证，久治不愈者。《景岳全书·杂证谟》是重点内容，卷9～37，共29卷，分71门，述及杂证的常见类型和诊疗策略，精于立法和论治，见解独到。

四、传承中医，发掘创新

中医教育在于传承岐黄精义，荫及后世，为人类科学文化宝库做出贡献。后继人才当博古通今，善于发掘，又能在新时代有所创新，将中医推向新的发展阶段。张介宾一生勤求古训，探索理奥，重视文献发掘整理，精心研究经义和历代文献，又能发挥创新，富有成果。其学术思想、治学精神和显著成就都值得后人效法学习。

常言道，授人以渔，但不能使人必精，学医者要有自悟之功。"医者，意也"，学人要善于思考、实践、变通，而后才能获得新知，学术精湛，并有发明。张介宾之于方剂，认为仲景未必无长短，何必以仲景之方为拘泥哉，《内经》典籍也必有未到之处。他善于思考，"学贵有疑，小疑则小进，大疑则大进"（朱熹语），这是一种治学精神。张介宾整理文献，赋予新意，精心诊疗，提高疗效，有治学新解，创临床思维新路，故对于疑难病证有与众不同的新疗法，且往往奇效。虽有人以其"温补太过"诟病，但人非圣贤，孰能无过。张介宾自己亦有自我批评，他晚年再议评价前人得失、诸家观点，补正本人以往著作之不当，其言辞诚恳、客观，由心而发，"如一言之谬戾，每遗祸于后人"（《质疑录》），质疑校正，体现了一位科学家坦荡的科学精神。

学术上张介宾绝非一概温补，他曾斥人滥用独参汤救危者为抱薪救焚、火上加油。其验案内容丰富，八法八陈，择善而从。比如其以石膏、知母、麦冬、石斛等清热养阴之品扶危济困、转危为安；以重剂承气汤力挽狂澜、抢救急证，救人性命。如若后人学艺不精，不辨虚实，滥补无度，归咎于张介宾，则有失公允。

张介宾聪明过人，待人耿直，虽其评议古今医家，偏正不一，但其以仁术济世，医德医风高尚，技艺高明，历受尊崇。晚年他对自己言行质疑，撰述《质疑录》一书，凡医论45篇，其中不乏纠错悔悟之处。勇于解剖自己，慎防"遗祸后人"。及至78岁寿终正寝之日，自题其像，召三子而诲之，门人齐集相伴，张介宾莞尔而逝。

历代对张介宾虽褒贬不一，但其以巨著弘扬中医，拯危济困，为一代宗师，这一点不容置疑。

第十一节　吴有性的医学教育思想

吴有性（1582—1652 年，另说 1561—1661 年），字又可，吴县（苏州）人，明末清初温病学家，其代表作《温疫论》（1642 年）是温病学派的标志性著作，也是中医学发展史上的一个里程碑。

吴有性出生于江南水乡，人文荟萃之地，自幼受到良好的教育。正如许多明代人才成长的经历一样，启蒙教育自私塾家学始，阅读、背诵《三字经》《百家姓》《千字文》。及长，则苦修四书五经，立志于中医事业，同时兼修药性赋、汤头歌等中医和本草普及著作，然后是学徒、执业。我国自古提倡儒医兼修，医儒不分家，正如王安石所说："读经而已，则不足以知经，故某自百家之书，至于《难经》《素问》《本草》及诸家小说，无所不读，农夫女工无所不问，然后于经为能知其大体而无疑。"（《答曾子固书》）吴氏亦儒亦医，以医为业，重在钻研医学经典和临床各科。那时，温病肆虐，大疫流行，故而诊务繁忙。施治外感热病，"古方新病不相能也"（《金史·方技传》），因而多有困惑。他临证救治，尝试新法，对经典百家之言多有质疑，遂探索理奥，并有所发现，创立新说，也逐渐形成自己的学术特色。

一、勤学慎思，继承发扬

吴有性幼年聪敏好学，精勤不倦，儒医兼修，熟读经典百家。他善于揣摩思考，常能设疑审问，正是勤读书而不尽信书。这从其关于温病的探讨便可知一二。

《内经》中有伤寒、温病的零星记载，但二者不分，概念模糊，"人之伤于寒也，则为病温"（《素问·热论》），"冬伤于寒，春必病温"（《素问·阴阳应象大论》）。公元 2 世纪，张仲景《伤寒杂病论》问世，对伤寒、温病之病因有所阐述，其《伤寒例》云："冬时严寒，万类深藏，君子固密，则不伤于寒。触冒之者，乃名伤寒耳。其伤于四时之气，皆能为病，以伤寒为毒者，以其最成杀厉之气也。中而即病者，名曰伤寒。不即病者，寒毒藏于肌肤，至春变为温病，至夏变为暑病。暑病者，热极重于温也。是以辛苦之人，春夏多温热病，皆由冬时触寒所致，非时行之气也。"唐代王冰编修《伤寒论》，强调非其时之气而疾变。隋朝巢元方曰："节气不和……则民多疾疫，病无长少，率皆相似。"（《诸病源候论·疫疠病候》）宋代庞安时《伤寒总病论》称之为乖候之气。金元大家刘完素强调六气化火为病，称之为热病。明朝以前，诸家认为，疫疠多责之于非时之气、四时不正之气。吴氏则另有新见，他说"余论则不然。反常气候未必多疫，素常气候未必无疫"，真实病因在于天地之疠气，"非风、非寒、非暑、非温，乃天地间别有一种异气所感……此气之来，无论老少强弱，触之者即病"（《温疫论·原病》）。也就是说，温病另有物质基础，其不同于六淫邪气，可名之为疠气、异气、戾气、疫气、杂气。戾气是六淫邪气之外致病因素的概称。吴氏列举大头瘟（蛤蟆瘟，流行性腮腺炎）、霍乱等瘟疫之异同，认为温病自有传变规律、有效方药，不同于伤寒六经传变诸证，故医生守古法不合今病，投剂不效，以至于大疫流行，生灵涂炭，相互传染，几至灭门。他痛感医术不精，无以救民于水火。仁者之使命感、责任感，促使他寻求新知，设计新法，勤于临床观察。

二、实地考察，科学推断

中医教育历来重视实践，倡导早临床多临床，古今皆然，但必赖之于学思结合，才有心得。医学教育，强调知标穷本、知常达变。铸造名医学者，对理论与实践当有思考分析，总结记录心得体会，掌握圆机活法，以应疾病万变规律。尤应避免墨守成规、溺于旧闻，温病多种多变，更要精于望闻问切，详审理法方药，药随证转，随证更方，探求新路。

中医发展过程中的复古思潮制约着中医的发展。吴又可被叱为"创异说以欺人"（《医学三字经》），似乎离经叛道，荒诞不经。其实，他是重新阐发经义，发展科学。他著书立说，将自己实地考察、辛勤实践的创见公之于众，普惠众生，襄助医界同仁施展仁术，实为有功之臣。

《经》云："冬伤于寒，春必病温。"但瘟疫可暴发于任何季节，如霍乱、疟疾、乙脑发于夏秋，流脑发于冬春，现今已确知病原体传播途径，因而季节性可解。吴氏无法得知数百年后之事，但他对疫疠的发生发展、演变传递、证治原则有科学的推断：邪自口鼻入，舍于膜原，即"舍于背膂之内，去表不远，附近于胃"（《温疫论·原病》）。临床表现分为初、中、后三期，其证多样而有征，故理法方药有别。吴有性说："戾气所制不详……不知何物之能制，故勉用汗吐下三法以决之。"（《温疫论·论气所伤不同》）。邪在表汗下，宜白虎（石膏、知母）；邪在里，下之宜承气（大黄、芒硝），吐之宜瓜蒂；当温病中期，邪离膜原，向表里分传，治宜驱邪外出，"从外解者顺，从内陷者逆"（《温疫论·原病》）。吴有性推想，若有药物直达病所，折其大半，单药也可，不拘于复方的君臣佐使配伍，故曰："能知以物制气（指疫毒），一病只有一药之到病已，不烦君臣佐使品味加减之劳。"（《温疫论·论气所伤不同》）

吴有性推论，温病病因非一，而有多样性、特适性、偏中性，"为病各种，是知气之不一也""各随其气而为诸病焉"（《温疫论·杂气论》）。所述特适性即病位有定，有规律可循，比如流脑、乙脑损脑，伤寒、霍乱损肠，肝炎伤肝。对于白喉、天花、炭疽、麻风等皮损传染病，《经》云"诸痛痒疮皆属于心（火）"，吴氏认为"实非火也，亦杂气所为也"（《温疫论·杂气论》）。那时无法确定病原体，但已深知此特适性，即邪侵脏腑经络之特点。且易感人群或动物种属也有所不同，可能人病而禽兽不病，小儿病而成人无恙。这种科学推断得益于其细心识证，学思结合。

三、拓展思路，创立新说

吴有性熟读经典百家，又勤于实践，可谓思求经旨，博极医源，故拓宽思路，开创新说是必然的。他由博返约，专心于温病研究，数十年深入村野、陋巷。疫区"一巷百余家，无一家幸免，一门十口无一口仅存"（《吴江县志》）。吴有性深知疫疠猛于虎，猖獗夺命，他不顾个人安危，实地接触各种温疫病人，并精心诊治看护。当时，医生的个人防护条件极差，病死者不在少数，但吴有性仍认真履行医生救死扶伤的职责。望闻问切，理法方药，步步留心，寻找新路，积数十年之经验，创立了戾气学说，将医学推向新的发展阶段。

吴有性详察病情，认为疫病多为正虚邪恋，故倡导支持疗法，维护生理平衡，特别强调"滋阴护液"，常宜养阴，忌投参术。因疫疬里热之极，又常用汗、吐、下法，往往导致阴伤津亏，故应滋阴护液。当时无静脉输液之法和现代降温补液条件，导致大量病人脱水、高热，因呼吸循环衰竭而死。传统观点严禁重症患者饮用冷水。他通过观察分析，患者口干舌燥、芒刺如棘，"盖内热之极，得冷饮相救甚宜"（《温疫论·论饮》），认为徐饮冷水、井水无妨，并可降温补液，甚可一试，只是应严密观察病况。令人新汲井水，徐徐喂之，病人状况改善；再饮冷水，病有转机，如是者连饮数日，病人竟然奇迹般地康复了。现今分析，不断饮用冷水可物理降温、补液，配合药物，便维持了生理平衡，拯救了生命。养阴清热药物如知母、花粉、石膏、荷叶、地黄汁，配合多种果汁（梨、藕、蔗、西瓜水……），再加冷水综合治疗，协同增效，故能挽救生命。此种徐饮井水、冷水之法，因陋就简，虽然发于病家、源于民间，但总要医生首肯或提倡，可算是吴氏的又一创新之举。

意大利伏拉卡斯托罗 Fracast·r·（1483—1553 年）在《传染、传染病及其治疗》（1546 年）一书中提出传染种子、病芽学说，吴氏戾气学说虽略晚，但亦是独创。在传播途径上，吴有性强调自口鼻入，揭示了大多数疫疬传播途径，而伏氏则强调天体变化、星象迁移，应略逊一筹。关于温病的临床特征，吴有性归纳为九种类型，揭示传变规律，记述甚详，明显优于伏氏。原因在于吴有性更具有临床经验，伏氏虽涉猎广泛，然非长期坐诊医生。

戾气与病芽、传染种子概念相似，是不可见的物质微粒，吴有性在《温疫论·杂气论》中描述为"气无形可求，无象可见，况无声复无臭，何能得睹得闻……其来无时，其着无方"。这种不同于六淫的病原体，并非一种，"究其所伤不同，固其气各异也"。吴有性的思路倾向于现代科技，渴盼微观研究，但由于时代限制，使之预言的物质当时无从证实，更无法深入探讨。

吴有性接受传统文化教育和医学教育，有着深厚的文化功底和医学造诣。其个性特质是善于设疑审问、揣摩探究医理，进而孕育新的学说。客观上，明代中后期，疫疠四起，相互染易，他作为医生，所见所思颇多未解之谜，也促使他更新思路，格物致知，实地考察，勤于救治，创立新说。这也是医学教育中应传承的学习态度及思维方法。

第十二节　李中梓的医学教育思想

李中梓（1588—1655 年），字士材，号念莪，江苏松江府华亭（今属上海）人。出生于官宦世家，先人抗倭有功，代为士族。李氏曾祖尚武，后为武官，抗倭牺牲。其父李衮（后名李尚衮）及进士第，亦为武官，但英年早逝，时值中梓 4 岁。中梓少习儒学，兼研兵法，12 岁童试冠军，举秀才，以其"清刚之气，隽上之才"享誉乡里。用功于鸡声灯影，已有文名，但其后屡试不第。后因父、母、妻、兄及两子等亲人为药所误，自身亦多病，故立志学医。曾曰："余少治经生言，及两亲子俱以药误，予又早岁多疴，始惕然追于思，而以邹鲁之业，兼岐黄家言，药世道之受病，而因以通有生之疾，似同源而流矣。"（《删补颐生微论·自序》）李氏攻研岐黄，博览全书，尤宗《内经》《伤寒论》，兼学百家，推崇张仲景、金元四大家、薛立斋、张景岳等先贤名家学术。勤于临证 50 年，多有奇效，求治者众。有人赞其"学博道精，悟入玄妙，弹指间使沉疴顿起，遍地阳春"（《诊家正眼·秦序》）。

李中梓早年攻儒，壮年学道，晚年参禅，颇得真诠，但总以仁术济世，业医终身。其热心于学术交流，以医会友，广泛结交。与王肯堂、施笠泽、秦昌遇、喻嘉言等众多名医交往频繁，亦师亦友，切磋技艺，研讨医理，各有所得。李中梓博闻善思，能言善辩，又才思敏捷，每有新见，令人刮目相看。有称其继前贤而开后学，不朽于霄壤间，为良医良相之材。其后人、门生追随左右，热心求教，更以其施教有方，培养了一批名医，尤以沈朗中、马元仪、尤在泾最为著名，尽得其学，又颇有发明。多代师徒相承，学验著述，为人称道，形成学术流派，人称李士材学派，影响深远。

一、刻苦治学，博而能约

李中梓因亲人为庸医所误、科考不利，遂决心澹泊以明志，宁静而致远，坚持不懈地格物穷理，悉心向学，同邑友称其"终日无倦，诚天下奇士"（《医宗必读·夏序》）。《内经》为医学之祖，"垂不朽之弘慈，开生民之寿域"（《内经知要·自序》）。故李中梓精研《内经》数十年，所著《内经知要》阐析经义深入浅出，能将理深义奥之经文发挥得平易畅达，易懂易记易用。然而，医者必博览典籍，读万卷书，"上读三坟，下综百家"（《诊家正眼·董序》），"不得以空疏之识，操司命之权也"（《删补颐生微论·总目并凡例》）。故大凡经典百家、本草方书，李中梓无不研读札记，积累了大量资料和心得笔记，编撰成书，卷帙宏富，皆考据古今，衷极理奥，本乎心得，妙有神遇，未抽之绪斯吐，有漏之义增补，"宗宗为轩岐印泥，言言开后学聋聩"（《诊家正眼·序》），故能流传遐迩。

李中梓满腹经纶，学用结合，重视临证应诊，并能审思明辨，探究医理。临证则药到病除，留有大量医话医案，惠及后人。天才与勤奋，成就了一代名医。其治学有方，遵从先贤教导，"凡致思到说不得处，始复审思明辨，乃为善学也"（朱熹《近思录》）。李中梓在学习过程中善于设疑、深思，进而阐析经义，验之于临床。著述成文则能执简驭繁，益于后学。让人既学到知识技能，又领悟治学方法，启发创新思维。

常言道，多读书不如善读书。古今医籍汗牛充栋，总宜慎选精品佳作研读，仲景和金元四大家均有名著传世，理当重点攻读。然而大家各有所长，亦各有所短，宜明其本旨，为我所用，士材师徒皆然。仲景之《伤寒》《金匮》二书，补《经》之未备，详释伤寒、杂病证治，创辨证论治大法，书中397法，113方，后人宜苦学不辍，领会其义，士材之心得见于《伤寒括要》等著作。明代盛行脾胃派、丹溪派，又产生温补派，以薛己、张介宾为代表，善用六味、八味、补中益气汤温补脾肾，顾护先天、后天之本。李中梓长期研读、实践各家高论，取长补短，尤对温补派学说多有认同，私淑薛、张，取其精华，掺以己意，验之于临床而多效。又能抛却门户之见，广泛涉猎，撷取名家之长，深究医理技艺，收益良多，治病"如孙吴之行军，应变出奇，不拘成律，而所向披靡，且无坚垒"（《诊家正眼·序》），自成一家。

李中梓善于荟萃诸家学术成就，得其精髓，用于临床则有卓效，运用于笔下则成佳作，用于课徒育人则得名医良医，可见其学用得法，融会贯通，遂能激发学术创新，也为中医教育做出了突出贡献。

二、精心临证，承前启后

《医宗必读·自序》曰：医者"呼吸存亡之变，埒于行师，转盼补救之功，同于澍雨""言之当则为济世之航，不当则殃民之刃"。李中梓勤于博识，精心调治，遂成名医名师。

（一）见多识广，思路开阔

李中梓涉猎百家，皆有独到见解，其评述持论大多公允，又善于深入生活。他每到一地，遍访同道，甚至走入时医、乡民之家，搜求单方验方，发掘宝贵经验，所创治疗癥积之阴阳攻积丸，即得益于吴郡民间老妪，为验方加工而成。李中梓善于取人之长，补己之短，因而见多识广、思路开阔，常有独特见解。又善于总结经验体会，创立新说。他曾与施沛会诊一案，中年男子，伤寒九日，不语不视不动，肢冷神萎，六脉皆无，众医判为阴证，拟温补回阳，李中梓力排众议，独辟蹊径，投以加减承气汤急下腹中燥屎。果然药后证减，能言能动，再依证更方，则转危为安，令人刮目相看。再如治泻九法，归纳为淡渗疏利、甘缓酸收，升提燥脾、温肾固涩等法，说理透辟，易于理解记忆，后学者往往循之有据，验之有效。

中医治病，辨证为关键。《医宗必读·辨证大法》写道："病不辨则无以治，治不辨则无以痊。辨治之法，阴阳寒热、脏腑气血、表里、标本、先后、虚实、缓急七者而已。"有法可依，还要善于变通，故谓"操通灵之法，以应无穷之变，唯变取适，而不胶于法"（《伤寒括要·自序》）。又曰："世有古今，时有寒暑，地有南北，药有良犷，人有强弱，唯明达者，随在变通为得耳。"（《伤寒括要·凡例》）

（二）遣方用药，综合治理

李中梓视证用药随百病以变，从不执一方一药而理众病，绝不泥方妄投。其用药之温凉润燥，得宜合证。既反对滥施苦寒，攻伐伤正，又不妄用桂附温补，损阴助火。即如仲景所言"有是证则用是药"，补泻有度，随证更方，且因人因地因时制宜。也就是说，依证选方遣药，又结合病家贫富、生活环境、体质禀赋、年龄老幼等因素综合判断，精心调治。所著《医宗必读》中列有富贵贫贱治病有别论、药理合四时论等章节，阐述甚详。李中梓常告诫门生，临证施治，往往辗转进退，毫厘千里，慎勿轻狂侥幸。病有假象甚宜明辨，大实有羸状，至虚有盛候。虚实真假常为用药关键，事关成败。病家诸般证候，应分清主次，去伪存真，方可药证相合，提高疗效。《颐生微论·别证论》详述药证权衡，以求万全，"脉有雷同，症有疑似，水火亢制，阴阳相类。脏之发也，混于腑，血之变也，近于气。大实有羸状，误补益疾；至虚有盛势，反泻含冤"。宜四诊合参，体察禀赋之厚薄、病证之久新、前医之针药，"然后济以汤丸，可以十全"（《医宗必读》卷一）。

李中梓斥"不善学者"之弊，"惟知古法，不审时宜""惟知尽剂，不顾元气"（《医宗必读·古今元气不同论》），"虚时不免于热，医者但见于热，便以寒凉之剂投之，是病方肃杀，而医复肃杀之矣"（《医宗必读·药性合四时论》）。是说，时医、庸医常常：①拘泥于古法，药不对症。②证变药不变，过于伤正。③虚热为患，滥施寒凉则伤正，病邪缠身，又加医药乱投，结果则病与医共同杀人。

（三）虚实寒热，补泻适度

人是小天地，以和为贵。六淫内伤为病，治贵得宜，用药如用兵，不可偏颇。所谓整体调摄，即欲祛邪慎防伤正，中病则止，攻击勿过，善后处理便重在扶正疗虚。然而，补益亦防留邪、揖盗，避免病邪胶着难去，正虚邪恋。李中梓临证遣方，时刻顾护正气，特别是脾、肾、气、血，时常依证更方，适度调整方药，反对"惟知尽剂，不顾元气"（《医宗必读·古今元气必读论》）。验案姚某，咳痰、腹泻，纳呆神萎，数月不愈，屡治罔效。李中梓诊之，证属脾肾气衰，火不生土，投以补中益气汤加减，去当归之滑，加肉果（肉豆蔻）之涩，又加熟地黄、炮姜、半夏，倍用人参。四日泻止，但痰量不减，此为肾虚水泛之证，非八味丸不可，投以八味肾气丸合补中益气并进，月余病愈如常，此即辨证精准、用药相宜，名医高明之处。

（四）说理有据，淡化门派

中医整体观中阴阳五行学说是重要的理论工具。李中梓常以五行生克乘侮、亢害承制说明脏腑盛衰、施治理法。如肺虚可补脾保肺，此即为培土生金。虚则补其母，肾水不足，可隔二治肺，赖母补子虚，补肺金而生肾水，此即金水相生之法。以医理推导证情治则是中医学的基本特征。

明代寒温之争，延续数代。李中梓虽归属于温补派，但持论趋平，使得扶正诸法臻于完善。寒温补泻依证而设，不可偏废，虚则补之，实则泻之，运用得宜，皆可药到病除，邪去正复。古代中医教育，以师徒传承为主，李中梓能够淡化门派之争，以防桎梏思维，亦是高明之处。

三、学术交流，勤于著述

李中梓具有人格魅力、凝聚力，常为医林良师益友，谈笑多名医，往来皆学问。其为江苏松江名医，毗邻吴郡，交往尤多吴门医派，略举数例如下。

王肯堂（1552—1639 年），字宇泰，少年儒医兼攻，获取进士功名，为官数年，中年托病辞官归里，专心医术，并广交朋友，慷慨好义。从医 40 余年，著有《证治准绳》44 卷，涵盖临床各科。书中采撷丰富，从证论治，鸠集百家奥旨要言，折衷六科证治，且立论平正，不立门派，自序云其"破门户之偏仄，着折衷之先鞭"。王李交往，谈医论道，多有嵌合。王肯堂年长李中梓 37 岁，二人乃忘年之交，晚年王氏脾泄，李中梓投巴豆而治愈，取"通因通用"之经义。王肯堂信任李中梓，曰"君立方，我服药，又何疑"（《对山医话·补篇》）。当时王肯堂已八旬老翁，李中梓敢投迅利荡涤之品，可见艺高人胆大，药证相符，邪去正复。

当时华亭名医施笠泽、秦昌遇与中梓为乡亲邻里，来往密切，师友相称。施笠泽，名沛，字笠泽，名门之后，曾在河南为官，兼精医术，著有《祖剂》等书，另有医案集在门人中传抄研读。施氏曾校注李中梓《颐生微论》等医籍。李施二人常会诊病人，讨论方药，如一老翁黄某心痛，脉三动一止，良久不能自还，此代脉也，多当夕死，但李曰"老得代脉者生"（《诊家正眼》卷二），调治两旬而大愈。又产后癫狂乱语，二人会诊，为瘀血夹痰，上蒙清窍，以归尾、桃仁浓煎，带服滚痰丸，下恶物而神志渐清，再投镇肝丸调理善后而愈（施沛《云起堂诊籍》）。施氏患关节炎，李中梓以川柏五钱、木通四钱、槟榔一钱等药组方施治，十余剂而愈。秦昌遇字景明，医术出众，擅长儿科，撰有《幼科折衷》《症因脉治》等书，门生后人如金铭、秦之祯等颇得其传，也有医名。秦昌遇患痰饮时发，发则吐不能食，士材治以"七补七涌"，百日症减，调理善后而愈。所立治疗方案为先补中益气方 10 日，再瓜蒂散频服涌吐，如此七补七涌，病去大半，再以六君、八味丸久服而不再发作，详见《里中医案》。

喻昌，字嘉言，年龄略长于李中梓，寓居常熟，为清代名医，著述颇多，提出伤寒三纲学说，主张错简重订，纠正王叔和编次之误。其弟子云集，也与李中梓交往，犹如学术研讨小组。

明代医学中心在江、浙、皖，长江下游一带学术交流频繁，李中梓为活跃分子。其在学术上私淑薛立斋、张景岳等温补学派，但趋向折衷，较少门户之见，崇尚圆机活法，力求药证相合，故施教后人和著述之中，能自成一家，抒发新意。李中梓著述甚丰，内容充实，深入浅出，令明通者而无遗珠之恨，初学者读之而无望洋之叹，常为"渡河之筏也"（《医宗必读·自序》），"拟登泰岱，非径奚为？欲诣扶桑，无舟莫适"（《伤寒括要·自序》），故尤益于初学。《医宗必读》十卷刊行于1637年，是卓有影响的中医门径书籍，多次刊印。书中内容广泛，专题论述包括医理、本草、经典大家等，气血水火阴阳、先天后天之本等篇章，条分缕析，丝丝入扣，所论皆临床紧要问题。所列常见病之理法方药、验案分析，往往切合实用，颇能启迪临床思维，提高应诊能力。

李中梓著作散失过半，现存9种，大致可分为五类：①经义阐析诠释。以参考注家、参以己意、提要钩玄为特征，如《内经知要》《伤寒括要》。②综合类医书。搜罗宏富，赋予新意，如《医宗必读》《颐生微论》，多为中医教材或普及教育而作。③专科著作。如《诊家正眼》重在脉学，《病机沙篆》收入常见内科病，有论有方，不乏新见，剖析病机甚详。④本草类。如《雷公炮炙药性解》（即《药性解》）、《本草征要》（收入《医宗必读》三、四卷）、《本草通玄》，论述常用中草药之药性、炮炙、功效主治。⑤医案医话类。现仅存《里中医案》。

四、授人以渔，造就名医

李中梓名传遐迩，求医求教者众。其具有精湛医术，疗效卓著，名扬江左，喻之为近代和扁、当代仲景，故门庭若市，诊务繁忙。其教学有方，课徒施教不同凡响，重视"审问、慎思、明辨"、教学相长、因材施教。但也遵古训，非其人勿传，"虑为赵括之续也"（《脉诀汇辨·凡例》）。按图索骥、泥古不化者不授，以防误世伤人。门人皆追随左右，各有所得，正是桃李成荫，群星闪烁，生徒满宇内。其尝告诫门生后人：行方智圆，心小胆大。四者似分实合，乃为医者的基本素质。行方，即"宅心醇谨，举动安和，言无轻吐，目无乱视，忌心勿起，贪念罔生，毋忽贫贱，毋惮疲劳。检医典而精术，对疾苦而悲悯"（《医宗必读·行方智圆心小胆大论》）。智圆，即知常知变，能神能明。心小即心细，细心审慎，精心调治。胆大，即识证明晰、决断用药，药合其证、大胆创新。门生笃信其学，承继其治学方法，热心学术交流和著述，学验均有所成，有例为证：

李中梓之侄李延昰，原名彦贞，字我生、辰山、期叔，受李中梓之教而精医，所著《脉诀汇辨》，收入中梓医案。又拜缪希雍、周梅屋为师，广交名医如喻昌、张遂辰、卢子繇、朱彝尊、贾所学等人，谈医论道，交谊匪浅。

郭佩兰，字章宜，勤谨好学，苦读医经汤液，正是"积书连屋宇，手抄几等身"（《本草汇·自序》），师从士材，并与沈朗仲等人交往，切磋医学蕴义。撰著《本草汇》，得李中梓赏识并为之序。

门生沈朗仲，名廷，苏州人，善领师意，尽得其授。中梓谓，吴门沈子朗仲翩然来归，"峨然载道之伟器……吾道之不孤，其有赖于朗仲也乎"（《删补颐生微论·序》）。沈氏心领神会，医术高明，又得交游会友。与喻昌交好，同为苏州名医，名震四方。所著《病机汇论》18卷，1713年刊，书分60门，述脉、证、治，广征博引，文简法备，行文词约义赅，切合实用。内容上，审因辨似，荐引前贤精论，多为士材之学。沈之门人马元仪、再传弟子尤怡参订增益。也就是说，该书实为师徒孙三世同著，并有李中梓学术的继承发扬。故有评论《病机汇论》"辑前贤方论，皆终于士材，实士材一派之学最完全之书也"。

马元仪（1634—1714年），学术上尽得师传，又善于创造，名噪一时，扬名后世。马氏临证，圆机活法，既善用补剂，又妙投攻药，或攻补兼施、先攻后补，均能切合证情，法有创见。其曾向后人谈及读书经验，"故余之论医不杂乎，书亦不执乎。当及出而应世，遂觉灵机在我"（《病机汇论》）。马氏医案《印机草》收入《病机汇论》一书中。晚年尚佛参禅，仍临证不辍，施济针药。马氏弟子数十人，尤怡为其得意门生，应为士材的三传弟子，青出于蓝而胜于蓝，医名远胜于诸师。

尤怡（？—1749年），字在泾，家贫好学，诗书皆工。在寺院卖字，跟随马元仪学医甚殷，且聪敏善悟，多有发挥，治病奇中，医名大振。晚年隐居花溪，精心著述，尤精于《伤寒杂病论》，著有《伤寒贯珠集》八卷，1729年成书，为历代伤寒学派要籍。所撰《金匮要略心典》三卷，增删正误，创述精义，文简义达，是学习《金匮要略》的重要参考书。尤怡《医学读书记》四卷（含《医学续记》一卷），内容广泛，或演绎经义、评析百家，或阐述临证辨治、考证论辩，皆为有感而发，撷取精要，启发引导后人。

尤乘，师事李中梓，又遍访名师，求教多人。思想活跃，治学勤勉，也善交游。颇有著述，其中增补前人医著甚多。增辑李中梓著作三种，为《士材三书》（《诊家正眼》《病机沙篆》《本草通玄》），间有尤乘增补、注疏、发挥。

李中梓自学成才，终成明末著名医家。以其刻苦治学、吃透经典、搜求百家而打下坚实基础；以其精心临证、积累经验、勤于著述而学验俱丰；以其言传身教、教学有方而造就名医，且数代相传，形成士材学派。李中梓对中医教育贡献超群，成绩卓著，探索其施教实践，分析总结其医学教育思想，对于现代中医教育颇有启示。

李中梓的教育思想体现了中医教育的内在规律。他以行方、智圆、心细、胆大为行为准则，包括医德、医风、医术的继承创新，具有普遍意义。他精心选拔和塑造门生，因材施教，教法灵活，使得门生得以发挥专长，各有所成。李中梓著作多为合格教材，结构、行文和内容繁简皆适于中医入门，又启智创新，引导学术探讨。他重视博采众长、广泛涉猎、同道交流、学术研讨，符合现代教育的医、教、研互补。其师徒相承，勤于著作，故能承前启后，后继有人。

第十三节　明代医学学校教育

朱明王朝的建立结束了元末战乱，推动了中国政治、经济、科技与文化的发展，医药业水平也达到新的发展高度。明代医学教育有官办教育与民间教育之分，前者指太医院、各州府县等组织的医学教育，后者指非官办组织开展的医学教育活动，包括书院、医学讲习、家传、师授、自学私淑等。两类医学教育形式相辅相成，共同承担明代医学人才的培养。

一、明代医学教育特征概述

明代医学教育可区分为专业教育和普及教育两大类。专业教育培养医生，以医为业。普及教育则是全民卫生宣教，学医自救，保健避患，也可赠药亲朋，扩大医疗保健事业的受益面，即尽孝益友、普惠社会。学医的目的是修身立品、完善人格，不为操业盈利。民间家庭藏书多有医药方书，时时翻阅受用，或与人切磋。民间盛行采药习俗，采集收藏中草药之民俗历久不衰，至今不绝。家庭多有冬桑叶、秋菊花、夏藿香、佩兰等，凡数十种，以备不时之需。

普及医学教育渗透于人们的日常生活，中草药的应用屡见于民俗活动，具有保健、辟邪之意。农历三月三日，荠菜花煮鸡蛋，祛湿、明目、通二便；端午节挂艾、苍术、紫苏叶、香蒲，以白芷、丁香、木香等药自制香囊、香袋，幼儿手腕系菖蒲、佩兰浴身；重阳节，食用菊花糕……足见中医药深入民间，融入中华文明。中药药名民歌、文人药名诗词，成为文苑奇葩。虽常为游戏之作，也见其熟知医药，信手拈来。

明代医界尊崇范仲淹先忧后乐、良医良相之说，即先天下之忧而忧，后天下之乐而乐。儒生当树立大丈夫之志，不为良相即为良医，盛行知医、谈医、行医的社会风尚，以宋代许叔微、朱肱、沈括、苏轼为榜样。医儒不分，儒生当知医，医生当习儒，成为当时社会取向和共识。

王肯堂儒、医兼修，举为进士、翰林，然后辞官回乡业医。古云：习儒术者"通黄素、明诊疗而施于疾病，谓之儒医"（《宋会要辑稿》）。王履、张介宾等医家皆为儒医。李时珍，少修儒业，14岁获秀才之名，以后苦读十余年，通晓百科，博古通今，以医药为终生大业，是明代著名的儒医、博学家。明代这种博览群书，通晓百业，且学验俱丰的医家不在少数。

从教育形式来看，明代医学教育有学校教育，也有拜师、课徒、自学等自由教育形式。明际，传教士利玛窦曾这样描述明代的医学教育："这里没有教授医学的公立学校。每个想要学医的人都由一个精通此道的人来传授。"（《利玛窦中国札记》）其言虽有失偏颇，但明代官办医学教育的涉及面确实有限，而民间师承教育则占据十分重要的地位。这与当时的历史背景有关，元明之交，战争、瘟疫使得民间对医学的需求增加，而明代官方医学教育主要培养御医和医官，因此医家课子带徒成为医学传承的主要途径。

民间医学教育具有教学方便、成本低廉的优点，而且常于儿童期即开始背诵经文、方药歌诀。及长，则随诊抄方，耳濡目染，自然入道。然后襄诊、试诊、接诊病人。学医时间多定为三年，出师后则可另立门户。有的则伴师行医十余年，尽得真传，与太医院学生相比，往往能更快地成材，成为良医。但民间私学也存在施教医生缺乏教育理论、教育科学性较差、教学随意性大、师资良莠不齐等问题，所用教材、著作往往侧重于一己之见和临证见闻，缺乏系统性。

民间医学教育的形式多样，主要是传承家学、拜师学徒、自学或私淑名师。儒生科举、仕途渺茫者常改而学医，熟读经典名著，遍访名师，拜师业医。若仰慕医家而不得垂教，则深研其著作、经验，并试之于临证，此即私淑，忝列门庭，归入某种医派而立身济世。圣人无常师，名医亦然。汪机覃思竭虑，私淑先贤，数拜名师，学宗朱丹溪、戴元礼，旁及李杲。龚廷贤传承家学，随父行医，中年遨游湖海，涉迹燕、赵、梁、豫之间，行医访贤，医术精进。

著名医家也在物色继承人，以传承学术。朱丹溪授徒甚众，唯戴思恭受业最多，获师之秘籍禁书，最得真传。薛己授徒分别内、外、妇、儿、五官，技艺专攻，使得后学者各有所成。名医均"得其人乃传"，其中德才兼备、秉性聪慧者为高徒，故明代寻师觅徒之风极盛。

中国医学博大精深，需有全面的人文社科和医学知识，方能成为良医。有曰"为医者，非博极群书不可"（《潜斋医话·医鉴》），然古今书刊，汗牛充栋，难以兼收并蓄，故学又贵博而能约，"多闻而体要，博见而善择"（《抱朴子·内篇》），此即博学而能专，故选用教材和参考书至为重要。明代官办医学教育有相对固定的教学材料，民间医学教育则具随意性，无一定之规，以业师学术嗜好为取舍，其中业师个人的心得体会、著述为课徒的重点内容，因而临床教材内容不尽相同。其教学过程为：自学背诵——师讲答疑——临床实训——较早较多临床。幼年启蒙教育，背诵为主，背诵《三字经》《百家姓》《千字文》与古诗词，打下文化基础。还要背诵药性赋、脉诀、方剂汤头歌。早期教育，充分发挥记忆优势，调动其能动性、积极性，使之成为学习的主体，但要因人而异，因势利导。民间医学教育突出临床教学，注重提高学生的辨证施治能力。但是，民间医学教育往往理论教学欠缺，易于造成如下缺点：知识结构不完善，学习深造后劲较小；经验局限，易入窠臼，可能有门户之见，以偏概全，视野不宽。

在明代，中国医学的海外教育也蓬勃发展。航海事业和传教士往来增多，留学生往来、医学交流更为频繁，中华医学在海外亦得到较大范围的传播，又形成许多医学分支、流派，比如日本的汉医、韩国的韩医等。日本名医竹田昌庆、田代三喜、坂净运等人均曾在中国学医，推崇李杲、朱丹溪和中医经典，回国课徒、讲学，教材则选用李梴《医学入门》等书。针灸师金持重弘在 16 世纪来华学习多年，回国后发展日本针灸业。中国医生陈顺祖、陈元赟赴日行医讲学，从者甚众。龚廷贤弟子戴曼公于 1652 年赴日为僧、行医，传授中医以及人痘接种术。徙居东南亚、阿拉伯的中国医生，在国外行医，办学课徒，确有源流可考。国际医药往来不胜枚举，医药法规、医政管理也同时外传，如 1635 年，太医傅懋光赴朝鲜讲学和学术交流，甚为轰动，事后汇编为《医学疑问》流传于世。

1405 ～ 1433 年，郑和七下西洋，历时 28 年，到达 30 多国，远至非洲东海岸，每次出航船只 200 余艘，共两万多人。所带医生、药工 180 余人，任务是船上的医疗保健，并考察沿途异邦医药状况，带回外邦草药、矿物药、香科、象牙、犀角等百种之多，也带去大量中国药材和医药著作。

15 世纪郑和的出洋远航，战天斗地，艰苦卓绝，观日月升坠，以辨东西，浮针于水，指向行舟，历尽险阻。入国问禁，入境问俗，为当地居民治病疗伤，排忧解难，中医药临床和著作迅速在亚、欧、非多国传播。中医神效，被传为美谈；中医典籍被奉为至宝。郑和船队迥异于西方殖民者，不在于征服、奴役外邦，而意在中外交流，宣扬国威，文化沟通，商贸往来，所开辟的"海上丝绸之路"确实应该大书特书。郑和船队虽耗费明朝大量人力物力，在经济上得不偿失，但在世界航海史、文化史上的地位不可动摇，其中包括对中外文化和医药交流的贡献。1577 ～ 1582 年间，李时珍在南京时，到静海寺调研外邦药物，并品尝或实验了部分药物，将之增补到《本草纲目》的番药、夷果两部。《本草纲目》于 1595 年出版问世，1606 年传入日本，不久即通过各种途径传入欧洲各国，出现了日、英、法、德等多种文字的译本，普惠各国人民，被奉为宝典，推动了世界医学药学的发展。

二、明代医学教育机构

明代医政、药政和医学教育管理多遵宋元体制，并可追溯至唐朝。唐朝医学教育制度已较为完备。宋代范仲淹、王安石改革教育，提高了医学教育的地位，管理方法多有创新。明代中央医学教育由太医院兼管，专设医学提举司。各个时期有一些调整，中央和地方的相应机构名称、权限和官阶常有不同。

明代太医院官职简表

1368	南京太医院：院使　同知　院判　典薄
1381	太医令　太医丞　吏目　御医
1389	院使　院判　吏目　御医
1422	南京太医院：院使　院判　吏目　医士　医生
	北京太医院：院使　院判　御医　吏目
明中后期	院使　院判　御医　吏目　医士（13科）

洪武初年，中央设置医学提举司，后改为太医监、太医院，地址在南京，规模较大，中央医学提举司医官为提举（从五品）、同提举、副提举、医学教授、学正、官医等。太医院设院使（四到六品）、院判等。永乐之后，太医院分设于两京，南京太医院退居次要地位，规模缩小。

明代实行世医制度，即政府将居民户口分为民、军、医、儒、灶、僧、道、匠等，规定各户子袭父业。如被编入医户，则世代业医。明太医院为医学教育机构，仅招收世医子弟来京深造，学员需经严格选拔。入选后修业期间，一年四考，即每季一考，学制三年或五年，修业期满考试达标者授予医士。于三年会考不合格者，再学一年，再经考试后决定去留。有的差生则回乡续学迎考。三试不中者黜之，不再入学或不允许业医。留京的医士定期参加礼部会试，按成绩等次补缺任职，其中优等生可做到院判、院使，也可外放王府、州县为官医。缺课、缺考者均一体究治，按章管理，至为严格。

太医院教学分为十三科，即大方脉、小方脉、伤寒、妇人、口齿、咽喉、疮疡、眼科、针灸、金镞、接骨、按摩、祝由等，各科研修课程、学员数量也不相同。另有药科学员多种等次，拟充御药房、生药库等，其课程设置、教学管理不尽相同。

皇宫内御医由御药局或御药房负责，此机构也曾名为圣济殿，常有调配任免，规矩讲究很多，还需不断培训、考核。宫内诊病用药，一体煎制后，御医内臣先行尝试，然后才能上呈宫卿贵人，并登记造册，以备查考测评。事后，当事人可能有所赏、罚、升、降。明史记载，有一妃子患病，医治罔效而死，所涉御医、药工均被处死，故御医总是诚惶诚恐，不敢跨越雷池半步。太医院学生所学所用皆固定程式，较少变通。因此，著名医家多在民间，有些御医致仕返乡后，如鱼得水，医名大振，成为中国医学发展的骨干力量。

明代地方医学教育机构有各王府设立的良医所，医官为良医正、副等职，均由太医院选派。府州县设"医学"，即医科学校。各府医官称为正科，从九品。州有典科、县有训科，负责本地医政管理、医疗服务和医学教育。另有惠民药局、医学署等编制，医官由政府任命。府州县医科学校开办无定，时辍时续，大多发展缓慢。

江浙一带经济发达，且有国都（后为留都）南京，得天独厚，因而医学教育发达，医药业居于全国领先地位，成为明清两季医学中心。名医、医籍出版业荟萃于此。李时珍巨著《本草纲目》即首刻于南京，后上呈神宗皇帝，并发行面市，迅速传至海外。各地药栈、店堂、医疗院所层出不穷，不仅数量多，规模也不断扩大，成为医学教育的基地、场所。洪武年间（1368—1399 年），南京有大医院数家，病床百张以上。1378 年，南京国子监，养病房百数间，设有病床、桌椅、食堂等，医护、药工、杂役均有编制。《江苏省志·卫生志》记载："养病房百余间，具灶釜床榻，拨出膳夫 20 人给役，派用医士共居焉。"医院之医疗和医学教育功能并举，业务繁忙。该养病房主要接收太学师生病号。明初，南京国子监规模庞大，太学生即达 9000 余人，还有官员、教师和相关人员，所修专业也有医科。

书院是一种教育思潮的产物，是古代私学的发展，产生于唐代，兴盛于宋元，为学者们提供讲坛，自由讲学。前朝书院多遭兵燹破坏，或被征用而废弃，有的书院被改造为官办学校。或有书院之名，实为科考之预备学校、考前辅导班。及至明季中叶，官办医学校衰败，徒有虚名。当时世风日下，骛驰科举，贪图虚名，官学不研求知识实用之学，信誉扫地。大师或有志之士创办书院讲学，故书院丛出，兴旺发达。王守仁（1472—1528 年）讲学 20 多年，遍及龙冈书院、贵阳书院、修濂溪书院以及稽山、岳麓、白鹿洞等著名书院，听者甚众，他还创办了阳明书院。湛若水（1466—1560 年）官居高位，但热心讲学、教育，创建了多所书院，如南京的新泉书院、新江书院等，教学活动为讲学、问难、论辩，极富学术气氛。据统计，明代书院 1239 所，大多建于 1506～1566 年，即正德、嘉靖年间。15 世纪江苏省有书院四五十家，16 世纪大增，成为人文荟萃之地。有些书院讲授医学、本草，但多无定规和年制。

三、明代医学学校教育模式

（一）概况

明代官方医学教育模式，承继前朝，分为中央和地方两大类，但时有变化。中央由太医院掌管，师生选拔均有一定程序、法规，教师包括十三科医师、医官，经考核录用，且定期考察业绩，或命题凭卷考试，命题范围也有规定。学生从世医子弟中选送，均经多次考试认定，测试其理论知识和实际临证能力。太医院主要为皇室、显贵培养"上医"、医官，外派人员为地方医官，因而与民众医疗卫生工作无直接关系。不过官方医学教育培养的医生、医官也常辞职归里，以在民间业医为生，薛己等名医即为此类。明代御医、太医待遇不高，常以粮代薪、以药代薪，或有拖欠。无论是皇室，还是高官显贵，均难于侍候，故诚惶诚恐，忐忑不安。医官所居地位多变，常大起大落，可一夜升迁，也可顷刻获罪罢官充军，戍边流放，甚至杀头灭族。故在宫内服役，不宜施展医道、仁学，精力多耗在政治漩涡中，不若致仕归隐、行医课徒，正是"鸾鸟栖堂庑，不若翔寥廓"（晋·潘尼《诗二首》之二）。的确，戴元礼、薛己等人回乡后则医名大振，广有著述，成就医学大家。

中央官学有政府支持，具有规模性和管理的科学性，是当时医学教育水平的体现。地方官学，在明朝初年明令开办。朱元璋降旨，"治国以教化为先，教化以学校为本"（《明史·选举志一》）。他令全国府州县创办"医学"教育机构，解决官方和社会的需求问题，边远蛮荒之地亦概不能外。

府州县医学教育由医官掌管，覆盖全国。办学方法，仿照中央太学、太医院。史载，1417 年，贵州镇远府创办医学、医学所、医学训科，分属于府州县管辖，招收世医子弟修医业。各地建立惠民药局、药店，并开发地产中药资源。明代官学一般只招收医户子弟，不向社会广泛招生，儒生学医多走私学之路，若有亲属业医者，也有可能入选官学。明代太医傅懋光（1573—1644 年），浙江绍兴人，少时习儒，及至 20 岁，改习医学，攻读医学经典，私淑前贤，并在京城开业。1605 年，京城大疫，他施医送药，医名大振。两年后，经礼部贡试录取，授以太医院吏目、教习官，又派送圣济殿（原名御药房）为御医，后来升任太医院院判（正六品）、院使、鸿胪寺卿（正四品）、太常寺卿（正三品）。亦官亦医数十年，并有所著述，惜已失传。

明代民办医学讲堂不断出现，私人筹资选址、施教和管理。15 世纪，江苏有书院四五十家，有的讲授医学，但规模较小，不得官方支持、资助，因此办办停停或不定期开课，大多难以为继。明末，杭州卢氏父子斥资开办医学讲坛。卢复，通儒业医，为万历年间浙江名医，著述颇丰，与缪仲淳等名医交往甚密，切磋医术，带徒教子，轰轰烈烈。其子卢之颐、卢之繇也为名医，均热心医学教育，以振兴岐黄大业为己任。他们选址于钱塘江和西湖之间，那里风景秀丽，是办学的福地。购置田产，营建房舍，吸引了学者、名医来馆讲学，自备食宿礼品，供养优厚，集中了大量的医学名家和莘莘学子，成为一个医学教育中心。后张志聪正式开办侣山堂，远近闻名，成为中国医学史上的一件大事。1568 年，祁门徐春甫发起成立医学团体"一体堂宅仁医会"，开展讲学、著述和学术研讨等医事活动，成为新安医派光辉的一页。

明代学校医学教育，无论是官办还是民办，其教育理念有四点非常值得重视。

1. 注重德育

常言以德统才，寓德于医。医者，首先要心术正派，献身仁术，以济世救人为念，不屑于钻营奔竞，谋取私利。其人先立志，负有使命感，然后方能勤求古训、求师立业。无德之徒勿教。

2. 聪敏善思

聪明达理者方可洞察医理。因中医博大精深，医学生需要一定的天资，富有悟性，要继往圣之仁学，非才高识妙者，不能探赜索隐。

3. 精勤不倦

医学学术精深渊雅，不可一蹴而就，浅尝辄止，需得锐意进取，终身不辍，才能济世扶危，成为良医。

4. 学无常师

善于学习者，当取人之长，补己之短。明代医案类书籍出版营销盛况空前，各家医案争奇斗艳，客观上提高了临床疗效，促进了临床医学各科的发展。但学校教育终有不足，学制及涉及内容有限，故提倡习医者能够遍访名师、博采众长，不断完善自己。

（二）师生选拔

"君子居必择乡，游必就士"（《荀子·劝学篇》），"求贤师而事之，择良友而友之"（《荀子·性恶篇》）。寻师觅徒是医学教育的重要环节，《灵枢·官能》云："得其人乃传，非其人勿言。"《抱朴子·内篇》云："务学不如择师。"名师出高徒，师教得法则事半功倍。

太医院和府州县医学均选拔名医为师，且有相关规定，进行质量控制。太医院招收学员，在世医子弟（医丁）中选拔，修业3年大考合格者晋升医士，再3年又会考，酌情升迁、原位或发回原籍。若两次会考不佳，不再收考。医者需德才兼备，非仁爱之士不可托，非聪明理达不可任，非廉洁淳良不可信。《元史》载"医明行修，孝友忠义，著于乡间，为众所称，保结贡试"，然后入选。明代沿袭这一做法，也就是说，世医之德才兼备、声望出众者参选，并要有乡贤、官宦作保人，然后赴京会试（贡试），录取30%左右，分别充任太医院官衔，或医学提举、医学教授等名目。任用期间，还不断考核其业绩、学问、教学能力。九年无业绩者退还本邑。足见其选拔和考核甚为严格。

（三）课程设置与教材编选

中国医学博大精深，需有全面的人文社科和医学知识方能成为良医，正如古人所云"非博极群书者不可语医"。然古今书刊，汗牛充栋，难以兼收并蓄，故而学又贵在博而能约，"多闻而体要，博见而善择"（《抱朴子·内篇》）。明代医学课程设置博与专兼顾。原则上是勤求古训、博采众方，但具体做法颇有差异，民间教育更具随意性。

1. 文化基础课程

不通天地人，不可以为医，丰富的文化素养是成才的基础。古代医家初始教育包括人文社科、自然科学，重点在儒学修养，兼修道家、释家，旁及天文、地理、农艺、兵法、文史、艺术百科。幼儿启蒙教材为《三字经》《百家姓》《千字文》，然后是四书五经，成为传承家学或拜师学艺的基础。古代文史著作中常杂有医药知识，《诗经》中出现葛、蒿、芩、芍、苤苢（车前草）等常用中药百余味；《山海经》中涉及430多种药物，包括动物药、植物药、矿物药；《易经》对中医学影响深远，等等。中医学植根于中国文化，其孕育和发展皆离不开文化的培育和滋养，因而必须要打下扎实的文化基础才能学好医学。

2. 专业基础课程

专业基础课程指中医经典著作，主要是《黄帝内经》《伤寒论》《本草》（《神农本草经》等）《难经》《脉经》等。正如罗知悌所言"学医之要，必本于《素问》《难经》"（《丹溪心法·附录》）。非《素问》无以立论、非《本草》无以立方，这已成为共识。无论私学还是官学教育，类似的课程设置均大同小异。

（1）《黄帝内经》《黄帝内经》较为全面地阐述中医学的学术思想和理论精髓，成为最重要的经典著作，唐代王冰、宋代林亿的校本为通行本。另外，宋代骆龙吉撰述、明代刘浴德、朱练增订的《增补内经拾遗方论》、明代李中梓辑注的《内经知要》等书也是常用书籍。《难经》常选用元代滑寿《难经本义》，且参以《黄帝内经》研读。

（2）伤寒　张仲景《伤寒杂病论》经晋代王叔和整理编校，宋代林亿等校刊后广为流传。后世注释、评介著作甚丰，成为伤寒医派。明代选用《伤寒论》教材不一，宋代成无己《注解伤寒论》受到好评，其以经注论、经论结合，融会《黄帝内经》《伤寒论》《难经》医理，全面而实用。宋代许叔微伤寒论著三书也有特色，阐发先贤理奥，参以个人医案和心得，利于医学教育。明代医家方有执《伤寒论条辨》颇有新见，也常为参考读物。

（3）本草　《神农本草经》是现存最早的药学专著，原书早佚，后在此基础上又有南北朝陶弘景《本草经集注》、唐代苏敬等编《新修本草》、宋代唐慎微《证类本草》、明代陈嘉谟《本草蒙筌》等本草著作。其中《本草蒙筌》，1565 年出版，盛行于明代中后期，常被选为教材。

（4）脉学　《脉经》为现存最早的脉学专著，晋王叔和撰，集中秦汉以前的脉学研究成果，撰述脉理和临床应用。原书较为庞杂，较少用作教材，流行版本皆后人诠释整理之作，如五代高阳生《脉诀》、明代李时珍父子编著的《濒湖脉学》等。

3. 临床专业课程

此处所指临床专业课侧重于医学流派和临床各科，如明代盛行的丹溪派、温补派、温病派，所选教材各有侧重，不一而足。朱丹溪授徒，以《黄帝内经》为基础，兼及诸家要旨。李杲指导罗天益，先经典再临床，熟谙辨证施治、理法方药，才可临诊疗病。明代医家继承这一传统，王纶有著名的"专主《内经》而博观乎四子"之说，此处"四子"系指张仲景的《伤寒杂病论》、李东垣的《脾胃论》、刘河间的《素问玄机原病式》、朱丹溪的《丹溪心法》等著作，列为必读。以上四子派生出后世伤寒派、易水派、河间派、丹溪派四大流派，左右着明清医学发展的方向。

（1）丹溪派成为明季主要医派，以王履、王纶、戴思恭为代表，以养阴为主题，承其余绪者甚众。王履《医经溯洄集》、王纶《明医杂著》、戴思恭《证治要诀》、虞抟《医学正传》常用作教材。戴思恭最得丹溪真传，所著《金匮钩玄》为丹溪临床经验总结，述理精要，言简意赅，屡作教材课徒。《推求师意》简明扼要，阐扬丹溪秘旨，发挥气、火、阴、血理论。《证治要诀》则较为全面总结丹溪学验，兼以己见，简明实用。

王履《医经溯洄集》收入 21 篇医论，是对中医经典理论的阐述和发挥。构思新颖，立论严谨，广泛用作教材和教学参考书目。王纶《明医杂著》，撰述医论和临床各科诊治枢要，后有薛己评注，共约十万字，亦作为教材，流行甚广。其学术思想和临床经验多宗张仲景、刘河间、李东垣、朱丹溪，并参以自我心得，提出"外感法仲景，内伤法东垣，热病用河间，杂病用丹溪"（《明医杂著·医论》），颇有见地，流传至今。

（2）温补派以汪机、薛己、张介宾、李中梓等名医为代表，善用甘温补益剂。明代医家常袭用金元大家刘河间、朱丹溪之法，任用寒凉，易伤脾胃，克伐真阳而为害，因而产生反对派，反其道而行，甚至矫枉过正，此即温补派，反对用药苦寒、重视调补脾胃、顾护肾命，遣方用药多偏温补，此类著作亦常为教材。

汪机所著《医学原理》《石山医案》常用于课徒。薛己好东垣之学，重视脾胃、肾命，成为温补派名家，著作颇丰，涉及临床各科，并广泛校注经典和前贤著作，流行于世，成为后学之读本，当然也为其课徒教子之书。

张介宾精于经典和临床，著有《类经》《景岳全书》等传世之作，颇有新见。《类经》《类经图翼》《类经附翼》皆以《内经》为宗整理发挥。书中综核百家，剖析疑义，启迪思维，勇于创新，可作为教材或参考书籍。《景岳全书》成于景岳晚年，集医学之大成，亦是张介宾学术思想之精义，欲纠偏补弊，清其流，澄其源，虽有立论过当，但瑕不掩瑜。该书清初刊行问世，故其学术影响在于清代以后。

明末著名医家李中梓，学验俱丰，勤于著述，且执义公平，为人称道。其著《内经知要》《医家必读》，执简驭繁，条理清晰，成为习医之要，广泛用作教材，是明清两季卓有影响的中医门径读物。其门生尤乘、沈朗仲、马元仪及再传弟子尤在泾皆以此入门，修成名医。

（3）温病派形成于明末，清代成熟，至今仍是医家一大派系。追根溯源，其奠基于春秋战国，《内经》有所记述，进展于金元，明朝逐渐成熟。明末吴有性《温疫论》推究病源，参稽医案，创造新说，成为温病派之绳墨，故广为流行，几乎是医者必读之书。但因成书于1642年，二年后明代灭亡，故其学术影响主要在清代以降。《温疫论》亦非明代医学教育用书，不过吴氏行医课徒均在明代，其创新思想和精湛医术影响深远，所著《伤寒实录》《温疫合璧》等书曾流行于明代医林，在中国医学史上占有重要地位。

其他教材，不胜枚举，世医皇甫中《明医指掌》，行文浅显多趣，有方有论，喜用歌赋，以《内经》《伤寒论》为宗立论，参及历代名医和个人经验，述及内、外、妇、儿诸科，适于初学或临床医生参阅，为张鏊、王肯堂等医家推崇。李梴《医学入门》专为初学者纂，内容分列医学概论、经络脏腑、诊法辨证、各科证治、针灸、本草、效方等卷，立论公允，简明实用，流传中外，影响深广。

（四）质量考核

中国医学考试有着优良传统。医生考核制可上溯至西周，有三千年历史，"稽其医事，以制其食"（《周礼·天官》），即考核之后，确定待遇，包括官阶、俸禄。医学教育机构组织的专门考试，应从魏晋南北朝算起。公元 5 世纪，北魏、刘宋王朝设立医学机构，主持医生考试，均有史料可查。不过，那只是雏形。公元 6 世纪，隋朝建立科举制度，并设有太医署，医学考试制度也应运而生，唐宋逐步完备。明代沿用前朝法规，较为规范，其主要特点是：①考试内容涉及面广，包括文化基础、通科知识、本草、医学理论与实践，并有笔试、口试之别。②受试人员覆盖面大，包括太医院师生、医官等，具体要求各有区别。③考试录用制度，参稽科举选拔惯例而行，如考卷文理通顺，治法确当者，依例补升，量才擢用，这是御医、医官的常规途径。④制度化、规范化，医学生考试时间设定每季一考，三年或五年会考，补考、重修也有规定，命题范围包括医义、治法、假令病法，设定分值比例，也有文化考试、通科知识测评，因此考试科目多种。⑤官学私学考试有别，私学考核注重日常临证，往往不拘形式，内容多样，以平时成绩与出师前考核综合评价优劣。⑥药学人员考核。唐宋以来，重视药学从业人员考核测评，辟有药园、药库、惠民药局，对于药师、药工考核文化和本草，要求不一，尤重在实践经验、技能。

太医院学生每年四考，三年或五年一大考，即礼部会考，然后分别等次择优任用。优者授予医士，给予薪俸与官阶冠带。成绩不佳者，重修一年再考，但屡试不佳者则遣乡为民。太医院从业人员三年一大考，目的在于补选医官，擢为太医院或府州县之职。也可改入太学或国子监，"俊秀向学者，许补儒学生员"（《明史·英宗纪》），改修儒业可做官，符合部分人的意愿，即不为业医，而为进身利禄之阶梯。若无故旷考或因故缺考者，则分别情节，给予追究、体罚，有的则准予半年内补考。府州县"医学"考试参照中央太医院规定执行，也可仿照《诸州县学及提举学事司试法》考核儒经大业和医术相关科目，其中文理通顺、治法确当者，依例补升，量才擢用。

考核规定在明代各时段并不相同，常有调整增删。明代中晚期政治腐败、官场黑暗，医学生考核也不规范，考试舞弊、行贿者较为常见。但其考试制度的主流还是公允有效的，医学考试命题重在经典和主要医家著作，有些为背诵复述内容，也有临床病历分析，即沿用前朝的"假令病法"考试。考核理论知识，也测试医疗实践诊疗能力，具体病历的辨证施治、理法方药，颇似现今的临床技能考核、临床实训操作。太医院学生疏于坐诊和实际操作培训，常视"假令病法"考试为畏途、难关，多读医案则是补救之法，故明代医案著作出版销售旺盛。有时指定病人现场测试，医学生出身世医家庭，若平素留心侍诊，又不怯场，则有较好发挥。对执考医官言行也有赏罚规定，秉公执法，不牟私利者奖励升迁。有的医官出题猎奇偏颇，比如偏重文字记诵，偏离临床，则不能测试真实水平，难达选拔人才的目的，一旦发现，受到弹劾，将给予处分。

太医院医士、教师、医官会试，命题形式多样，内容包括医义、本草、治法和病案分析。正规的考试可检验其学业、德能，犹如干部考核和继续教育，应试结果悉送礼部审定、备案，将依业绩和考试成绩而升降职务。薛己19岁入太医院，经历数十次考核，由医士、吏目、院判而至院使，43岁时以南京太医院院使衔卸任返乡，他是历次考试的优胜者。戴思恭、傅懋光也曾任御医、太医院院使，在京任职数十年，当为考试优等生。

第七章
清代的医学教育思想

　　1644年，满洲的贵族统治者乘机入侵，镇压了农民起义，消灭了明朝流亡政权，建立了清朝的统治机构。清代自入关后，共历十帝268年。作为我国封建社会最后一个朝代，是我国封建文化的总结时期，在政治、经济和文化上取得了非凡的成就。但是清廷对内大兴文字狱，禁锢知识分子的思想，对外闭关锁国，割断与外界的交流，大大阻碍了中国社会的进步和发展。

　　清廷作为外族统治，对汉族文化予以吸收利用，大力推行宋明理学，祀孔子，祭朱熹，刊印发送《朱子全书》《性理精义》，康熙还亲撰"圣谕"以为弘扬，雍正规定《圣谕广训》必须家喻户晓，能够背诵，儒臣大受宠用。但同时又严格控制汉族知识分子的思想，尤其是残酷打击一切有反清嫌疑的文人，把中国的"文字狱"发展到了登峰造极的地步，使得当时的知识界只得钻进故纸堆，思想日益僵化。清廷早期尚能以开放的心态接纳外来文化，如顺治和康熙都曾优待礼遇明末来华传教士汤若望、南怀仁等，康熙甚至请他们入宫讲学，成为中国历史上最了解科学知识的皇帝。汤若望除授钦天监实职外，还得到正一品的荣衔。但是清廷后来日趋封闭保守，康熙曾下谕"以后不必西洋人在中国行教。禁止可也。免得多事"（故宫博物院编《康熙与罗马使节关系文书》第十四通）。乾隆朝下令闭关锁国，商人及知识分子一概不准到海外贸易、考察，汉人出洋者为"自弃王化"，不论官民一律杀头，没收货物财产，并且坐连保甲属官。这种闭关锁国的政策使得中国在蓬勃发展的世界文明面前故步自封，日益落后。

统治者对儒家思想的强化巩固以及科举制度的大力推行，对医生的社会地位产生了消极影响，使得这一时期医生的社会地位较历代大为下降，一定程度上阻碍了医学的正常发展，表现最为突出的是医学人才的相对匮乏。不过统治者提倡考据学，不少清朝医学家开始考据《内经》的真伪，注释《伤寒论》，校注古医籍，在医药文献上做出了很大的贡献。这一时期医学的发展与哲学的发展密切相关，主要根据整体观和医疗实践，探索疾病发生发展的规律。这一时期医学发展主要有三个特点：一是受尊经复古思想的影响，出现了大量对《内经》《金匮要略》《伤寒论》等医学典籍的注释。二是出现了包含著者自己主张和见解的综合性医学著作，如《张氏医通》《医宗金鉴》等。三是出现了简约型的概括性著作。这些著作简明扼要，抓住重点，便于诵习，如《医学心悟》《医学三字经》《医学实在易》《汤头歌诀》《时方妙用》《药性赋》等。这一时期把上一时期形成的许多新的理论和不同流派，在实践中加以验证、选择、融合、贯通，最后形成一个从生理到病理、从诊断到治疗、从实践到认识比较一致的完整理论体系。

1840年爆发的鸦片战争打开了中国大门，此后西方列强不断入侵，中国一步一步地走向了半殖民地半封建社会。但与此同时，由于中国人民顽强不息地奋斗，中国社会也孕育着新的生机，从经济基础到上层建筑，逐步由古代向近代过渡。由于西方医学的传入，出现了中西医学并存的局面，一方面为中国人民增加了一种防治疾病的手段，同时也给传统中医学以强大的冲击。面对这种冲击，中医界开始用新的观点、新的方法探索中医学术体系的实质，研究新时代条件下发展中医学术和培养中医人才的方法和途径，初步形成近代民间中医学校的雏形及其教育思想。同时，传统中医师承教育也产生了若干演变，中医学的社会教育也开创了新的局面。

鸦片战争前后，虽然龚自珍、魏源和洪仁玕提出过向西方学习的主张，但影响不大。在 19 世纪五六十年代镇压太平天国运动的过程中，封建地主阶级中分化出以曾国藩、李鸿章为代表的洋务派人物，主张在维护封建专制统治和伦理纲常的前提下，引入和应用西方的军事和民用技术，形成"中学为体，西学为用"的思想。从 19 世纪 60～90 年代，为了适应外交和军事上的需要，他们先期创办了京师大学堂、近代的海军陆军，以及为其服务的马尾船政局、江南制造局、军医医院等，后期又扩展到民用航运、煤矿、电讯、纺织等部门。为了培养相应的人才，他们先后创办了武备学堂、船政学堂、西医学堂，以及电报、矿务、铁路、工程、机械、翻译等各类技术学堂。据统计，洋务派在这一时期创办的洋务学堂共 25 所，其中天津中西学堂、上海南洋学堂，已具有普通教育和师范学校的性质。与此同时，我国传统的书院教育也出现了革新倾向，如上海的格致书院、正蒙书院等均引入了西方科学技术的相关课程。

上述过程中，文化教育上曾出现保持"礼义"之学与引入"技艺"之学的争论，由于两者在维护封建专制统治和伦理纲常上的一致性，"技艺"之学才得以推行，这不失为传统文化教育思想上的一种突破和进步。

第一节 侣山堂的医学教育思想

侣山堂的创立者为张志聪（1610—1674 年？），字隐庵，浙江钱塘人，自称为仲景后裔，祖居河南，其 11 世祖定居钱塘。张志聪开办侣山堂的初衷是继承卢之颐的讲学事业，传授老师张卿子、卢之颐及自己的医术。他祖上九代世医，据传他本人是仲景四十三代孙，悬壶数十年，医术高超，患者本就门庭若市，所以侣山堂又成了他的门诊所。张氏著作中以《素问集注》《灵枢集注》影响较大，《清史稿》称："集诸家之说，随文衍义，胜明马元台本。"其他尚有《伤寒论集注》《伤寒论宗印》《金匮要略注》《侣山堂类辩》《本草崇原》《医学要诀》六种，共计八种书 45 卷，近 170 万字。侣山堂另外一位重要人物为高世栻，字士宗，著有《伤寒论注》《医学真传》等。

侣山堂的师生之间在学术上一脉相承且代有发展，形成了重视经典、治学严谨的学术特色。延续近百年的中医讲学活动，在海内外有巨大影响，出现了医学史上少有的繁荣局面。当时，医家云集，人才荟萃，盛极一时。清代王琦称："自顺治至康熙之初四十年间，外郡人称武林（注：武林为旧时杭州的别称）为医薮。"

一、重视古典中医理论著作

中医自古皆尊奉古典医经，侣山堂诸家亦不例外，《清史稿》称"志聪之学，以《素》《灵》《金匮》为归，生平著书，必守经法"，"（高世栻）乃从志聪讲论轩岐、仲景之学，历十年，悉窥精奥"。张志聪对深研中医典籍非常重视，其云："《本草》《灵》《素》，圣经也；《伤寒》《要略》，贤论也。贤论，犹儒者之四书；圣经，尤儒者之本经。"将医家经典在医学教育中的地位与儒家学习经典同等而论，故而在讲学过程中，张志聪、高世栻等人皆注重对医学经典的传授，并与学生一道共同研读、校注。

二、师生共同探讨，开展研究性教学

侣山堂的学生多为世医子弟，有着一定的医学基础。因此，侣山堂的教学方法一改师授生听的传统模式，而是采取讲授、自学、讨论相结合的模式。规定每旬三、六、九日集中讲学，其他时间则为自学、讨论等。在讲学过程中，采取一人主讲、互相研讨的研究性教学方式。讲学过程同时亦是共同研读、校注医籍经典的过程，现存的张志聪医书都是他在讲学中与同学、门人、弟子集体研究的成果。张志聪在《素问集注》中即声明该书是集侣山堂同仁智慧之集注。《金匮要略注》每卷之首都有合参同学、门人的姓名，总计 34 人之多。

三、重视医德教育

历代中医教育在对医家的要求上，均强调以德统才，反对德才分离，并明确提出了医家应有的品德。侣山堂对学生的医德教育尤为注重，在教学过程中时时予以教导。《侣山堂类辩》上卷 60 余篇中关于医德医风的论述在在而见，如其云"盖救人乃医家分内事""设使杀一不辜，而救百人，其功不能赎罪""时俗相沿云：行医全凭时运。予以为不然。诸生来学，当苦志读书，细心参究，庶可免庸医之责，若凭时运，则何业不可为，而习此苦难之事""历观古今医家，有子孙显达者，有子孙式微者，大有霄壤之分，若不图名，不贪利，虚衷受益，存心活人，有不永昌厥后者乎"等。

第二节　喻昌的医学教育思想

喻昌（约 1585—1664 年），清初著名医家。字嘉言，别号西昌老人，江西新建（今江西南昌）人。喻昌少年治举子业，崇祯年间以贡生被选进京，但无所成就。后值清兵入关，于是转而隐于禅，后又出禅攻医。往来于南昌、靖安等地，后又移居江苏常熟，医名卓著，成为明末清初著名医家。学术上特别推崇《伤寒论》，在方有执《伤寒论条辨》的基础上，对《伤寒论》条文进一步分类归纳。他强调"治病必先识病，识病然后议药"的辨证论治思想，以及书写病案的重要性等。著有《寓意草》《尚论篇》《医门法律》等。

一、基础临床并重

喻昌自幼聪颖过人，勤奋好学。他认为学医读书既要"精"，又要"博"，主张要具有广博深厚的文化底蕴和医药学基础知识，其在《医门法律·先哲格言》中云：

医之为道，非精不能明其理，非博不能至其约。是故前人立教，必使之先读儒书，明《易》理、《素》《难》《本草》《脉经》而不少略者何？盖非四书，无以通义理之精微，非《易》无以知阴阳之消长，非《素问》无以识病，非《本草》无以识药，非《脉经》无从诊候，而知寒热虚实之证。圣贤示人，略举其端而已，后学必须会群书之长，参所见而施治之，然后为可。

只有掌握了深厚的医理方能明了医之规矩准绳，才能"识病""议药"。他批评那些只把"有方之书奉为灵宝"的人，认为《素问》《本草》《针灸甲乙经》《难经》等无方之书才是医学者的至宝。他在《寓意草·先议病后用药》中云：

从上古以至今时，一代有一代之医，虽神圣贤明，分量不同，然必不能舍规矩准绳，以为方圆平直也。故治病必先识病，识病然后议药。药者所以胜病者也。识病，则千百药中，任举一二种，用之且通神。不识病，则歧多而用眩。凡药皆可伤人，况于性最偏驳者乎？迩来习医者众，医学愈荒，遂成一议药不议病之世界，其夭枉不可胜悼。或以为杀运使然，不知天道岂好杀恶生耶？每见仕宦家，诊毕即令定方，以示慎重，初不论病从何起，药以何应，致庸师以模棱迎合之术，妄为拟议。迨药之不效，诿于无药。非无药也，可以胜病之药，以不识病情而未敢议用也。厄哉！《灵枢》《素问》《甲乙》《难经》无方之书，全不考究，而后来一切有方之书，奉为灵宝。

喻昌主张在临床实践中总结经验，不断提高医疗水平。古代医书多只著病源治法，很少论及施治之误。而喻昌却一反古制，以其独有的体裁，崭新的文风，一扫世俗旧习。他的《医门法律》别具一格，充分阐释了辨证论治之大法，使医者临证有法可依，是第一部专为庸医误人而著的著作。体例上的创新绝无仅有，内容上的创新亦不少。

二、重视医德

喻昌常年奔走于南昌、靖安一带，所医治者不知凡几，拥有良好的名声。向他求治的人多不胜数，他对每一个病者的诊治都十分认真。他在《医门法律·自叙》中云"医之为道大矣，医之为任重矣"，认为医者为人司命，艺术不精则误人杀人。医者不仅要有深厚的医学理论基础知识，还要具有丰富的临床实践经验，才能不误人，而拯救病者性命于危急之中。他在《医门法律·明合色脉之法》中严厉斥责草率用药的庸医，指出："凡治病不合色脉，参互考验，得此失彼，得偏遗全，只名粗工。临证模糊，未具手眼，医之罪也。"

喻昌博览群书、广纳众议、去粗存精，参之他自身30多年的临床经验，"发刻之稿凡十易，已刻之板凡四更"（《医门法律·自叙》），以慎而又慎的态度编纂《医门法律》，使医者治病依之有法，庸医误人绳之以律，法律分明，使临证者不敢轻妄草率。

三、诊治规范

喻昌十分注意诊治规范，《寓意草》开篇即列"先议病后用药"和"与门人定议病式"两篇，对医案内容的书写要求作了详细规定，试图建立规范化的病案格式。他强调书写医案时，必书：

某年某月，某地某人，年纪若干？形之肥瘦、长短若何？色之黑白、枯润若何？声之清浊、长短若何？人之形志、苦乐若何？病始何日？初服何药？次后再服何药？某药稍效，某药不效？时下昼夜孰重？寒热孰多？饮食喜恶多寡？二便滑涩无有？脉之三部九候，何候独异？二十四脉中，何脉独见？何脉兼见？其症或内伤，或外感，或兼内外，或不内外，依经断为何病？其标本先后何在？汗、吐、下、和、寒、温、补、泻何施？其药宜用七方中何方？十剂中何剂？五气中何气？五味中何味？以何汤名为加减和合？其效验定于何时？一一详明，务令纤毫不爽。（《寓意草·与门人定议病式》）

医案需要仔细全面收集病症，不仅包括望闻问切的有关情况，同时亦包括天时、地理等自然情况，不仅包括各种病症表现，也包括致病的原因、病情的发展变化。只有这样，才能准确辨证，正确施治。喻昌建立的这一诊治规范，充分体现了喻氏科学、严谨的作风。

第三节　吴门医派叶天士的医学教育思想

叶天士（1667—1746 年），名桂，号香岩，别号南阳先生，江苏吴县人，清代杰出医学家，温病学派主要代表人物之一。

一、虚心学医

叶天士生于医学世家，祖父叶时、父叶朝采皆精通医术，尤以儿科闻名。叶桂 12 岁开始从父学医，14 岁时父亲去世，饱受失去亲人的痛苦。他拜父亲的门人朱某为老师，专学医术。叶天士聪慧过人，悟性超人，虚心好学，凡听到某位医生有专长，就向他行弟子礼拜其为师，十年之内，换了 17 位老师，他融会贯通诸家精髓，医术突飞猛进，名声大震。尚书沈德潜曾为其立传云："以是名著朝野，即下至贩夫竖子，运至邻省外服，无不知有叶天士先生，由其实至而名归也。"（《沈归愚文集·叶香岩传》）叶氏不仅精通医术，而且治学讲求宏搜博览，学究天人，精细严谨，使医术与学术相得益彰，他认为"学问无穷，读书不可轻量也"，故虽享有盛名，但却手不释卷，广采众长，"先生之名益高，从游者日益众，而先生固无日不读书也"（《临证指南医案·秬序》）。他治学严谨，博采众长，最终成为一代医学大家。他更是一位仁者，临终告诫儿子说：

> 医可为而不可为。必天资敏悟，读万卷书，而后可以济

世。不然，鲜有不杀人者，是以药饵为刀刃也。吾死，子孙慎勿轻言医！（《清史稿·叶桂传》）

二、遵经不泥古

在温病学说形成之前，一般医家都遵从张仲景《伤寒论》六经传变的论证方法，进行辨证论治。由于医家们受"尊经崇古"观念的束缚，不敢直面温病，只是强调了温病与伤寒的不同，企图避免和《伤寒论》的直接矛盾，客观上延缓了温病学说发展的良好势头。对温热病的研究历代有所阐发，到了明清时期则掀起了高潮，温病学说的日趋成熟，王履、吴有性、叶桂功不可没。

叶天士在中国医学发展史上，是一位贡献非常卓越的医学家，他创立的温病卫气营血辨证论治纲领，为温病学说理论体系的形成奠定了坚实的基础；他对杂病提出的许多新见和治法方药，至今在临床上仍有重要的指导意义和实用价值。叶氏首次阐述了温病发生发展的规律，明确提出"温邪"是导致温病的主因，突破了传统的"伏寒化温"的认识范围，彻底摆脱了热病皆伤寒的束缚，这就从根本上划清了温病与伤寒的界限。叶天士接受吴又可邪从口鼻而入的观点，概括新感温病的受邪途径是"温邪上受，首先犯肺"，其传变规律为邪如不外解，可由肺卫顺传阳明或逆传心包，这与伤寒之邪按六经传变不同。特别是"逆传心包"理论，是对温病传变规律认识的一大创见，亦是对《伤寒论》六经传变理论的一大突破，如叶氏认为神昏谵语不单是按《伤寒论》所说由燥屎所致，更重要的是因"邪入心包"，故立法以清营为主，选"三宝"和犀角、金汁、竹叶之类。因此其意义不仅仅在于是理论上的重大突破，更重要的是为温病危重急症的治疗独辟蹊径，拯救了众多垂危病人的生命。叶天士在对温病整体认识基础上，创立了卫气营血辨证论治理论体系，指出温病的病理变化主要是卫气营血的病机变化。可见，叶氏的卫气营血理论，与仲景以营卫解释风寒表证病机，并作为调和营卫、辛温解表的立法依据，用气血来解释部分病证的病位、病机很不相同，与《内经》只提出卫气营血的概念、功能，更是理论上质的飞跃。在温病诊法方面，叶氏十分重视察舌、验齿、辨疹、辨白痦等客观指征的检查，并作出较详细的总结。使温病学说从病因病机到辨证施治有了较完整的理论体系，成为在治疗外感病方面的一门与伤寒并列的专门学说。对于叶天士在温病学上的贡献，章虚谷曾评价云：

> 邪之寒热不同，治法迥异，岂可混哉！二千年来，纷纷议论，不能剖析明白。我朝叶天士始辨其源流，明其变化，不独为后学指南，而实补仲景之残阙，厥功大矣。(《温热经纬·叶香岩外感温热篇》)

三、培养大量名医，奠定吴门医派

叶天士生平虽无亲笔著述，但其临证医案，辞简理明、"无一字虚伪者，乃能征信于后人"。在医学教育方面，叶天士培育出不少能济世活人的名医，他的诸多反映其独到经验和深邃医理的名言，对后学仍有很大的启迪意义。叶天士以其"立德、立功、立言"达致医之最高境界，而深受广大医家景仰。他的学说，在两百多年的不断发展中，形成一个重要而有特色的医学流派——叶派，在医学史上闪烁着灿烂的光彩。叶氏学术广泛流传，百余年间，私淑叶氏者很多，最著名的有吴瑭、章楠、王士雄等。叶天士的儿子叶奕章、叶龙章都善医，但被父亲的名声所掩盖。

吴门医派在中国医学史上占有重要地位，与温病学派的兴起密切相关。吴中地区地处东南卑湿之地，是瘟疫、温病的屡发地区，因为温病的病因、发病、传变过程和治疗原则不同于伤寒，故运用治伤寒的方法来治疗瘟疫、温病疗效不佳。因而吴有性、叶天士、薛生白、缪遵义等一批吴中名医，在大量临床实践基础上，创立"戾气"学说与温病学说。苏州是温病学派的发源地，清初叶天士《温热论》的问世，更确立了以苏州为中心的温病学派的学术地位，而后吴中医家周扬俊的《温热暑疫全书》、薛雪的《湿热论》、缪遵义的《温热朗照》以及邵登瀛的《四时病机》等研究温病学说的专著纷纷问世，掀起了研究温病学说的高潮。吴中地区成为当时温病学说研究的中心，从而形成了"吴中多名医，吴医多著述，温病学说倡自吴医"的三大特点。温病学派是吴门最具地方特色和科技优势的一大流派，从某种意义上讲是吴门医派的代表。这是吴医的精华所在，也是"吴中医学甲天下"的由来。

叶天士非常注重培养后学，其一生忙于诊事，在世没有亲笔著述，现传医著皆由其门人和后代整理记录。其中《温热论治》是叶氏口传心授经验心得，为临床经验的结晶，是温病学说中一部非常重要和珍贵的文献。据传是他的门人顾景文随叶氏舟游洞庭湖时，将其口授之说记录而成。

当然，叶天士与历史上所有的伟大医学家一样，难免有其不足。如叶天士所题"踏雪斋"以与薛生白题"扫叶庄"的门匾相诋，则难避同行相嫉、门户相争之嫌；叶天士虽学验巨丰，但受他"不欲以医传后"的思想影响，生平除部分医案和简短的口述温病学说外，无亲笔著作，致使其许多学术思想精华和临床经验失传，而有些传世的学术论点又零散残存在有限的医案中，缺少完整性理论论述，另有些学术论点又存在前后矛盾之处等。但是小疵不掩其大醇，叶天士作为一位中国医学发展史上伟大的温病学家，作为精通内科、儿科及妇科、外科、五官科的医学大师，以其卓越的医学思想、高超的医技和丰富的临床经验而流芳百世。

第四节　徐大椿的医学教育思想

徐大椿（1693—1771 年），原名大业，字灵胎，晚号洄溪老人。江苏吴江松陵镇人。徐大椿出身于书香门第，自幼习儒，旁及百家。因家人多病而致力医学，攻研历代名医之书。悬壶济世，洞明药性，虽至重之疾，每能手到病除。精勤于学，平生著述甚丰，皆其所评论阐发。34 岁开始著书立说，先后著有《医学源流论》（1757 年）、《兰台轨范》（1764 年）、《医贯砭》（1767 年）、《慎疾刍言》（1767 年）等，均能一扫成见，别树一帜。又著《难经经释》（1727 年）、《神农本草经百种录》（1736 年）、《伤寒类方》（1759 年）等，以及后人整理的《洄溪医案》及《乐府传声》，虽曰尊经诠释之作，其中真知灼见亦颇不少。后人将其所著辑为《徐氏医学全书十六种》刊行，流传甚广。作为清代著名医家，他不仅在医学理论和临床实践上卓有成就，在医学教育方面也有很多独到的见解。徐大椿门下也有诸如吴蓟、金复村之类的名医。

一、教育目的

徐大椿称医学为"生人之术""仁民之术"，有利他和利己两方面。"通天、地、人之谓儒，百家艺术皆士大夫所宜究心，况疾病乃身命所关，岂可轻以诿人"（《兰台轨范·凡例》），是利己的方面；"人之所系，莫大乎生死。王公大人，圣贤豪杰，可以旋转乾坤，而不能保无疾病之患。一有疾病，不得不听之医者，而生杀唯命矣。夫一人系天下之重，而天下所系之人，其命又悬于医者。下而一国一家所系之人，更无论矣，其任不亦重乎？"（《医学源流·原序》）这是学医的利他方面。医学教育首先要培育出医术高超、治病救人的医生，其次便是增强自我保健的能力。

徐大椿认为，发展医学、弘扬学术也是医学教育的重要目的。他在《医学源流·原序》中对医学之不传深为担忧。其云："唐宋以来，无儒者为之振兴，视为下业，逡巡失传，至理已失，良法并亡。怒焉伤怀，恐自今以往，不复有生人之术。"他的医学著作中多次阐述医学研究的方法，希望后人能够继承前人的医学经验教训，推动医学事业的发展。

二、人才培养目标

德、学、识兼备是徐大椿提出的医学人才的目标。正心术则有德，明道术则有学，心思灵变则有识。

（一）正心术

中国古代医家在强调医学知识传授的同时，历来重视医德教育。徐大椿在医学教育中把"正心术"视为最重要，指出"医者能正其心术，虽学不足，犹不至于害人"（《医学源流·医家论》），"惟存心救人，小心敬慎"（《洄溪医案·吐血》）。徐氏认为医生若无高尚的道德，会造成极大危害，因此把道德修养放于第一位。

正是出于拯世救人的人生追求，徐大椿方能一生刻苦精勤研读医经，其在《洄溪道情·题山庄耕织图》中云：

终日遑遑，总没有一时闲荡。严冬雪夜，拥被驼绵，直读到鸡声三唱。到夏月蚊多，还要隔帐停灯映末光。只今日，目暗神衰，还不肯把笔儿轻放。

（二）明道术

徐大椿提倡医学要道术并重。医道是医学理论，医术是实用技术，为医者不但要知其然，又要知其所以然，这样方能道术精进。他强调学习古代医学经典的重要性，其在《慎疾刍言·宗传》中提出："一切道术，必有本源，未有目不睹汉唐以前之书，徒记时尚之药数种，而可为医者。"同时，他又非常重视临床实践的重要性，"九折臂而成医"，医生水平的高低要到临床实践中去检验。

（三）心思灵变

这是对医学人才思维能力的要求。医学不仅法度谨严，而且变化无方，因此学医者不仅要掌握知识，而且要心思灵变，富有创造力。

徐大椿广涉猎，精思考。注释《神农本草经》采用取象比类的方法，对药物的性、味及功效进行阐释，同时予以适当补充；他研究伤寒《伤寒类方》，将《伤寒杂病论》中的113首方剂归纳为12类，这种以方类证的方法，使其条目分明，易学易用，对后世伤寒的学习者有很大帮助。

徐大椿摒弃运气学说，主张见病治病，治疗法则按经云"以平为期"，倘若认为"何气司天则生何病""正与《内经》圆机活法相背耳"。当时有医者侈谈司天运气之类，他认为是"自炫渊博"，其实是"欺人"和"耳食"而已。

徐大椿对张洁古倡药物归经提出异议，认为"每药注定云独入某经，皆属附会之谈，不足征也"。他同时指出，用药不分经络脏腑也不尽然，因为"人之病各有所现之处，而药之治病必有专长之功"，并举柴胡治寒热往来能愈少阳之病、桂枝治畏寒发热能愈太阳之病、葛根治肢体大热能愈阳明之病的例子予以阐明。药物除各有专长之外，还有其他功用和主治，"故以某药为能治某经之病则可，以某药为独治某经则不可；谓某经之病当用某药则可，谓某药不复入他经则不可。故不知经络而用药，其失也泛，必无捷效；执经络而用药，其失也泥，反能致害"。

三、教育内容、方法

（一）由浅入深

徐大椿指出，"夫学问之道，必由浅入深。从未有浅近不知，而专求怪僻者"，认为学习医学需要由浅入深、循序渐进。对此，他在《慎疾刍言·补剂》中针对世医滥用温补之剂，主张行医要先习其浅近，批评滥用温补之医浅近不知，专求怪僻。

学问之道，必由浅入深，从未有浅近不知，而专求怪僻者。况医法一误，必至伤生害命，尤不可不慎也！夫所谓浅近者，如伤风则防风、荆芥，感寒则苏叶、葱头，咳嗽则苏子、杏仁，伤食则山楂、神曲，伤暑则香薷、广藿，疟疾则柴胡汤加减，痢疾则黄芩汤加减，妇人则四物汤加减，小儿则异功散加减。此皆历圣相传之定法，千古不能易也。至于危险疑难之症，则非此等药所能愈，必博考群方，深明经络，实指此病何名，古人以何方主治而随症加减。今则以古圣之法为卑鄙不足道，又不能指出病名，惟以阳虚、阴虚、肝气、肾弱等套语概之，专用温补，以致外邪入里，驯至不救。间有稍驯谨之人，起病时仍用切近之药一二剂，未即有效，即转而改用温补，不思病之中人，愈必有渐，不可因无速效而即换方也。况所服之方，或未尽善，不思即于前方损益万妥，而遽求变法，又不肯先用轻淡之剂探测病情，专取性雄力厚之品，大反前辙，必至害不旋踵。总由胸无定见之故。当思人之有病，不外风、寒、暑、湿、燥、火为外因，喜、怒、忧、思、悲、惊、恐为内因，此十三因，试问何因是当补者！

（二）重视经典，溯本求源、从源及流

受吴派乾嘉汉学影响，徐大椿强化以《内经》为主导的医学理论和思路，强调古代医学经典学习的重要性，把古代医学

经典学习看作医学教育的核心内容。

徐大椿学医自学成才，既无家传医学，也未拜师求医，却取得了巨大的成就，这与他的博览群书分不开。徐大椿在治学上以孔子的"博学之"为座右铭，对《周易》《老子》及天文地理均有涉猎。他对"涉猎杜撰，全无根底"的庸医最为痛恨，认为只有"渊博通达"之人方能成为良医。徐大椿治学严谨，批判时人"全不知古圣制方之义，私心自用，著书成家"，认为医者读书要从源到流，上追《灵》《素》根源，下及汉唐支派。首先熟读《内经》《本草》《伤寒》《金匮》等医典，继而博览《千金要方》《外台秘要》以下各书，取长补短、以广见识，这些书中存在着中医学基本理论、辨证方法与制方大法。然后多行临证，把书本知识与临床实践联系起来，这才不会落入窠臼、步入偏见。

尽管对医学古籍极度推崇，但徐大椿却不泥古不化。他师古却不泥古，认为"医之为术，全赖心思转变，刻舟求剑，终无一验也"。《伤寒杂病论》自晋之后大多注家拘泥于"六经"，而徐大椿却"疑其有错乱"，"乃探求三十年，而后悟其所以然之故"。知《伤寒杂病论》"非仲景依经立方之书……当时著书亦不过随症立方，本无一定之次序也"，于是采用"不类经而类方"之法研究《伤寒杂病论》，使得临床使用方剂有法可依、有方要循、有药可选、方药合拍、方证对应，起到了化繁为简的作用，开辟了研究《伤寒论》的新途径。对于许多已有的传统结论，徐大椿也能够不盲目依从，提出了许多新的理论和疗法，他在《药石性同用异论》中曾说道"而己之立方，亦必有奇思妙想，深入病机，而天下无难治之症也"。

他认为，读书要坚持"掇其精华，摘其谬误"的原则。他将《难经》与《内经》对照，经过校勘，发现了很多新义，并指出《难经》中"寸口脉平而死者，生气独绝于内也"的错误，并给出了恰当的解释。他对于《难经》有着独到的见解，《难经经释》改正了人们部分对于医家经典的看法，也成为一本优秀的注解读物。这些都对后世学医者有着很大的启示作用。

（三）理论、临床并重

徐大椿指出，医学知识包括医术、医道两部分。医术是实用技术，医道是基础理论。学医者必须同时掌握这两方面知识，既知所当然，又知所以然。当时医家大多重视临床而不看重理论知识的重要性，轻道重术。徐大椿提出，在重视术的同时不能够轻视道，道术并重，才不至于临证时处于无经典可用的尴尬境地。其在《医学源流论》中云：

余少时颇有志于穷经，而骨肉数人疾病连年，死亡略尽。于是博览方书，寝食俱废。如是数年，虽无生死骨肉之方，实有寻本溯源之学。九折臂而成医，至今尤信。而窃慨唐宋以来，无儒者为之振兴，视为下业，逡巡失传，至理已失，良法并亡。

徐大椿同时重视临床实践，曾说"天下之事，惟以口舌争而无从考其信否者，则是非难定。若夫医，则有效验之可征，知之最易"。坚持认为只有临床验证才是最可靠的，医生需要从临床诊治的反馈中总结提高。《医学源流论》中有"治人必考其验否论"，批评"今之医者，事事反此。惟记方数首，择时尚之药数种，不论何病何症，总以此塞责"，认为"若医者能以此法自考，必成良医；病家以此法考医者，必不为庸医之所误"。

（四）不盲从医学潮流，提倡创新

徐大椿强调，对于当时的医学潮流不要盲从，要从理性角度看待，要有批判精神。明代中晚期为了补偏救弊，温补学派兴起，到清朝温补更是流行。

当时盛行承袭明代以来温补派治法，温补家用药不考虑病人体质，仅执一二温补方通治万人不同之病，所谓"执一驭万"。他们的方里往往十有九味是参、附、姜、术、茸、熟地等竣补辛热之品，结果药证相逆，杀人无数。面对这种情况，徐大椿对温补派用峻补辛热药剂力加抨击。他指出，医家要实事求是地诊断病情，用药必须十分慎重，不可不分青红皂白一味温补。

明代赵献可以命门之火为性命之本，发明薛己医案之说，以命门真火真水为主，用六味丸、八味丸通治各病，运用颇有心得。徐灵胎不满其偏，对赵氏所撰《医贯》逐一批驳，对薛己（明太医，擅用二方）、张景岳（崇尚温补）、吕留良（评注《医贯》）等人皆有讥评。此外，徐灵胎著《慎疾刍言》（1767年），《清史稿》载"为溺于邪说俗见者痛下针砭，多惊心动魄之语"。其《医贯砭》针对温补派的评述，虽囿于门户之见，但对纠正滥用温补的偏向起到了一定作用，但《四库全书总目提要》也曾指出《医贯》一书在当时"已不甚行""亦不必如是之诟争也"。

《医学源流论》收载徐氏90余篇医药学术短论，论述大多较为精湛，"孙思邈、刘守真、李杲、朱震亨皆遭驳诘。于

医学中，殆同毛奇龄之说经。然其切中庸医之弊者，固不可废也。"（《四库全书总目提要》）

第五节　赵学敏的医学教育思想

赵学敏（约 1719—1805 年），字恕轩，号依吉，浙江钱塘（今杭州）人，清代著名医药学家。出身于富有家庭，其父知医，其本人自幼爱好医药，勤于钻研，曾深入民间调查并采集医药，并实地栽培药材，参考大量有关文献，编成《本草纲目拾遗》（1765 年），可称为继《本草纲目》之后另一部集本草大成之作。另总结民间丰富的方药及技术，编成《串雅内篇》《串雅外篇》，在保存和发扬民间医药经验上做出宝贵贡献。另有《本草话》《医林集腋》《养素园传信方》《奇药备考》《摄生闲览》等，惜未见刊行。

一、重视民间医学

赵学敏为编写《串雅》走访了大量民间医生，其中对他帮助最大的是走方医赵柏云。赵柏云在治疗牙病、眼病、虫病、点痣等方面有丰富的经验，他将多年行医经验通过口授方式传授给赵学敏。赵学敏在赵柏云口授经验的基础上，又将自己多年收集的资料分门别类地加以整理，写成《串雅》，分为内、外编，各四卷。《串雅内编》首先总结了走方医"顶、串、截"的三种治疗方法以及一些单方，并给以高度评价，认为走方医的治疗方法是"操技最神，而奏效甚捷"。他把走方医的用药特点归纳为贱、验、便三字诀，"一曰贱，药物不取贵也。二曰验，以下咽即能去病也。三曰便，山林僻邑仓卒即有"(《串雅内编·绪论》)。《串雅外编》分禁方、选元、药外、制品、医外等类介绍了民间医防病治病的经验。

民间走方医向不被人所重，且常受歧视，赵学敏则为其正名，其在《串雅·序》中云：

《周礼》分医为四：有食医、疾医、疡医、兽医，后乃有十三科，而未闻有走方之名也。《物原》记岐黄以来有针灸，厥后巫彭制药丸，伊尹创煎药，而未闻有禁、截诸法也。晋王叔和纂《脉经》，叙阴阳内外，辨部候经络脏腑之病为最详。金张子和以吐、汗、下三法，风、寒、暑、湿、火、燥六门，为医之关键，终未闻有顶、串诸名也。有之，自草泽医始，世所谓走方是也。人每贱薄之，谓其游食江湖，货药吮舐，迹类丐；挟技劫病，贪利恣睢，心又类盗。剽窃医绪，倡为诡异；败草毒剂，悉曰仙遗；刬涤魇迷，诧为神授。轻浅之证，或可贪天；沉痼之疾，乌能起废？虽然，诚有是焉，亦不可概论也。为问今之乘华轩、繁徒卫者，胥能识证、知脉、辨药，通其元妙者乎？俨然峨高冠、窃虚誉矣！今之游权门、食厚俸者，胥能决死生、达内外、定方剂，十全无失者乎？俨然踞高座、侈功德矣！是知笑之为笑，而不知非笑之为笑也。

二、广收博采，编纂本草著作

赵学敏认为，随着时代的变化和发展，药物也有发展。他在广泛地研究了历代本草，尤其对当时颇有影响的《本草纲目》进行了深入的分析研究和考证后，认为李时珍所著《本草纲目》

虽然广博，但也有不少误载与漏载之药，且自《本草纲目》问世以来又出现了更多的药物，有必要在《本草纲目》的基础上加以补充。为此，他深入民间调查、采集医药，并实地栽培药材，参考大量有关文献，编成《本草纲目拾遗》（1765年），这是继《本草纲目》之后另一部集本草大成之作。其在《本草纲目拾遗·凡例》中明确指出此书"专为拾李氏之遗而作，凡纲目已登者，或治疗有未备，根实有未详，仍为补之"。

赵学敏认为，本草学正是在历代有识之士的不断补充下，而日渐完备的。其云：

> 夫濒湖之书诚博矣，然物生既久，则种类愈繁。俗尚好奇，则珍尤毕集。故丁藤陈药，不见《本经》；吉利寄奴，惟传后代；禽虫大备于思邈，汤液复补于海藏，非有继者谁能宏其用也？（《本草纲目拾遗·小序》）

赵学敏《本草纲目拾遗》共10卷，收载药物900余种，其中以《本草纲目》未收载的药物为主，也有虽已记载而治法、形态不详的，特为之补充，使之更完备。对《本草纲目》记载有讹误的，则加以修正。其编首列正误篇，指出《本草纲目》的不足之处。赵学敏对于民间草药和外治法研究颇深，《本草纲目拾遗》收载了大量的民间药，不仅记载江浙一带的民间草药，还特别收载了许多边远地区、少数民族地区、沿海地区的药物，药物分布的地区之广是历代本草中罕见的。

尤其值得指出的是，赵学敏大量收集其他国家有效药物以丰富本草内容，如产自大西洋的洋虫、来自法兰西的西洋参、产自安南（即越南）的胖大海、出自吕宋岛（菲律宾）的吕宋果等。他首次将西方的强水、刀创水、鼻冲水以及各种药露制法编入本草书。他是我国记载金鸡纳治疟作用、胖大海药用价值的第一人。赵学敏不拘泥于古、不局限于中，而是广览博采、融汇中外，这种治学方法和研究视野是值得后人学习的。

三、治学态度严谨

赵学敏治学极其严谨，他与弟学楷，皆承父命读儒学医。他博览群书，凡家藏星历、医术、药学之书，无不潜心研究，每有所得，即汇钞成帙，积稿数千卷。家有"素养园"，为试验种药之地，以察形性；有"利济堂"，是诊病疗疾之所，兄弟寝食其间，治疗多效。

赵学敏为编写《本草纲目拾遗》，翻阅 600 多种古书籍，其中医书 280 多种、经书 340 余种。为了核对某些药物的形态、性能及功效，不仅试种于"养素园"中，还走访民间。他为了鉴别鸡血藤，曾委托亲友从云南、四川等地带回。药物形态不同，他一时不能作出结论，但也不做欺世之事，而是明确指出"惜不能亲历其地，为之细核，附笔于此，以俟后之君子考订焉"。他于 1765 年完成《本草纲目拾遗》的编写工作后，又经过 30 多年的增订，使之更为完备。赵学敏在《本草纲目拾遗·凡例》中云：

拙集虽主博收，而选录尤慎。其中有得之书史方志者，有得之世医先达者，必审其确验方载入，并附其名以传信。若稍涉疑义，即弃勿登。如银汗、钉霜、鸡丹、蜂溺、云根石、雄黄油之类，不乏传方，俱难责效。有似此者，概从删削。宁蹈缺略之讥，不为轻信所误。

草药为类最广，诸家所传，亦不一其说，予终未敢深信。

《百草镜》中收之最详，兹集间登一二者，以曾种园圃中试验，故载之。否则，宁从其略，不敢欺世也。

由此可见他严谨的治学态度。

第六节　陈念祖的医学教育思想

陈念祖（约 1753—1823 年），清代医学家、教育家，字修园，另字良友，号慎修。福建长乐人。少年时孤贫，半学儒，半学医。其先祖通医，曾从泉州名医蔡茗庄（宗玉）学医。乾隆五十七年（1792 年）中举人，旅居京都，并曾任直隶省威县知县等官职，到过保阳、高阳等地从事救灾工作。嘉庆二十四年（1819 年）以老病而归里，讲学于长乐县。陈氏博览医书，临证经验丰富，著述亦多，由后人辑成《陈修园医书十六种》，其中较著名的有《灵素节要浅注》《伤寒论浅注》《医学实在易》《医学从众录》《金匮要略浅注》《神农本草经读》《时方妙用》等。他的著作涉及基础理论到临床，内容广泛，通俗易懂，切于实用。有人称他的文章是"连篇累牍而不繁，寥寥数语而不漏"。他在注疏古典医著上，亦有独到之处，在普及医学知识方面有较大贡献。

一、教育内容

（一）注重经典，追本溯源

陈念祖十分重视中医经典著作的教育，希望达到"一切时

医之论，能力穷其非，引而归于至正"(《女科要旨·叙言》)
的目的。强调"夫医家之于《内经》，犹儒家之四子书也。日
月江河，万古不废"(《灵素节要浅注·序》)，"医之始，本岐
黄;《灵枢》作，《素问》详;《难经》出，更洋洋"(《医学三
字经·医学源流》)，指明医学之根本在于《黄帝内经》。他在
《医学实在易·四诊易知·切脉说》中云："诊脉必以《内经》
为主。"在《医学实在易·四诊易知·内经诊法》一章中更是
强调《内经》是学习中医的根本书籍，其他的唐宋之书写的都
是雕虫小技。其云：

　　诊候之法，各家不同，善诊者俱宜熟记于心，随机应变，
则指下了然矣。余此著视时行诸书，虽高一格，而究竟为唐宋
后各家之小技也。今欲为初学启蒙，遽以《灵》《素》授之，
恐学者畏其难而中阻，然又恐示之以"易"则争趋于"易"，
终无以造乎精微之域，反为斯道害。惟《内经·脉要精微论》
一章，各家脉书，不过绘其部位，而所言诊法，大不相符，相
沿已久，必不能一时变更其说。但圣经炳如日星，录此一节，
以俟后之学者，起而明之。

（二）传授方药，重视临床

　　陈念祖既重视经典著作教育，又重视临床教育，他教育内
容的第二大类是传授有关方、药的临证运用。如《伤寒真方歌
括》与《长沙方歌括》都是陈氏为普及《伤寒论》汤方知识
而作。前者侧重于理论阐明，后者侧重于临证应用。《时方歌
括》收录唐宋以来常用方剂 108 首，《时方妙用》融历代医家
和陈氏个人经验，就 42 种常见病的病理、证候和治法方药等
作进一步的阐发。《神农本草经读》则以尊经思想阐发义理，

集诸家精华阐明药理，为本草学的普及做出了重要的贡献，堪为后世研究本草和临证用药必读之书。

（三）纵评各家，撷其精华

中医学术史上所涌现的各家学说和学术争鸣，是历代名医创造性思维的生动体现。陈修园提倡博览群书，撷取精华，在其著述中，自仲景之下，历述王叔和、巢元方、刘河间、李杲、张从正、朱丹溪、喻昌、张志聪等诸大家的主要成就，至于引用历代医家有关《伤寒论》、女科的论述更是数不胜数。他告诫后学要"知其所长，择而从之"（《医学三字经·医学源流》）。所以说，《陈修园医书十六种》可谓集历代中医各家学说，充分反映了中国医药学的丰富多彩，对开拓学习者的思维，活跃学术气氛，起到了一定的作用。

二、教学方法

（一）通俗易懂，引导入门

陈念祖的教学以浅显易知为显著特色。这种教学方法，对普及医学知识、启迪后学助益甚大。《医学三字经》全书以三言歌诀写成，附以注释，通俗易懂，便于记忆，为医学入门书中流传较广的一种。由此入门习医，可以不入歧途。《医学三字经》讲解临床病症亦通俗易懂，如《心腹痛胸痹》写道：

心胃痛，有九种。辨虚实，明轻重。痛不通，气血壅。通不痛，调和奉。一虫痛，乌梅圆。二注痛，苏合研。三气痛，香苏专。四血痛，失笑先。五悸痛，妙香诠。六食痛，平胃煎。七饮痛，二陈咽。八冷痛，理中全。九热痛，金铃痊。腹中痛，照诸篇。金匮法，可回天。诸方论，要拳拳。又胸痹，非偶然。薤白酒，妙转旋。虚寒者，建中填。

陈念祖首先认为，气血壅滞、不通则痛为九种心腹痛的基本病机，按虚实辨证治疗，总的治疗原则是调和气血。然后根据具体的致病原因分别讲述了九种心腹痛的症状特点和处方用药，并推崇张仲景《金匮要略》中的治则治法。最后又论述了胸痹心痛的治法和方药，主张用温中散寒、通阳散结的治疗方法。

其著作不但文字清新流畅，通俗易懂，而且穿插有生动的实例、医案及生动的比喻，容易为读者接受。如在《医学三字经·咳嗽》中描写具体的病因病证时说："气上呛，咳嗽生。肺最重，胃非轻。肺如钟，撞则鸣。风寒入，外撞鸣。痨损积，内撞鸣。"这样既说明咳嗽病可由风寒痨积等原因形成外，又形象化地描述肺像钟一样，有邪犯则鸣（咳嗽）。初学者印象深刻，容易理解，读起来趣味无穷，引人入胜。

（二）返博为约，助人习医

陈念祖虽然认为学医要宗《内经》《难经》《伤寒论》《金匮要略》，但是他仍主张广览博学，采诸家之长。为解决这一矛盾，陈氏采用"返博为约"的方法，撰著《医学实在易》一书，为后世提供便利。

《医学实在易》的特点是由博返约，对疾病分类简明扼要，理法方药师古而不泥古，论证阐发微奥，切指实在之处。另外一个突出特点是以诗概要，生动易记。作者在深究经典理论源泉，采撷众家名言精华，并进行透彻简明的理论分析之后，荟精粹要，诗文并茂，将临床常见的 60 余种疾病括之以诗，易记易诵，脍炙人口。正如《医学实在易·凡例》中所言：

> 此书采集《神农本经》、《内经》、《难经》、仲景《千金》、《外台》、《圣济》、《活人》各书之精华，及元明诸家时贤著作，择其纯粹者约千百言于尺幅之中，而又以时俗浅近之语出之，人人可以共晓，即素未习医，偶然得病，尽可按证用药，丝毫不错，妙在浅而易知也。若平时精究此道，一得此书，可以执此书而括各书，且于无书处而悟有书，妙在从难而得其所以易也。

陈念祖擅长用归类分析法，例如《灵素节要浅注》就是用分类研究的方法，有选择地将《灵枢》《素问》的内容按不同性质分为道生、藏象、经络、运气、望色、闻声、问察、审治、生死、脉诊、病机等 11 大类，使读者返博为约，加深印象。再如《伤寒医诀串解》以《内经》理论为依据，以标本中气、经络学说为基础，采用分经审证的方法，把《伤寒论》各篇条文，按不同的内容分若干段落进行分析。这样，既说明了条文之间的相互联系和区别，又指出了辨证要点，使学者能融会贯通而得其要旨。

（三）举一反三，注重实践

陈念祖的大部分医著有个特点，在书首附有"凡例"和"读法"，以利读书。如在《伤寒论浅注·读法》中倡导"学者遵古而不泥于古，然后可以读活泼泼之《伤寒论》"。在《金匮要略浅注·读法》中将其经验谆谆告诫后人："读《金匮》书，读其正面，必然想到反面，以及对面、旁面。寻其来头为上面，究其归根为底面，一字一句，不使顺口念去。一回读，方得个一番新见解，愈读愈妙。"这种经验之谈，为后学者启开了升堂入室的方便之门。

陈念祖精读《内经》《金匮》等书籍，根据多年行医经验不断验证经典中的一些方法。在实践中又不断创新，将自己的领悟运用到行医和医学教育中去。在《医学实在易·热证·口糜龈烂诗》中写道：

余读《本草经》《内经》《金匮》及《千金》等书，别有所悟。新刮青竹茹一捻，随宜佐以寒热补泻之品，一服即效。所以然者，人身之脉络不和，则充肤热肉，淡渗皮毛之血，不循行其常道，则上吐衄而下崩中。今得竹茹以和之，是以竹之脉络，通人之脉络而为治也。若从风寒得者，麻黄汤加味可用。若从酷暑得者，竹叶石膏汤、白虎汤、六一散可用。若从秋燥得者，泻白散可用。诸经之火炽盛者，四生丸可用，六味地黄汤亦可偶服，皆治标之剂也。若固元汤之平补，理中汤之温补，甘草干姜汤之补其上，黄土汤之益其中、下，与《褚氏遗书》所言血虽阴类，运之者其阳和二句，均得各大家不言之秘。余于此证各方，俱加鲜竹茹三四钱，为效甚速；或另以大黄桃仁行血破滞之剂，折其锐气。

（四）草堂讲学

陈念祖于嘉庆二十四年（1819年）以病告归，在长乐嵩山井山草堂讲学，培养医学生，一时学医弟子极多。有来请求学医者，他先授自著的《伤寒论浅注》和《金匮要略浅注》两书，可见，他把医学经典看作是医学教育的核心内容。

中医典籍迄至清代，已浩如烟海，流派众多，初学者莫衷一是。陈念祖授徒讲学，不得不择其要，删其芜，提纲挈领，阐明精义，以授徒生，作为医学入门的基要。陈修园一生著作极多，多为开蒙普及读物，通俗易懂，对医学的推广和普及做出了很大贡献。

三、教材撰著体例

《陈修园医书十六种》是一套普及中医教育的丛书，我国当代的一些著名老中医，有不少就是由读陈修园的书开始学医的。分析其教材撰著体例，颇有参考价值。

（一）注疏经典，衬注为长

编写中医教材，首先要面对如何处理中医经典著作的问题。陈念祖采用颇具特色的衬注法，如《灵素节要浅注》《伤寒论浅注》《金匮要略浅注》等都是采用独特的衬托方式，以演释条文。其特点是在正文之下注以小字，原文与注文协调一致，既可连读，又可分读，文字流畅，语言通俗，确实起到了衬托明快的作用。陈念祖在《伤寒论浅注·凡例》中云：

此书原文中衬以小注，只求经旨明畅，绝不敢骛及高远，致学者有涉海问津之叹。唯是汉文语短味长，往往于一二虚字中寓其实理，且于无字中运其全神。余衬以小注，采各家之精华，约之于一言一字，读者最宜于此处着眼。

陈氏的衬注，的确起到了画龙点睛的作用，达到了"一目了然，则难读而易读矣"（《女科要旨·杂病》）的目的。

（二）贯彻古今，因势利导

贯彻古今，因势利导是陈念祖教材的一个特点。如何处理古代与后世医著的关系，是中医教材编写者面临的又一重要问题。陈念祖本着"勤求古训，博采众方"的精神治学，他崇尚仲景学说，但并不是"非灵素不言，非经方不用"之人。他看到许多医家畏惧学习经典著作，而是只想速成，或有的则专读薛立斋、王金坛、赵养葵、张景岳、张石顽、李时珍、李士材、喻嘉言8家医著。陈念祖公正地评价这些医著"虽未能合内经之旨、仲师之法，而书中独得之妙，亦复不少"（《医学从众录·自序》），决定因势利导，"采撷各家之精华，折衷而归于至当"（《医学从众录·林序》），著成《医学从众录》等书。

（三）编写歌括，易于诵读

陈念祖为了使初学者便于记忆背诵，尽快入门，在《长沙方歌括》《伤寒真方歌括》《金匮方歌括》《时方歌括》等医著中，把经典著作的原文、方药、主治功能等用诗歌的体裁，编成便于诵读的歌括，读起来朗朗上口，易读易记，这又是陈氏著作的一大特色。例如《伤寒真方歌括》桂枝汤曰："发热自汗是伤风，桂草生姜芍枣逢；头痛项强浮缓脉，必须稀粥合成功。"这种歌括将病机、病脉、方药，乃至服法，全面概括无遗，而重点在脉证、方药。陈修园的著作流传甚广，与其医文并茂，易于诵读的特点不无关系。

（四）提纲挈领，重在实用

陈念祖临证注重实效，提纲挈领、重在实用是他撰著体例的另一特点。如《医学三字经》历述内科杂症并妇产科杂病以及小儿病凡 30 余种。每一病症，皆首以韵语，简明扼要地论述其病机、症状或辨证、治则、处方以为纲，以古今医家精辟之论列于下以为目。如论虚痨，就病机而言，七情之损上，房帏之损下；就治疗而言，则六味之补肾水，八味之壮元阳，无不赅备，极利于临床应用。

陈念祖的医学教育思想与历代医家有许多共同之处，但其以一己之力完成了中医学通俗教育内容体系，这是陈氏在中医教育上的独到贡献。他的著作，多年来一直对广大读者拥有惊人的吸引力，并受到经久不衰的好评，其无愧于清代著名医药学家、中医科普大师的称号。

第七节　山阳医派吴瑭的医学教育思想

吴瑭（1758—1836 年），字配珩，号鞠通，江苏淮阴人。少习儒，19 岁父亲病故，哀痛欲绝，遂广购方书读之。后受张仲景《伤寒杂病论·序》的影响，毅然放弃举子业，专攻方术。乾隆癸卯（1783 年）秋赴京师，参与抄写检校《四库全书》，又得到吴又可《温疫论》，觉得议论宏阔，发前人所未发，茅塞顿开。癸丑（1793 年），京师流行瘟疫，友人强起之治，但所见大抵皆已因误治而成坏病者，吴瑭治之，尚存活数十人，而死于世俗凡医之手不可胜数。吴瑭感慨"晋唐以来诸贤议论，非不珠璧琳琅，求一美备者，盖不可得，其何以传信于来兹"，遂著《温病条辨》，根据叶桂"河间温热须究三焦"论点，提出三焦辨证论治理论，把温病分为风温、温热、温疫、温毒等共9种，被后世誉为清代温病四大家（叶天士、薛雪、吴鞠通、王孟英）之一。吴瑭从医40余年，屡起沉症。晚年著《医医病书》（1831年）两卷，针砭时医弊端，阐论医德，亦为世人所重。其医案得后人汇辑整理成《吴鞠通先生医案》（一名《吴氏医案》）。

一、医必求精的学习观

吴瑭在《温病条辨》里写道"学医不精，不若不学医也"，这与他目睹其父和侄儿死于庸医之手关系甚大，为此他甚至发出"呜呼！生民何辜，不死于病而死于医。是有医不若无医也"的感叹。

吴瑭认为，学医要精。一是对于医书要精读，吴瑭强调医当读书，批评"只读《药性赋》《汤头歌诀》便欲行医"的无知，并认为有些注论、治验等都为医之子，不需下太大功夫。读医书要精选研读，《素问》《灵枢》《神农本草经》《难经》《伤寒论》《金匮要略》等都是医门之径。二是寻找书中之精。吴瑭认为，即使经典著述也有粗、精之分，吴瑭的《温病条辨·医书亦有经子史集论》云："学者必不可不尊经，不尊经则学无根柢，或流于异端。然尊经太过，死于句下，则为贤者过之。《孟子》所谓：尽信书，则不如无书也。"

吴瑭力摒世俗陋见，以《医非上智不能论》《果达艺三者缺一不可论》等警世俗。吴瑭《医医病书》"凡例"中明确提出"医非美材不能学",并在首篇即撰《医非上智不能论》,说明自己"历四十余年,时时体验,事事追思,愈知医之难且深也"的体会,其云:

> 予年三十岁时,汪瑟庵先生(山阳汪文端公)谓予曰:"医非神圣不能。"予始聆之惊且疑,以为医何如是之难?!医道何如是之深哉?!今历四十余年,时时体验,事事追思,愈知医之难且深也。医虽小道,非真能格致诚正者不能。上而天时,五运六气之错综,三元更递之变幻;中而人事,得失好恶之难齐;下而万物,百谷草木金石鸟兽水火之异宜。非真用格致之功者,能知其性味之真邪?及其读书之时,得少便足,偏好偏恶,狃于一家之言,入者主之,出者奴之,喜读简便之书,畏历艰辛之境。至于临症之时,自是而孟浪者害事,自馁而畏葸者亦害事。所谓有所好乐恐惧忧患皆不得其正。非真用诚正之功者,岂能端好恶、备四时之气哉?

吴瑭生性喜好领悟,好学不厌,对于医书更是阅览众多,研究医术务必求精。早年研究《内经》《伤寒论》,后钻研叶天士等医家的著作,吴瑭都能够取其所长补己所短,取其精华,去其糟粕,既继承精术,又发挥自己的思想。

吴瑭认为,读书不在于读的数量而在于读的是否精,不读书者和读书博而不精者都不可取,都是治学之大忌。其云:"今人不读古书,安于小就,得少便足,囿于见闻,爱简便,畏繁重,喜浅近,惧深奥,大病也。"(《医医病书·不读古书论》)"满眼书笈,各家议论,万有不齐,胸中毫无要领,好博而性不专,学人大病。"(《医医病书·好博不务精论》)

二、医书必"美备"的著述观

吴瑭对编写医书的要求很高，他认为过去的温病医书都不"美备"，主张要在前人的基础上"去其驳杂，取其精微"，并"间附己意以及考验"。正是基于这种指导思想，他汲取了明清以来有关温病学的精华，精心编撰了《温病条辨》，使温病学成为系统的理论体系。早在《内经》就有了温病名称以及有关证候、病因、脉象和治疗原则的记载。汉代张仲景《伤寒论》又指出温病初起"发热而渴，不恶寒"的特点，书中不少处方如白虎汤、承气汤诸方等，为后世打下了温病治法的基础。但在相当长的历史时期里，温病学未能摆脱伏寒化温和伤寒学说体系的束缚，因此在理论上和临床上都没有重大的突破。吴瑭对前人成果并不是照搬，而是摅一己之心法，以分辨阴阳水火的理论作为温病学说的主导思想，采用"三焦辨证"纲领以别于伤寒六经分证，与仲景之六经、叶天士之卫气营血分证相映成辉，相辅相成。他还系统地选择和组织了一整套适合于温病治疗的方剂，为后世广为流传。吴鞠通治学上善于继承前人学术经验，上自《内经》，下至叶天士等无不悉心研究。《温病条辨·自序》中写道：

盖张长沙悲宗族之死，作《玉函经》，为后世医学之祖……检校《四库全书》，得明季吴又可《温疫论》，观其议论宏阔，实有发前人所未发，遂专心学步焉。细察其法，亦不免支离驳杂，大抵功过两不相掩。盖用心良苦，而学术未精也。又遍考晋唐以来诸贤议论，非不珠璧琳琅，求一美备者，盖不可得……因有志采辑历代名贤著述，去其驳杂，取其精微，间附己意，以及考验，合成一书。

吴瑭对中医学的贡献，在于对中医立法上的革新和理论上的完善，尤其对于温热性疾病的治疗。而且他对内科杂病、妇科、儿科、针灸以及心理疗法等也颇有造诣。吴瑭的《温病条辨》以理论指导实践，《吴鞠通医案》则以实践验证理论，互证其学。《医医病书》约有半数篇幅是针对当时世俗医普遍存在的学术偏见而作，其内容、观点大多是发他人所未能发。

三、广博宽厚的知识观

吴瑭认为，并非人人可以为医，提出只有"上智"方可为医，"医非美材不能学"。而"上智""美材"都需要具有广博的知识。

吴瑭明确指出，医生需要上知天文、中谙人事、下识万物，"上而天时，五运六气之错综，三元更递之变幻；中而人事，得失好恶之难齐；下而万物，百谷草木金石鸟兽水火之异宜，非真用格致之功者，能知其性味之真邪？"（《医医病书·医非上智不能论》）"医也者，顺天之时，测气之偏，适人之情，体物之理。名也，物也，象也，数也，无所不通，而受之以谦，而后可以言医。"（《温病条辨·解儿难》）吴瑭言医并非仅将之视为小技，而是与天、地、人相通达的大学问，只有拥有广博的知识，才能正确地辨证施治，治病救人。

吴瑭此论上承《内经》之要旨，强调宽厚的文化底蕴在医学教育中的重要性，在现今仍有十分重要的意义。

四、灵活变通的临证观

吴瑭主张在临证施治时要做到灵活变通，不能拘泥死板。这就要求在培养人才上既要示学者以规矩，使学者有阶可升，又要使学者明了灵活通变的必要性和重要性。

病情变化多端，医生当"进与病谋，退与心谋"，变通用药。其云："前贤制方与集书者选方，不过示学者知法度，为学者立模范而已。未能预测后来之病证，其变幻若何？其兼证若何？其年岁又若何？所谓大匠诲人，能与人规矩，不能使人巧。至于奇巧绝伦之处，不能传，亦不可传，可遇而不可求，可暂而不可常者也。学者当心领神会，先务识其所以然之故，然后……自有准的。"（《吴鞠通医案》）这种临证变通实际上就是要求在实践中创新。

五、以德统才的人才观

吴瑭治学注重医德，以德统才一直是他的座右铭。他说："天下万事，莫不成于才，莫不统于德。无才固不足以成德，无德以统才，则才为跋扈之才，实足以败，断无可成。有德者必有不忍人之心。不忍人之心油然而出，必力学诚求其所谓才者。"（《医医病书·医德论》）

吴瑭认为，"医学之全，主仁"（《医医病书·凡例》），医生应怀"捍卫民生"（《医医病书·题词》）之志，以治病救人为己任，不可以追求名利为目的。如果"只为自己打算，不为人命打算，恶在其为医者也"（《答病家怕不怕论》）。围绕这一医学伦理思想，吴瑭没有更多的空洞说教，而是结合实际，对名医、时医、俗医提出许多一针见血的批评。他指责名医的弊病在于过于世故，遇上庸医开出的"不对症之方"，"不肯力争，宛转隐忍"，曲顺人情，充当好人，其结果只能是延误病机，"做成庸医杀人"。其论中不无幽默地感慨道："安得许多圣贤来学医哉？"（《医医病书·名医病论》）至于时医则学问平平，"用药以三分、五分、八分、一钱为率。候其真气复而病自退，攘为己功，稍重之症，即不能了"，可是他们却"多骄且吝，妄抬身份，重索谢资，竟有非三百金一日请不至者"。俗医之病更是百出，首先是缺乏职业道德，把行医"或谓之买卖，或谓之开医店""杀人以求利，有愧商贾远甚"，即此一端就可耻之极，遑问其他。吴氏感慨万端地发问："己以是谋生，人竟由是致死，清夜自思，于心安乎？"（《医医病书·时医俗医病论》）意图唤醒时、俗医尚未泯灭殆尽的一点良知。

第八节　孟河医派费伯雄的医学教育思想

费伯雄（1800—1879 年），字晋卿，号砚云子，江苏武进孟河人。家学渊源，先儒后医，博览《内经》《伤寒》，服膺长沙，兼取历代诸家及时贤之长，结合临床实践，学贯古今，擅治虚劳。清代咸丰、同治年间江南名医，道光年间曾先后治愈太后肺痈和皇帝的失音症而医名日盛，《清史稿》盛赞"清末江南诸医，以伯雄为最著"。费氏既秉承家学，又广撷众长，一生注重临床，讲究实效，著有《医醇賸义》《医方论》等。作为费氏二十二世孙、孟河费氏第七代医，费伯雄以其医术、著作影响深远而成为孟河医派的奠基人。

一、首重医德

费伯雄行医首重医德。他认为，"欲救人而学医则可，欲谋利而学医则不可"，告诫从医者要设身处地、推己及人。其云：

我若有疾，望医之救我者何如？我之父母妻子有疾，望医之相救者何如？易地以观，则利心自澹矣！利心澹则良心现，良心现斯畏心生。

倘医者能"以局外之身引而进之局内"，则"痛痒相关矣"。因此，行医首先要做到"澹其谋利之欲，发其救人之心"。同时，他认为医生要把高尚的医德和精湛的医术结合起来，因为"医虽小道而所系甚重，略一举手，人之生死因之，可不儆惧乎哉！"提出"平时读书必且研以小心也，临症施治不敢掉以轻心也"（《医方论·序》），而且在自己的医疗实践中身体力行，为后学树立了典范。

二、崇尚经典，师古不泥

费伯雄认为，以《黄帝内经》《伤寒杂病论》为代表的中医古籍经典是中医理论体系的基础，也是中医理论的核心。《医醇賸义》共四卷27篇，有9篇开篇皆以《黄帝内经》之理立论，其余各篇涉及《难经》《伤寒论》《金匮要略》等。他奉仲景为"立方之祖，医中之圣"，所著《伤寒》《金匮》诸书乃"开启屯蒙，学者当奉为金科玉律"（《医醇賸义·四家异同》）。

诚如其在《医方论·发凡》中所云：

学医而不读《灵》《素》，则不明经络，无以知致病之由；不读《伤寒》《金匮》，则无以知立方之法，而无从施治；不读金元四大家，则无以通补泻温凉之用，而不知变化。

费伯雄虽尊经，但却不泥古，他指出"医道当自出手眼，辨症察经，不可徒执古方，拘而不化也"（《医醇賸义·鼻衄》）。他通过对前人方剂进行深入研究，发现即使是历代名医所创之方亦非十全十美，因而根据自己的临证经验自制方剂186首。如论治鼻衄，他认为时医"拘执古方，不明经络"，一看方书所载"犀角地黄汤"统治吐血、衄血，因此一遇鼻衄，即以犀角地黄汤治疗，结果往往无效。他指出此方多"心肾之药"，而衄血多属一时"肝火蕴结，骤犯肺穴，火性炎上，逼血上行"所致，因此费氏针砭时弊，力主"从肝论治"，自创"豢龙汤"以清肝泻火、调营止血，结果"无不应手而效"。费氏"补偏时弊"，不仅针砭时医之弊，更为可贵的是，在学习前人经验的基础上，善于补前人之偏，有所完善，有所创新。如论治燥症，费伯雄对俞嘉言释"燥"为"凉"以及"秋不分不燥"的观点提出异议，认为燥是秋季的主令，当分温凉，补充了俞氏燥论之不足，同时在辨证施治上也提出了自己独到的见解，丰富了燥论的内容。

三、医尚和缓，学归醇正

医必归于醇正，立法务求和缓，是孟河费氏经过几代人的实践，在费伯雄晚年提出的重要医学思想。主要是针对当时一些医家为邀射功名，一味在处方用药上趋奇立异，而不注重分析病情、辨证论治的医风而提出的。

费伯雄主张要尊奉传统中医诊治的原则与方法，认为岐黄仲景之学即为"醇正"法则。但同时又要临证变通，"巧不离乎规矩，而实不泥乎规矩""师古人之意，而不泥古人之方，乃为善学古人"（《医醇賸义·同病各发》），主张遣方用药并非照搬古方，而要根据患者体质、时节、环境等具体情况适当调整，取其意而弃其形，博采众家之所长而纠其偏，并反对医家学派间的偏执之争。治病的关键是辨证准确，理、法、方、药密切配合。"在义理之的当，而不在药味之新奇"，正是费氏所反复强调"和缓醇正"真义之所在。《医方论·序》云：

近年以来，叠遭兵火，老成多半凋残，学医者纷纷日起，吾恐其无有师承而果于自用也。故于拙刻《医醇賸义》中先标一"醇"字，此非不求有功，但求无过之谓。若仅如是，浅陋而已矣，庸劣而已矣，何足以言"醇"乎！吾之所谓"醇"者，在义理之的当，而不在药味之新奇。如仲景三承气汤颇为峻猛，而能救人于存亡危急之时，其峻也正其醇也，此吾之所谓"醇"也。夫学难躐等而法有正宗，初学者此法，成就者亦此法，先后共此一途。行远自迩，不惑于他歧，如是而已矣。

费伯雄极力倡导医治和缓之法，其在《医醇賸义·序》中指出：

夫疾病虽多，不越内伤、外感。不足者补之以复其正，有余者去之以归于平，是即和法也，缓治也。毒药治病去其五，良药治病去其七，亦即和法也，缓治也。天下无神奇之法，只有平淡之法，平淡之极，乃为神奇；否则眩异标新，用违其度，欲求近效，反速危亡，不和、不缓故也……因思医学至今芜杂已极，医家、病家目不睹先正典型，群相率而喜新厌故，流毒安有穷哉！救正之法，惟有执简驭繁，明白指示，庶几后学一归醇正，不惑殊趋。

四、不尚空谈，不执成见

费氏医风，世以注重实效，不尚空谈而闻名。费伯雄承袭家风，察病论治，强调在实践中不断积累经验。如论脉法，其云"切脉之道，全贵心灵手敏，活泼泼地一片化机"，而要做到切脉知病，心领神会，必须"平日讲求精切""阅历既多，指下之妙，得之于心，不能宣之于口"（《医醇賸义·脉法》）。

费伯雄"究心于《灵》《素》诸书，自张长沙下迄时彦，所有著述，并皆参观"（《医醇賸义·自序》），能对诸家观点包容并蓄，绝少门户之见。他认为"金元四大家"是根据各自的医疗实践经验而创出的理论体系，"各出手眼，补前人所未备""各有灼见，卓然成家"，反对有些人诋毁丹溪而以东垣为宗，或以丹溪为宗而诋毁东垣的偏执之见，"无如后之学者，宗东垣则诋诃丹溪，宗丹溪则诋诃东垣，入主出奴，胶执成见，为可叹也"（《医醇賸义·四家异同》）。他提出要集百家之长，取长补短，而自成一家。在治疗上，总以疗效为先，从不胶执成见，亦不拘一方一法，而以辨证精细、用药贴切取胜。费伯雄治学虚怀若谷，善于吸取别人经验。只要立论新颖，组方合理，不管方出谁手，他都验之临床。通过不断总结与探索，他提出了许多学术见解，如中风当明浅深内外，伤寒、中寒当分别而论，燥为全体，七情之伤必归本于心等，充分阐扬了辨证论治的精神。

五、注重医学的教育传承

孟河医派在早期以师承及家传为主。孟河医派在家传方面摒弃了传男不传女的偏见，择徒时不囿于门户之见，对家族以外及其他医派或名医弟子均一视同仁，并把传承者的品德、悟性及勤奋度作为择徒时的重要考量因素。这两种传承形式最大特点是具备灵活性、实用性、针对性，切合因材施教的教育原则，成为早期孟河医派发展过程中的主流传承形式。

孟河医派各家学术思想虽各有异，但相互之间在学术思想方面既有传承，又有发挥。19世纪末以来，费、马、丁、巢四家通过通婚、合作和师承等形式，加强了四家之间的交流：费伯雄之子娶马培之妹妹为妻；丁甘仁娶马培之女儿为妻；马培之得其祖父真传，后又师从费伯雄；巢渭芳为费伯雄寄子，又从马培之游；丁甘仁师从费氏，又聆教于马氏、巢氏名医，后又问业于新安医派名医汪莲石等。孟河医家还通过著书立说来推动孟河医派学术思想的传承及增进各家各派间的学术交流。不拘门户、相互协作和学术交流成为孟河医派传承的又一大特点。

作为临床大家，费伯雄首重医德，治学严谨，很少空谈理论，兼容并蓄，深得各家精要，又能融会贯通，可谓德术双馨，尊经研古而不泥者。孟河医派历经300年传承，至今仍枝繁叶茂，其后人遍布海内外各地，并在当今中医界有着重要影响，这其中费伯雄功不可没。

第九节　清代医学学校教育

一、清代医学教育的形式

清代中医教育承袭了宋明的医学教育制度，但有所发展，主要有师传徒式教育、书院式教育、官办学校教育、自学成医四种形式。

1. 师传徒式教育

古代民间医学教育以师传徒、父传子的形式延续其理论及经验，清朝亦是如此。清朝有资料记载的有拜师或授徒经历的名医数不胜数，如叶天士、陈修园等。

2. 官办学校教育

清朝朝廷医学教育世袭于宋明，中央的医学教育属太医院管辖，行使教育权力为太医院中的教习厅。教习厅分为内教习与外教习两个部分，内教习教太监读医书，外教习教授医官子弟。教习厅主要教授医学经典和中医各科及其本专科医书。清代地方中医教育设置分为府、州、县三级，但规模较小。

3. 书院式教育

书院式讲学最初是经学教育的一种形式，后亦与医学教育有涉，介乎学校教育与师承教育之间，在古代医学教育史上占有重要的地位。明末清初名医卢之颐在浙江开办书院式医学讲坛，张志聪、高世栻承其后开办书院式医学教育机构——侣山堂，在中国医学教育史上留下了浓重的一笔。

4. 自学成医

通过自主学习的方式掌握获取医学知识和技能，并加入医生的行列，如著名医家徐大椿等。

二、太医院医学教育

鸦片战争以前，清代医事制度多沿袭明朝旧制。顺治元年（1644 年）设太医院为独立的中央医事机构，为帝后及宫内人员诊视疾病、配制药物，也担负其他医药事务。最初设院使 1 人（正五品），左右院判各 1 人（正六品），掌太医院事。其下设御医 10 人、吏目 30 人、医士 40 人、医生 20 人、切造医生 20 人，分掌所属事务。以后历朝，院官员额各有增减，雍正八年（1730 年）添设食粮医员 30 人。太医院除承应宫廷医疗外，亦奉旨差医官为各王公府第、文武大臣诊视疾病。顺治十年（1653 年）设御药房，负责宫内所需药物的炮制及各型成药加工制备。

清廷医学教育世袭于宋明，中央的医学教育属太医院管辖，具体承担教育之责为太医院中的教习厅。教习分为内教习与外教习两个部分，各置教习两人。内教习担任教授药房的太监读医书，外教习教授初进太医院教习厅肄业生及医官子弟学习医学。凡到院学习者，通常要经六品以上同乡官员推荐，满人要经该管佐领推荐，并由本院医官作保，由首领官面试，粗知医理，且通晓北京话，合格者方可入学，称之为医生。入院学习后，称为肄业生。教习厅主要教授医学经典以及有关本专科的医书，后渐以《医宗金鉴》为主要教科书。一般肄业生学习三年期满，由礼部堂官来主持考试，合格者称为医士，不合格者继续肄业，以待再考。凡肄业一年以上，经季考3次，名列一等者，遇粮生（即有资格获得国家补助粮者）有缺，可呈报礼部递补，不再考试。医士每月同医生、粮生一并在教习厅学习，参加四季考试。同治五年（1866年）改教习厅为医学馆，建制和各项规则亦有变化。清代地方也开办有医学教育，其设置分为府、州、县三级，但规模较小。

清代是我国封建文化的总结时期，也是封建社会走向衰败的时期。在这一时期，官办医学教育大多沿承旧制，并无大的发展，甚至出现了衰败之势，从其医学分科的变化即可窥其端倪。我国医学分科历史悠久，周朝起始即有食医、疾医、疡医、兽医的说法，为以后历代的分科奠定了基础。唐有医师、针师、按摩师、咒禁师，其医师又分体疗、疮肿、少小、耳目口齿、角法五科。到了宋代，医学分为九科，大方脉科、风科、小方脉科、疮肿兼折疡科、眼科、产科、口齿咽喉科、针灸科、金镞书禁科。在明代的大力发展下医学已有十三科，据《明史·职官志》载："太医院掌医疗之法。凡医术十三科，医官、医生、医士专科肄业。曰大方脉，曰小方脉，曰妇人，曰疮疡，曰针灸，曰眼，曰口齿，曰接骨，曰伤寒，曰咽喉，曰金镞，曰按摩，曰祝由。凡医家子弟，择师而教之，三年五年一试再试，三试乃黜陟之。"

清代医学分科曾多次改制。清初太医院裁去按摩科，同时裁撤依靠道家方术的禁咒、符水等迷信活动治疗疾病的祝由科，将明代金镞科分属于疮疡科和正骨科，增设痘疹一科，其余与明代保持一致，共为11科。对于清代按摩、祝由二科的处境，《春明梦余录》载有"凡医术十三科……曰按摩、曰咒由，后二科今无传"。而痘疹科则是适应客观需求而增设，满清入关之际，痘疹流行，增设痘疹科以解决当务之急。嘉庆年间，分科又有了变化，嘉庆二年（1797年）痘疹科并入小方脉科，口齿、咽喉合为一科，共计9科。此次变化，在《太医院志》中有明确记载："嘉庆二年，以痘疹科并入小方脉，咽喉、口齿共为一科。"嘉庆六年（1801年），医学分科再次变更，《太医院志》载"六年奉旨：以正骨科划归上驷院，蒙古医生长兼充"，正骨科被划归上驷院，由蒙古医生兼任，医科变为8科。清朝旧制，由于蒙古医生正骨技术有独到之处，因此会选取三旗内谙习正骨法的蒙古士卒，隶属上驷院，称为蒙古医生。道光二年（1822年），奉旨"针灸一法由来已久，然以针刺火灸究非奉君之所宜，太医院针灸一科著永远停止"，医科缩减为7科。针灸有简廉易行的特点，是中医学中不可分割的重要组成部分，清廷这一决定大大地阻碍了针灸学的发展。道光后，太医院各科应用药品都由值日的医生损钱自备。到咸丰以后，俸禄减少，医官甚至难以维持自己的个人生活。同治五年（1866年），御史胡庆源上奏请求整顿医学，经礼部会同太医院议定："太医院教习厅限于经费，自道光年以来废弛几三十年，今为整顿不但款项难筹，即人才亦不易得。勉就该院已圮教习厅略加修葺，暂立五科，即大方脉、小方脉、外科、眼科、口齿科是也。"将此前的伤寒科和妇人科并入大方脉一科，将旧制的疮疡科更名为外科，由此光绪时期医科仅剩五科。

主要参考书目

［1］黄寿祺，张善文.周易.上海：上海古籍出版社，2007.

［2］汉·郑玄注，唐·贾公彦疏，黄侃句读.周礼注疏.上海：上海古籍出版社，1990.

［3］晋·葛洪著，王明校注.抱朴子内篇校释.2版.北京：中华书局，1985.

［4］晋·葛洪著，杨明照校注.抱朴子外篇校笺.北京：中华书局，1991.

［5］汉·司马迁.史记.2版.北京：中华书局，1982.

［6］晋·陈寿著，南朝·裴松之注.三国志.2版.北京：中华书局，1982.

［7］汉·班固著，唐·颜师古注.汉书.北京：中华书局，1962.

［8］南朝宋·范晔著，唐·李贤注.后汉书.北京：中华书局，1965.

［9］梁·沈约.宋书.北京：中华书局，1974.

［10］北齐·魏收.魏书.北京：中华书局，1974.

［11］唐·姚思廉.梁书.北京：中华书局，1973.

［12］唐·房玄龄.晋书.北京：中华书局，1974.

［13］唐·令狐德棻.周书.北京：中华书局，1971.

［14］唐·魏征.隋书.北京：中华书局，1973.

［15］后晋·刘昫.旧唐书.北京：中华书局，1975.

［16］宋·欧阳修，宋祁.新唐书.北京：中华书局，1975.

［17］唐·李林甫著，陈仲夫点校.唐六典.北京：中华书局，1992.

［18］宋·王溥.唐会要.上海：上海古籍出版社，2006.

［19］元·脱脱.宋史.北京：中华书局，1977.

［20］元·脱脱.金史.北京：中华书局，1975.

［21］清·徐松.宋会要辑稿.北京：中华书局，1957.

［22］清·张廷玉.明史.北京：中华书局，1974.

［23］清·赵尔巽.清史稿.北京：中华书局，1977.

［24］郭霭春.黄帝内经素问校注.北京：人民卫生出版社，1992.

［25］姚春鹏.黄帝内经.北京：中华书局，2010.

［26］汉·张仲景著，郭霭春，张海玲校注.伤寒论校注语译.天津：天津科学技术出版社，1996.

［27］晋·皇甫谧著，山东中医学院校释.针灸甲乙经校释.第2版.北京：人民卫生出版社，2009.

［28］晋·葛洪.肘后备急方.北京：人民卫生出版社，1963.

［29］梁·陶弘景著，尚志钧，尚元胜辑校.本草经集注.北京：人民卫生出版社，1994.

［30］唐·孙思邈著，高文柱，沈澍农校注.备急千金要方.北京：华夏出版社，2008.

［31］唐·孙思邈.千金翼方.北京：人民卫生出版社，1955.

［32］唐·苏敬著，尚志钧辑校.唐·新修本草（辑复本）.合肥：安徽科学技术出版社，1981.

［33］唐·王焘著，高文柱校注.外台秘要方校注.北京：学苑出版社，2011.

［34］宋·范仲淹著，李勇先，王蓉贵校点.范仲淹全集.成都：四川大学出版社，2002.

［35］宋·王安石著，唐武标校.王文公文集.上海：上海人民出版社，1974.

［36］宋·沈括.梦溪笔谈.长沙：岳麓书社，2002.

［37］金·刘完素著，宋乃光编.刘完素医学全书.北京：中国中医药出版社，2006.

［38］金·张元素著，郑洪新编.张元素医学全书.北京：中国中医药出版社，2006.

［39］元·李东垣著，张年顺编.李东垣医学全书.北京：中国中医药出版社，2006.

［40］金·张子和.儒门事亲.北京：人民卫生出版社，2006.

［41］元·曾世荣.活幼心书.北京：人民卫生出版社，2006.

［42］元·朱丹溪著，田思胜编.朱丹溪医学全书.北京：中国中医药出版社，2006.

［43］明·戴思恭著，左言富点注.推求师意.南京：江苏科学技术出版社，1984.

［44］明·王纶.本草集要.上海：上海古籍出版社，1996.

［45］明·王纶著，明·薛己注，王新华点校.明医杂著.南京：江苏科技出版社，1985.

［46］明·汪机著，高尔鑫编.汪石山医学全书.北京：中国中医药出版社，1999.

［47］明·薛己.薛氏医案.北京：中国中医药出版社，1997.

［48］明·李时珍.本草纲目.2版.北京：人民卫生出版社，2012.

［49］明·李时珍著，柳长华编.李时珍医学全书.北京：中国中医药出版社，1999.

［50］明·龚廷贤著，李世华，王育学编.龚廷贤医学全书.北京：中国中医药出版社，1999.

［51］明·龚廷贤著，朱广仁点校.万病回春.天津：天津科学技术出版社，1993.

［52］明·孙一奎.赤水玄珠.北京：中国中医药出版社，1996.

［53］明·陈实功著，清·徐灵胎评.徐评外科正宗.上海：上海科学技术出版社，1990.

［54］明·缪希雍著，任春荣编.缪希雍医学全书.北京：中国中医药出版社，1999.

［55］明·缪希雍著，郑金生校注.神农本草经疏.北京：中医古籍出版社，2002.

［56］明·张景岳著，李志庸编.张景岳医学全书.北京：中国中医药出版社，1999.

［57］明·张景岳著，范志霞校注.类经.北京：中国医药科技出版社，2011.

［58］明·吴又可.温疫论.北京：中国医药科技出版社，2011.

［59］明·李中梓著，包来发编.李中梓医学全书.北京：中国中医药出版社，1999.

［60］明·李濂辑，俞慎初校注.李濂医史.厦门：厦门大学出版社，1992.

［61］明·徐春甫著，崔仲平、王耀廷主校.古今医统大全.北京：中国中医药出版社，1991.

［62］明·李梴.医学入门.南昌：江西科学技术出版社，1988.

［63］清·张志聪著，郑林编.张志聪医学全书.北京：中国中医药出版社，1999.

［64］清·喻嘉言著，陈熠编.喻嘉言医学全书.北京：中国中医药出版社，1999.

［65］清·叶天士著，黄英志编.叶天士医学全书.北京：中国中医药出版社，1996.

［66］清·徐大椿著.北京市卫生干部进修学院中医部编校.徐大椿医书全集.北京：人民卫生出版社，1988.

［67］清·赵学敏.串雅全书.2版.北京：中国中医药出版社，1998.

［68］清·吴瑭著，李刘坤编.吴鞠通医学全书.北京：中国中医药出版社，1999.

［69］清·陈念祖.医学三字经.北京：中国书店，1993.

［70］清·费伯雄.医方论.北京：中医古籍出版社，1987.

［71］清·陈梦雷.古今图书集成医部全录.北京：人民卫生出版社，1962.

［72］陈邦贤.二十六史医学史料汇编.北京：中医研究院中国医史文献研究所，1982.

［73］严世芸.中国医籍通考.上海：上海中医学院出版社，1990.

［74］李经纬，孙学威.四库全书总目提要·医家类及续编.上海：上海科学技术出版社，1992.

［75］何时希.中国历代医家传录.北京：人民卫生出版社，1991.

［76］李经纬，程之范.中国医学百科全书·医学史.上海：上海科学技术出版社，1987.

［77］李经纬，林昭庚.中国医学通史.北京：人民卫生出版社，2000.

［78］李经纬，张志斌.中医学思想史.长沙：湖南教育出版社，2006.

［79］张惠芬，金忠明.中国教育简史.上海：华东师范大学出版社，2001.

［80］王定华，田玉敏.中外教育史.天津：天津社会科学院出版社，1991.

［81］盛亦如，吴云波.中医教育思想史.北京：中国中医药出版社，2005.

［82］梁峻.中国中医考试史论.北京：中医古籍出版社，2004.

［83］王振国.中国古代医学教育与考试制度研究.济南：齐鲁书社，2006.

［84］马伯英，高晞，洪中立.中外医学文化交流史.上海：文汇出版社，1993.